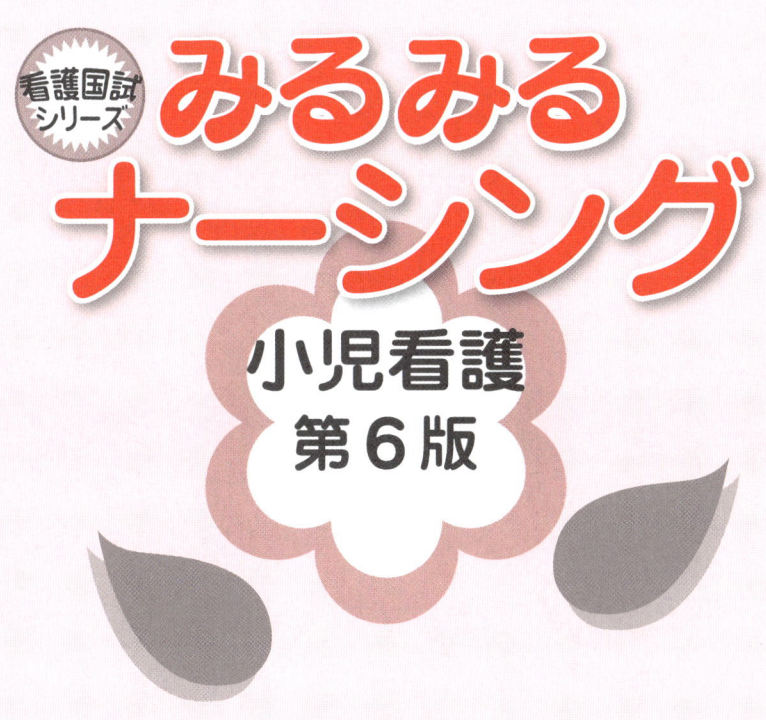

看護国試シリーズ

みるみるナーシング

小児看護
第6版

編著
横井　茂夫
井田　博幸

編集協力
蝦名　總子

医学評論社

＊正誤情報，発行後の法令改正，最新統計，ガイドラインの関連情報につきましては，弊社ウェブサイト（http://www.igakuhyoronsha.co.jp/）にてお知らせいたします。

＊本書の内容の一部あるいは全部を，無断で（複写機などいかなる方法によっても）複写・複製・転載すると，著作権および出版権侵害となることがありますのでご注意ください。

序　文

　昔から，『子どもは，大人を単に小さくしたものではなく，無限の可能性と個性をもち，どんな小さな新生児でも立派なひとりの人間である』といわれています。小児看護学は看護師養成の講義・実習や看護師国家試験でも成人看護学とは別個の領域として取り上げられています。

　1999（平成11）年に看護師国家試験出題基準（以下，国試ガイドライン）が作成され，さらに平成26年版国試ガイドラインとして改正されました。本書は最新の国試ガイドラインに準拠し，構成されています。国試ガイドラインでは小児看護学の大きな目標が次のように掲げられています。

　目標Ⅰ．小児の成長・発達と健康増進のための小児と家族への看護について基本的な理解を問う。
　目標Ⅱ．健康障害のある小児と家族が生活・療養するための看護について基本的な理解を問う。

　今回の第6版の改訂では，新たに第99回から第104回（2015年2月実施）までの看護師国家試験の小児看護に関する問題を追加し，国試ガイドラインに基づいて分類しました。さらに過去問題も最新の数値・内容に改訂し，それに沿った解説にしました。
　最新の国試ガイドラインに基づいた新規の追加項目は，
❶ 乳幼児・小児の栄養（食育）
❷ 学童をとりまく社会環境
❸ 災害におけるトリアージと対応
❹ 他職種との連携と社会資源の活用
❺ DSM-ⅣからDSM-5による広汎性発達障害から自閉症スペクトラムへの変更
　などです。

　この本で小児看護学の知識を整理し，本番の看護師国家試験に臨んでください。もしも，国家試験会場で選択肢に迷ったら，病気や障害をもつ子どもの母親の気持ちになって『お母さんのやさしさときびしさのある選択肢』を選んでください。
　この十年，医療・福祉・介護・保育・教育などの多方面で大きな変化があり，看護師の皆さんの活躍する場所はさらに広くなっています。看護国試を通過して，プロとして一緒に仕事ができる日を待っています。

2016年3月
テコム編集委員会　横井 茂夫，井田 博幸

本書の利用法

> **A**
> 学習の前にどこを中心に覚えればよいのか，おさえておくべき要点を提示します。

新生児黄疸
neonatal jaundice

要点 新生児の黄疸には生理的なものと病的なものがあります。黄疸の出現・消退の時期，どのような場合に治療を要するかなどについて勉強してください。

新生児黄疸とは

新生児はヘモグロビンが高値を示し（20g/dL），生理的赤血球増加症をきたす。⇨出生後，余分な赤血球が壊される。⇨間接ビリルビンが上昇する。⇨肝機能が未熟のため黄疸が出現する。

① 生理的黄疸：生後 2〜3 日に出現，3〜5 日にピーク，2 週間で自然に消退する。ただし，低出生体重児では核黄疸を併発することがあるため要注意。

② 病的な黄疸：ABO または Rh 式血液型不適合により早期に出現する黄疸，血清ビリルビン値が急激に上昇する症例，生後 2 週間以上続く黄疸⇨治療は**光線療法**，改善しないときは**交換輸血**。

> 特に重要となる学習ポイントを色文字で明示しました。

病的黄疸の治療

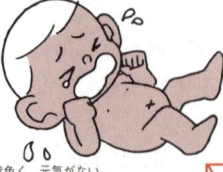

皮膚が黄色く，元気がない。

黄疸が増悪したら次頁の処置を！

> イラストによって目で見て覚えることができます。学習効果の向上に役立ててください。

裸なので体温と脱水に注意する

4 新生児黄疸 49

Pick up コラム　核黄疸
kernicterus

新生児溶血性疾患（Rh 不適合，ABO 不適合）による高ビリルビン血症的黄疸）による脳障害では大脳基底**核**にビリルビンの沈着による黄染がみられ，**核**黄疸と呼ばれた。臨床症状は 4 期（下表参照）に分けられ，早期法，交換輸血が治療である。現在はビリルビン脳症が適切な表現であるとされる。

> 国試対策として重要と思われる関連内容をコラムで取り上げました。

核黄疸の臨床所見（Praagh 分類）

第1期	筋緊張低下，哺乳力減退，嗜眠傾向
第2期	四肢硬直，後弓反張，落陽現象
第3期	第2期の症状が減弱または消失
第4期	アテトーゼ，痙視麻痺，聴力障害，エナメル質異形成などの永続的後遺症が明らかとなる

新生児黄疸
既出問題チェック　一般問題

☐ 妊娠37週,出生体重2600g。生後3日目。児の体重は2,450g,体温37.3℃,呼吸数52/分,心拍数134/分である。顔面,胸部の皮膚に黄染がみられ,血清総ビリルビンは10.0mg/dL。児の皮膚は乾燥しており,手首の皮膚が一部剝離している。昨日の児の排便は4回で黄緑色の軟便,排尿回数は6回であった。児のアセスメントで適切なのはどれか。**2つ選べ**。(改変) 100-P110
1. 低出生体重児である。
2. 排泄は正常である。
3. アレルギー反応がみられる。
4. バイタルサインは正常である。
5. 黄疸は生理的範囲を逸脱している。

解答・解説
1. ×出生時の体重が2,500g未満の児...
   2,500g未満になった場合は低出...
2. ○生後3日目の排泄は個人差があるが...
   らいなので,排尿回数は少ないが...
3. ×とくにアレルギー反応と考えられ...
4. ○バイタルサインの正常値は体温3...
   140/分で...
5. ×生後3...
   常範囲...

呼吸窮迫症候群
既出問題チェック　状況設定問題

出生0日の新生児。在胎30週2日で緊急帝王切開で出生した。アプガースコア2点で,直ちに気管内挿管下に蘇生され,小児科に入院した。出生時体重1,480g。呼吸数86/分,陥没呼吸が認められ,呼吸時に呻吟が聞かれ,酸素を与えないとチアノーゼが認められた。胸部エックス線写真と動脈血酸素分圧測定とにより,呼吸窮迫症候群(RDS)と診断された。

☐ 入院時の病態として**適切でない**のはどれか。83-P41
1. 代謝性アルカローシス
2. サーファクタント(肺表面活性物質)の欠如
3. 呼気時の肺胞虚脱
4. 低酸素血症

☐ 看護について適切なものはどれか。83-P42
5. 腹壁温は38℃に保つ。
6. 抑制は厳重にする。
7. 湿度は50%以下に調節する。
8. 輻射式遮断フードをつける。

解答・解説
1. ×肺での換気不全→低酸素血症→呼吸性アシドーシスとなり,循環不全から代謝性アシドーシスも合併する。
2. ○肺の未熟性のため,肺胞で産生される肺表面活性物質が不足し,肺拡張不全となり,呼気時に肺胞が虚脱し,換気不全になる。低酸素血症,呼吸性アシドーシス。
3. ○
4. ○
5. ×腹壁温36.0～36.5℃のとき,酸素消費量が最低となる。低出生体重児では35.0～37.0℃に保育器の温度設定をすることが多い。
6. ×低出生体重児では体動少なく,抑制は最小限にする。
7. ×保育器内の湿度は不感蒸泄が最も少ない90%にする。
8. ○体重に比べて体表面積が大きく,皮下脂肪が少なく,低体温になりやすいので,熱の喪失を少なくする輻射式遮断フードを使用する。

CONTENTS

A. 成長・発達と健康増進

第1章 小児と家族の看護の概念
1. 小児医療・小児看護の変遷 … 2
2. 小児の人権と看護 … 6
3. 小児と家族をとりまく社会の変化 … 13

第2章 保健
1. 小児の死亡 … 18
2. 感染の予防・予防接種 … 23
3. 小児の健康診査 … 28

第3章 新生児
1. 新生児の特徴と看護の注意点 … 32
2. 低出生体重児への対処 … 39
3. 呼吸窮迫症候群 … 45
   respiratory distress syndrome〔RDS〕
4. 新生児黄疸 … 49
   neonatal jaundice

第4章 小児の成長と発達
1. 乳幼児の特徴 … 56
2. 小児の成長 … 62
3. 小児の発達 … 70
4. 小児の栄養 … 83

B. 健康障害と看護

● 第1章　病院環境とプレパレーション
1	病院環境	92
2	医療を受ける小児の権利擁護と発達支援	95
3	病気が小児や家族に与える影響	107

● 第2章　病気や入院が小児と家族に与える影響
1	発達段階別看護	114
2	入院各期の看護	118
3	入院の種類と看護	123

● 第3章　診療を受ける小児と家族
1	外来における看護	132
2	検査・処置における看護	136

● 第4章　隔離や活動制限が必要な小児と家族
1	隔離の目的と方法	154
2	活動制限の目的と方法	157
3	麻疹 measles	159
4	風疹 rubella	167
5	水痘 varicella	171
6	流行性耳下腺炎 mumps	176
7	髄膜炎 meningitis	179
8	百日咳 whooping cough	186

● 第5章　ハイリスク新生児と家族
1	ハイリスク新生児の集中治療と看護	192
2	親子・家族関係の促進	198

第6章　先天的な問題をもつ小児と家族

1. 先天異常　　　　　　　　　　　　　　　204
2. ダウン症候群　　　　　　　　　　　　212
   Down's syndrome
3. フェニルケトン尿症　　　　　　　　　217
   phenylketonuria
4. 進行性筋ジストロフィー　　　　　　　220
   progressive muscular dystrophy

第7章　手術を受ける小児と家族

1. 小児の手術の特徴　　　　　　　　　　224
2. 二分脊椎　　　　　　　　　　　　　　230
   spina bifida
3. 肥厚性幽門狭窄症　　　　　　　　　　236
   hypertrophic pyloric stenosis（HPS）
4. ヒルシュスプルング病　　　　　　　　243
   Hirschsprung's disease
5. 先天性胆道閉鎖症　　　　　　　　　　247
   congenital bile duct atresia（CBA）
6. 心室中隔欠損症　　　　　　　　　　　250
   ventricular septal defect
7. ファロー四徴症　　　　　　　　　　　257
   tetralogy ot Fallot

第8章　心身障害のある小児と家族

1. 心身障害の定義と種類　　　　　　　　266
2. 小児と家族の日常生活への支援と社会資源の紹介　268
3. 脳性麻痺　　　　　　　　　　　　　　270
   cerebral palsy
4. てんかん　　　　　　　　　　　　　　275
   epilepsy
5. 発達障害　　　　　　　　　　　　　　281
   developmental disorder

第9章　急性期にある小児と家族

1. 急性期の特徴と看護　　　　　　　　　286
2. 肺　炎　　　　　　　　　　　　　　　289
   pneumonia
3. 急性細気管支炎　　　　　　　　　　　295
   acute bronchiolitis
4. 乳児下痢症（ウイルス性急性胃腸炎）　299
   infantile diarrhea（viral acute gastroenteritis）
5. 川崎病　　　　　　　　　　　　　　　304
   Kawasaki disease
6. 急性糸球体腎炎　　　　　　　　　　　310
   acute glomerulonephritis（AGN）
7. 尿路感染症　　　　　　　　　　　　　316
   urinary tract infection（UTI）
8. 溶血性尿毒症症候群　　　　　　　　　319
   hemolytic uremic syndrome（HUS）

第10章　慢性期にある小児と家族

1. 慢性疾患の特徴と長期治療のポイント　324
2. 小児医療公費負担制度　327
3. 気管支喘息　asthma/bronchial asthma　330
4. 白血病　leukemia　337
5. 血友病　hemophhilia　344
6. 神経芽腫　neuroblastoma　349
7. 糖尿病　diabetes mellitus　354
8. 血管性紫斑病　vascular purpura　361
9. ネフローゼ症候群　nephrotic syndrome　365

第11章　痛みのある小児と家族

1. 痛みの表現方法と客観的評価　372
2. 腸重積症　intussusception　375
3. 急性虫垂炎　acute appendicitis　380

第12章　終末期にある小児と家族

1. 終末期における看護　386

第13章　救急処置が必要な小児と家族

1. よくみられる小児の事故と救急症例　392
2. 救急処置　396
3. 誤飲　402
4. 熱傷　burn　406
5. ショック　shock　411
6. 熱性けいれん　febrile seizure　414
7. 骨折　fracture　419

第14章　災害を受けた小児と家族

1. 災害による小児のストレス　426
2. 災害時の小児と家族への看護　428

索引　431

A. 成長・発達と健康増進
第1章　小児と家族の看護の概念

1 小児医療・小児看護の変遷 ……………… 2
2 小児の人権と看護 ………………………… 6
3 小児と家族をとりまく社会の変化 …… 13

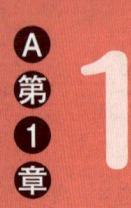

小児医療・小児看護の変遷

学習の要点

小児看護学はカリキュラムや国試でごく普通にみられる言葉ですが，これが独立した分野として登場してくるのはわりと最近です。小児医療の変遷とともに小児看護の移り変わりをみていきます。

小児医療の変遷

① 乳児死亡率（出生千対）**2.1**（平成26年）は**世界でもトップクラス**。肺炎や胃腸炎などの感染症の減少と麻疹などの**予防接種**の普及で病死が減少している。

② **慢性疾患**や**先天異常**などの予防法や治療法のない疾病が相対的に増加している。

③ 新生児マススクリーニングなどで疾病が早期発見される。乳幼児健診や学校健診などでも早期発見，早期治療，発病の予防が行われる。

④ 先天奇形に対する整形外科，脳外科，眼科，耳鼻科などとくに**小児外科の進歩**により，**障害が軽減**されるようになる。

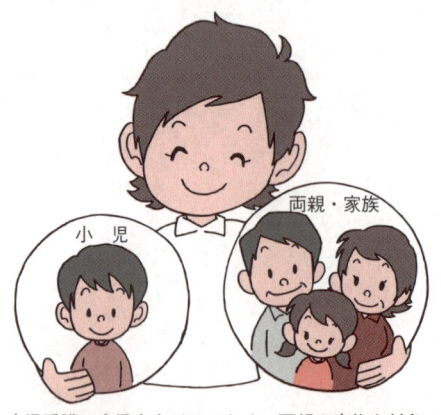

小児看護は患児本人だけでなく，両親や家族も対象にしている。

小児看護の変遷

　小児科学という医療分野が確立されたのは明治時代後期の頃であった。長い間その小児科学に取り込まれた存在でしかなかった小児看護は，昭和30年代に入りようやく独立した専門分野の様相を呈してくる。過去の小児看護のあり方と移り変わりを以下に簡単に示す。

① 昭和30年以前，母親や祖母の付き添いで大人と同じ病棟に入院し，小児看護はほとんど求められなかった。

② 昭和30年代，小児科の診療を中心とする小児科病棟の成立，さらに外科や整形外科などの小児専門医療の成立とともに，小児看護が始まる。

③ 昭和40年代，小児専門病院が開設され，小児慢性疾患の療養と教育を行う長期入院施設が増加した。さらに，小児看護が拡大され，母親への援助が開始された。

④ 昭和60年代，小児看護への母親の積極参加が行われるようになり，現在の両親や家族をも看護対象とした時代になる。

⑤ 最近の小児看護のテーマの一つに入院期間の短縮がある。小児の健全な成長のためにも，小児を家族から離すことを極力避け，家庭療養を推進しようということである。これに伴って家庭療養に関する指導の必要性も生じている。

小児医療・小児看護の変遷

既出問題チェック　一般問題

☐ 小児医療に関する課題とその対応の組合せで正しいのはどれか。104-P80
1. 低出生体重児の増加─────────人工乳による哺育の推進
2. 育児不安が強い親の増加────────子どもの自立支援
3. 障害児の在宅医療のニーズの増加────レスパイトケアの充実
4. 小児救急医療を受診する子どもの増加──ドクターカーの充実
5. 成人になった小児慢性疾患患者の増加──親の意思決定の支援

解答・解説

1. ×低出生体重児は成人後に糖尿病や高血圧などの生活習慣病になりやすいとされている。低出生体重児の増加の要因として、多胎妊娠、妊娠前の母親のやせ、低栄養、妊娠中の体重増加抑制、喫煙などの因子が報告されている。これらの改善に向けて、保健師による妊婦面接や未熟児訪問事業が行われる。
2. ×育児への不安をもつ親の増加とともに児童虐待などが増加している。虐待による死亡事例が生後4か月未満に多く、育児の孤立化が虐待のリスク因子であるため、乳児家庭全戸訪問事業（こんにちは赤ちゃん事業）や乳児健診が行われる。さまざまな不安や悩みを聞き、子育て支援に関する情報提供を行い、支援が必要な家庭に対しては適切なサービス提供につなげる。
3. ○介護保険制度が確立している高齢者と比較し、小児在宅療養に対する支援体制は極めて遅れ、利用可能な社会資源は乏しく、保護者に過大な負担がかかっている現状にある。在宅療養は親がなるべく負担感をもたずに継続できることが重要であり、家族全体の生活にも配慮、レスパイトケアの充実など家族支援も重要である。
4. ×休日や夜間の小児救急医療受診数のうち約6割が軽症であり、緊急性の高い子どもの診療に支障をきたしているという報告がある。そこで子どものケガや病気に対する家族の判断を支援することを目的の一つに、全国の都道府県で小児救急電話相談事業（＃8000）が実施されている。
5. ×小児期に発症した障害や疾病をもちながら成人にいたる患者は20歳をこえても継続的な観察や治療が必要となるが、生活習慣病や生殖医療などに対し小児医療では対応しきれなくなっている。意思決定の主体が親から子ども本人に移行するため、成人を見据えた自立への支援を早期より始める必要がある。

☐ 日本の平成26年（2014年）の児童の疾病・異常被患率で最も多いのはどれか。（改変）97-A7
1 う　歯
2 肥満傾向
3 心電図異常
4 裸眼視力1.0未満

解答・解説

1 ○小学生の半数以上がう歯をもつ。幼児期から引き継がれたものが多い。衛生指導の充実から近年減少傾向にある。
2 ×小学校高学年の1割にみられる。高血圧，脂質異常症（高脂血症），糖尿病など小児生活習慣病増加とともに生活習慣の見直しが必要である。
3 ×先天性の原因，生活習慣病に関連するものなどで出現するが低率である。
4 ×小学生の3～4割にみられる。長時間のパソコンやゲーム，読書時の姿勢の悪さなどが原因。

☐ 法律と交付される手帳の組合せで正しいのはどれか。（改変）99-P31
1 障害者総合支援法　　　　　　　　　　　　　療育手帳
2 母子及び父子並びに寡婦福祉法　　　　　　　母子健康手帳
3 生活保護法　　　　　　　　　　　　　　　　身体障害者手帳
4 精神保健及び精神障害者福祉に関する法律　　精神障害者保健福祉手帳

解答・解説

1 ×療育手帳→知的障害者に交付される。根拠法例はなく，各県単位で認定・交付。
2 ×母子健康手帳→母子保健法
3 ×身体障害者手帳→身体障害者福祉法
4 ○精神障害者保健福祉手帳→精神保健及び精神障害者福祉に関する法律（精神保健福祉法）

第1章 A−2 小児の人権と看護

> **学習の要点**
> 我が国の新生児と乳児の死亡率の低さは世界でもトップクラスです。でも，それで浮かれていてはいけません。子どもたちが心身ともに健康でいられるよう，私たちにはその権利も含めて守っていく義務があります。

小児看護と倫理的配慮

小児看護のなかで，看護師として何を行うことが正しいか，間違っているかを検討する。小児の患者とその家族に接するときの姿勢として，次の5項目が重要である。

① 子どもを一人の個人・人間として尊重すること。
② 子どもにとってよいことを行うこと，決して害を与えないこと。
③ 公平，公正であること。
④ 誠実で，うそを言わないこと。
⑤ 約束を守ること。

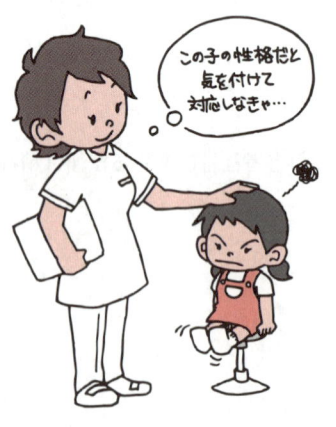

一人の個人・人間として扱う。

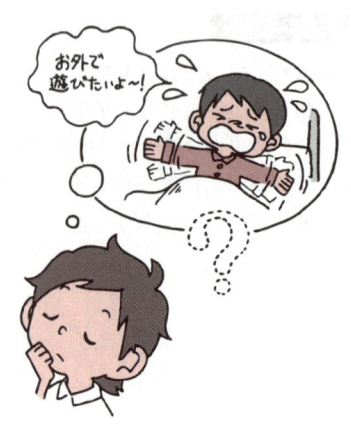

子どもにとってよいことかどうかを考える。

児童福祉法

　すべての児童の健全育成と要保護児童に対する対策を目的に昭和22（1947）年12月に制定された。この法律を根拠として，乳児院・養護施設などの児童福祉施設が定められ，児童相談所が設置される。なお，医療費の負担軽減のために外科治療や装具の作成を行う育成医療は「自立支援医療（育成医療）」として平成18（2006）年より，児童福祉法から障害者自立支援法（現：障害者総合支援法）に根拠が移り，制度改正が行われた。児童福祉法でいう児童とは満18歳未満をいう。

　この法律に基づいて以下のような児童福祉施設が設置されている。

■助産施設：経済的理由で入院助産ができない妊産婦を対象とした出産援助施設
■母子生活支援施設：母子家庭の母子を入所させて生活の援助を行う施設
■保育所：保護者の委託を受けて，保育に欠ける乳幼児を保育することを目的とする施設
■乳児院：保護者がいない，あるいは十分な保護・養育ができない乳児および2歳未満の幼児（要件を満たせば就学前の6歳まで）を対象とした養護施設
■児童厚生施設：児童遊園，児童館など児童に健全な遊びを与えて，その健康増進，情操教育を図る施設
■児童養護施設：保護者がいない，あるいは恵まれない家庭環境にいる乳児以外の児童を入所させて，あわせて退所した者の相談・自立のための援助を行う施設
■福祉型障害児入所施設：障害児を入所させて，保護，日常生活の指導および独立自活に必要な知識技能の付与を行う施設
■医療型障害児入所施設：障害児を入所させて，保護，日常生活の指導および独立自活に必要な知識技能の付与および治療を行う施設
■福祉型児童発達支援センター：障害児を通所させて，日常生活における基本的動作の指導，独立自活に必要な知識技能の付与または集団生活への適応のための訓練を行う施設
■医療型児童発達支援センター：障害児を通所させて，日常生活における基

本的動作の指導，独立自活に必要な知識技能の付与または集団生活への適応のための訓練および治療を行う施設
- ■情緒障害児短期治療施設：軽度の情緒障害を有する児童を，短期間入所させ，または保護者のもとから通わせて，その情緒障害を治し，あわせて退所した者の相談・援助を行うことを目的とする施設
- ■児童自立支援施設：非行児の教育指導・生活指導を行う施設
- ■児童家庭支援センター：地域の児童の福祉に関する全般の相談，助言を行い，児童相談所，児童福祉施設などとの連絡調整，援助を総合的に行う施設

児童憲章

憲法に基づく，児童の人権の尊重，福祉と教育の保障を誓ったもので，法律ではなく社会協約である。昭和26（1951）年5月5日に制定された。

母子保健法

母性と乳幼児の健康保持と増進のため昭和40（1965）年に制定された。この法律を根拠として，未熟児の医療費負担の軽減のために**養育医療**が行われ，健康診査として**妊婦健診・1歳6か月健診・3歳児健診**が行われる。各種の健診や母子保健サービスの提供は**市町村**が行う。

児童の権利に関する条約・子どもの権利条約

平成元（1989）年に国連で採択され，日本は平成6（1994）年に批准した。子ども本人が権利行使の主体者として，子どもの意見表明権の保障，生存発達の確保，障害児の権利などがある。

児童虐待の防止等に関する法律

児童虐待の防止等に関する法律は平成12（2000）年に制定された。児童虐待は養育者が子どもに対して養育を拒否するネグレクトと，身体的，性的，心理的虐待の4種に分類される。医師・看護師・保育士などが児童虐待を疑った場合には市町村，都道府県の設置する福祉事務所もしくは**児童相談所**への**通告の義務**がある。通告の義務は，職業上の守秘義務より優先されることが児童虐待防止法に明記されている。被虐待児を診察した医師の

役割は，子どもを危険から守るために，入院をさせて親子を分離し，福祉事務所や児童相談所に通告することである。

健やか親子21

「健やか親子21」（2001～2014年）は厚生労働省の「健康日本21」事業の一環として，従来の事業量を設定する保健計画から脱皮し，アウトカムとしての健康指標などを目標値として設定し，自治体，関係機関，市民を巻き込んだ国民運動とする新たな保健計画である。妊産婦死亡の減少，子どもの事故死亡の減少，虐待による死亡の減少，十代の妊娠中絶の減少などが目標となっていた。現在は「健やか親子21（第2次）」（2015～2024年）として，新たな目標が掲げられている。

アドボカシー

アドボカシーとは，本来「擁護」や「支持」の意味をもつ言葉で，日本では「政策提言」や「権利擁護」の意味で用いられるようになっている。権利擁護としてのアドボカシーについては，権利の代弁，擁護のことを指す。自ら自己の権利を十分に行使することができない，終末期の患者，障害者，認知症，意識喪失患者などの権利を代弁することがアドボカシーである。

インフォームドコンセントとインフォームドアセント

インフォームドコンセント（説明と同意）とは医療における患者の自己決定を実現し，その利益を保護するための過程。基本的には，医師が患者の病状，予想される予後，適応のある診断方法，治療方針，成功率，不確実性，診療行為に伴う副作用や合併症などを患者に説明し，患者がそれらを十分理解したうえで，自らの価値観や希望に沿った決定を下す過程である。子どもでは，思考能力などが発達途上にあるため，インフォームドコンセントが成立しにくいことから小児看護の現場では子どもへのインフォームドアセントが求められている。

インフォームドアセントとは子どもからの同意を意味する。子どもであっても理解できる方法で十分な説明を受けたうえでの同意を得るよう努めなければならない。小児看護の現場では，インフォームドコンセントは親や保護者に行い，子どもには，その子の認知発達に応じた適切な方法で子どもの同

意を得る（インフォームドアセント）ようにする。

> **Pick up コラム　インフォームドアセント**
>
> ◎子どもたちが自分の症状について発達段階に適した理解が得られるよう支援する。
> ◎なされる検査や処置の内容とその結果について子どもに説明する。
> ◎子どもの状況理解や反応に影響を与える要素について臨床的に査定する。
> ◎提案されたケアについて自発的に子どもが納得しているか否かを表現できるように工夫する。
>
> 　　《アメリカ小児科学会によるインフォームドアセントの実践に必要な要素》

小児の人権と看護

既出問題チェック　一般問題

☐ 子どもの権利条約で正しいのはどれか。94-A118
1 対象年齢上限は15歳である。
2 健康な子どもを対象としている。
3 子どもの社会的権利を幅広く規定している。
4 それぞれに独立した4つの権利からなる。

解答・解説

1 × 第Ⅰ部第1条（子どもの定義）に，子どもとは，18歳未満のすべての者をいうとある。
2 × 健康な子どもだけでなく，とくに困難な状況下にある子どもも対象になっている。例えば，難民の子どもの保護・援助（第22条），障害児の権利（第23条），少数者・先住民の子どもの権利（第30条）などである。
3 ○ 社会保障を受ける権利，相当の生活水準を確保される権利，教育を受ける権利，健康・医療への権利など，社会的権利を幅広く規定している。
4 × 国際人権規約のA規約（社会権規約）およびB規約（自由権規約）で認められている諸権利を児童について広範に規定し，児童の人権尊重や権利の確保に向けて，さらに詳細で具体的な事項を規定している。

☐ 平成21年（2009年）健やか親子21の第2回中間評価において，今後5年間で重点的に推進するとされたのはどれか。103-A36
1 子どもの心の問題への取り組みの強化
2 低出生体重児の養育支援の強化
3 へき地医療を担う人材の確保
4 障害の早期発見の強化

解答・解説

1 ○
2 ×
3 ×
4 ×
平成21年に実施された第2回中間評価において，今後5年間で重点的に推進することとなったのは次の4つである。①思春期の自殺の防止を含む子どもの心の問題への取り組みの強化　②産婦人科医師，助産師，新生児科医師等の産科医療・周産期医療を担う人材の確保　③全出生数に占める低出生体重児の割合の低下に向けた取り組みの強化　④子どもの虐待防止対策のさらなる強化

☑ 児童虐待の防止等に関する法律で，親の虐待によって負傷した児童を発見した際の通告先として規定されているのはどれか。**2つ選べ**。101-A83
1 警察署
2 福祉事務所
3 家庭裁判所
4 児童相談所
5 教育委員会

解答・解説

1 ×警察署は通告先としては規定されていない。児童の安全確認や立入調査など，児童相談所長による職務の執行に際し，抵抗を受けるおそれがある場合に警察官の援助を要請できることが，児童虐待防止法第10条で規定されている。

2 ○児童虐待を受けたと思われる児童を発見した者は，①区市町村や都道府県が設置する福祉事務所や②児童相談所に，直接あるいは児童委員を介して通告しなければならない（児童虐待防止法第6条）。

3 ×通告先ではない。家庭裁判所は，保護者が都道府県知事からの出頭要求に応じないときの捜査の許可や，親権者の意に反して児童を入所させるときの審判などの役割を担う。

4 ○児童相談所は児童や妊産婦の福祉に関して，専門的な知識や技術を必要とする相談に応じ，必要な調査，判定，指導，児童の一時保護のほか，関連する業務を行う専門機関である。

5 ×教育委員会は通告先ではない。ただし，学校や学校の教職員には，児童虐待を発見しやすい立場にあることを自覚し，児童虐待の早期発見に努めなければならないという努力義務が課されている（児童虐待防止法第5条）。

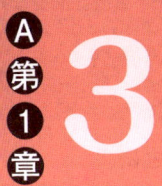

小児と家族をとりまく社会の変化

> **学習の要点**　子どもが子どもらしく成長していくためには，健全な保育環境が必要です。しかし，残念なことに現代社会が抱える問題は子どもたちにとって好ましくないものが多いようです。

現代社会の特徴と諸問題

- 核家族化の進行：祖父母との日常的な接触の機会が減少したり，3世代が一つの家族として生活するような複雑な人間関係を家庭で経験できなくなっている。
- 出生数の低下，少子化の進行：平成26年の出生率は **8.0**〈人口千対〉（平成25年は **8.2**），合計特殊出生率は **1.42**（平成25年は **1.43**）にまで低下している。子どもの数の少なさは，子ども同士のコミュニケーションや遊びを通じての人間関係の習得を阻害している。また，一家庭のなかの子どもが少ないということは，親からの過剰な愛情や期待がかかることになり，健全な育成に悪影響を与えかねない。年間出生数は平成24年約104万人，平成25，26年約103万人と減少している。
- 女性の高学歴化，結婚・家庭観の変化：男子よりも女子の進学率は高く，晩婚化と未婚率の増加という傾向がますます強くなっている。また，女性の社会進出の加速化によって，自らの手で十分な養育ができない母親が増えている。
- 子育て不安の増加：親から子育ての知恵を授けられないなかで，子育て不安が増加している。
- 人口の都市集中化と住宅問題の悪化：過疎化と通勤時間の増大で仕事と通勤時間に追われ，父親がなかなか育児に参加できない。

小児の虐待

社会の変化に伴って，近年親が親としての責任を果たさない例が後を絶たない。愛護されるべき親から危害を加えられる子どもさえ存在する。

- 被虐待児症候群

　親や保護者に虐待された子どもを被虐待児といい，虐待されたことにより生じる症状を総称して被虐待児症候群という。虐待の手段には，主に次のようなものがある。

- 身体的虐待：殴る，蹴る，ヤケドを負わせるなど。
- 性的虐待：性的に暴行する。
- 保護の怠慢・拒否（ネグレクト）：子どもを捨てたり，世話をしない。
- 心理的虐待：子どもに心理的外傷を与えるような，著しい暴言・拒絶的な対応をいう。例「お前なんか，いないほうがいい」と繰り返していう。

　被虐待児が存在する原因として，親の成育歴に問題があり，生活不安，貧困，家庭不和などがある。

- 被虐待児症候群への対応
  - 最初に警察へ通報はダメ。
  - 児童相談所にまず相談して，指示があれば警察に通報する。
    ただし，警察は根本的な解決の手段ではない。
  - 家庭環境に大きな問題があるので，子どもを家庭に帰してはいけない。
  - 生命の危険が考えられるときは絶対に入院させる。

　児童虐待防止法のポイントは，
- 虐待の疑い例に対しても児童相談所への通告が義務づけられている。
- 児童虐待の通告先に市町村，福祉事務所が追加された。
- 児童虐待の定義が拡大され，保護者以外の同居人による虐待行為を保護者が放置することも，虐待に含まれると明示された。

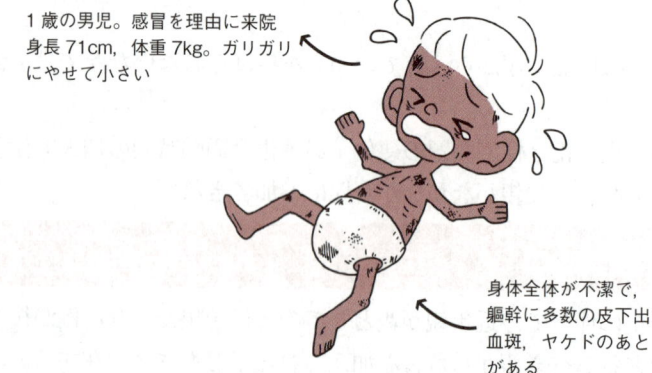

1歳の男児。感冒を理由に来院
身長71cm，体重7kg。ガリガリにやせて小さい

身体全体が不潔で，軀幹に多数の皮下出血斑，ヤケドのあとがある

小児と家族をとりまく社会の変化

既出問題チェック　一般問題

☑ 少子化が直接的に影響を与えているのはどれか。90-A118
1. 小児医療の経済的不採算の拡大
2. 児童虐待の増加
3. 思春期の性非行の増加
4. 小児の臓器移植の推進の遅れ

解答・解説

1. ○ 少子化は小児の医療機関への受診数・医療費の減少を生じ，小児医療は経済的に不採算になりやすい。
2. × 虐待は養育する家庭に問題（貧困や虐待の既往歴など）があり，少子化と直接的な関係はない。
3. × 性非行は，教育・社会・文化に影響されるもので，少子化との直接の因果関係はないと思われる。
4. × 平成21（2009）年に臓器移植法が改正され，脳死判定の除外条件は6歳未満の小児となったが，法的な意思確認の関係上，15歳未満が事実上の移植の除外条件となっているので，小児の移植件数は増加していない。小児の臓器移植の推進の遅れは少子化が原因とはいえない。

☑ 熱傷で救急入院した5歳児。母親は「便を漏らしたので浴室で洗い流したところ，お湯が熱すぎたようだ。温水器の操作を誤った」と言う。治療した医師は「この熱傷は，100℃近い熱湯を長く浴びせた可能性がある」と記録した。初期の対応で適切なのはどれか。93-A128
1. 湯の温度を母親へ再度確認する。
2. 面会は自由にしてよいと母親に説明する。
3. 看護師の訪室は最少限にする。
4. 母親へ伝える情報は患児の身体状態に限る。

解答・解説

1. × 被虐待児症候群においては親が事実を話すことは少なく確認しても無駄である。
2. × 親の面会は児の心理状態を不安定にするので第三者を介して面会させる。
3. × 被虐待児は不安なので，また親への監視という面でも看護師はできるだけ頻回

に訪室する。
4 ○被虐待児症候群の親には「子どもの医療面」のみを話すことが重要である。親を責めると入院拒否や中断が起きる可能性が高い。早期に児童相談所への相談通告が必要である。

☑ 日本における平成26年の家族の世帯構造で最も多いのはどれか。（改変）100-A8
1 夫婦と未婚の子のみの世帯
2 三世代世帯
3 単独世帯
4 母子世帯

解答・解説
1 ○夫婦と未婚の子のみの世帯が28.8％と最多である。
2 ×三世代世帯は5.9％で，減少傾向にある。
3 ×単独世帯は27.1％で，増加傾向にある。
4 ×母子世帯は1.5％で，横ばい〜微増である。

☑ 労働基準法で規定されている育児時間について正しいのはどれか。101-A69
1 父親も取得できる。
2 1日当たり4回まで取得できる。
3 1回の時間は1時間以内である。
4 児が満1歳になるまでの期間に取得できる。

解答・解説
1 ×女性と定められている。
2 ×1日2回各々少なくとも30分と定められている。
3 ×育児時間は，1日1回として1時間取得することも可能である。そのため，この選択肢も正解ともいえるが，選択肢4が明らかに正解なので，この問題の出題者は，1日2回のうちの1回の時間を問うていると思われる。2回のうちの1回の時間は30分以内である。
4 ○育児時間について「生後1年に達しない生児を育てる」とあるので正解である。

A. 成長・発達と健康増進
第2章　保　健

1 小児の死亡 ……………………………… 18
2 感染の予防・予防接種 ………………… 23
3 小児の健康診査 ………………………… 28

1 小児の死亡

> **学習の要点**
> 死亡率とその国際比較，小児の死因などについての出題が目立ちます。

死亡率と出生率

日本の新生児死亡（生後4週未満の死亡）と乳児死亡（生後1年未満の死亡）は世界でもトップクラス。

出生率は年々低下。欧米諸国も同様の傾向。

- 新生児死亡率（出生1,000人あたり）→ 1.0（平成25年）
- 乳児死亡率（出生1,000人あたり）→ 2.1（平成25年），
- 出生率（人口1,000人あたり）→ 8.2（平成25年），8.0*（平成26年）
- 合計特殊出生率（子どもを生む世代，15〜49歳の期間に一人の女性が平均して生む子どもの数のことで，これが2以下だと将来人口が減ることを意味する）
  → 1.43（平成25年），1.43*（平成26年）　　*概数

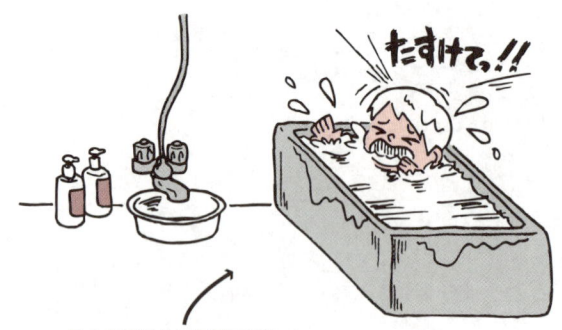

日本の子どもは風呂で溺れる。湯船に水をためる習慣のない欧米の子どもはプールで溺れる。

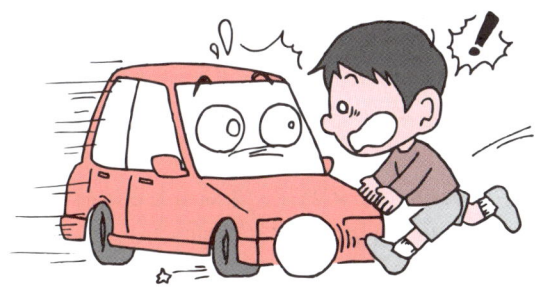

幼児, 学童では交通事故がトップ。

小児の死因

年齢階級別死因順位 (平成25年)

	0歳	1歳〜4歳	5歳〜9歳
1位	先天奇形, 変形および染色体異常	先天奇形, 変形および染色体異常	不慮の事故 悪性新生物
2位	周産期に特異的な呼吸障害など	不慮の事故	
3位	乳幼児突然死症候群	悪性新生物	その他の新生物

不慮の事故の年齢階級別死因順位 (平成25年)

	0歳	1歳〜4歳	5歳〜14歳
1位	窒息	交通事故	交通事故
2位	交通事故	窒息	溺死および溺水
3位	溺死および溺水	溺死および溺水	窒息

事故防止

先進国では小児の事故は重要な健康問題。
0歳児を除いた小児の死因の第1位は『不慮の事故』である。
事故は①事故が起こる前⇒予防, これが一番重要
　　　②事故が起こったとき⇒事故に対応した救急処置
　　　③事故が起こった後⇒治療・リハビリテーション・改善
＊我が国の事故の特徴は交通事故と溺死・溺水が多いことである。

事故予防対策・具体例

- 自動車の事故⇒適切に装着された**チャイルドシート**，車中に子どもを一人にしない。
- 自転車の事故⇒**ヘルメット**の着用，乗せるときは荷物を先に最後に子どもを乗せる，降ろすときは最初に子どもを降ろす。
- 浴槽での溺水⇒**残し湯**をしない，戸に**鍵**をつける，子どもだけで入浴させない。
- その他，ベビーベッドの柵はつねに上げる，3歳まで**ピーナッツ**を食べさせない，首にヒモ状のものを掛けない。

乳幼児の事故とその対策

	行動の特徴	事故の種類	対策の例
乳児 （0～12か月）	生後4か月頃までは眠っていることが多く，生後5か月以降は寝返り，ハイハイ，つかまり立ち，など次第に行動範囲が広くなる。物をつかんで口に入れることができるようになる。	・添い寝や吐乳，ふかふか布団にうつ伏せ寝で窒息 ・養育者不注意による転倒 ・熱いミルクによる熱傷 ・ベッドや乳母車からの転倒 ・誤嚥および誤飲	・養育者の経験不足や知識不足を補うため必要な指導を行う。 ・養育環境を適切に整える（危険な物を置かない，など）。
幼児前期 （1～3歳）	ひとりで歩き行動力が増す。戸外での遊びが増え，興味や活発さが増す。判断能力は未発達である。大人の模倣をしたがる時期である。	・交通事故 ・プールや海・川での事故 ・室内や遊具からの転倒転落 ・やかんやポットの湯で熱傷	・子どもを常に見守る体制をとる。 ・模倣時期の子どもに規範を繰り返しみせる。
幼児後期 （4～6歳）	友達とのごっこ遊びが盛んで，言語使用が本格化しおしゃべりも多くなる。冒険心が旺盛で，興味の赴くまま行動範囲が広がる。運動調整力が伸びる。	・交通事故 ・川・用水路・ため池への転落 ・ライター火遊びによる熱傷 ・乗り物，エレベーターなどのドアに手を挟むなどの外傷	・安全に対する適応能力を高める安全教育の実施。類似体験や，遊びを取り入れたアプローチの工夫を行う。

小児の死亡

既出問題チェック　一般問題

☐ 小児の不慮の事故について**誤っている**のはどれか。(改変) 75-P69
1. 0歳児の事故死因の第1位は不慮の窒息である。
2. 1～4歳児の事故死因の第1位は交通事故である。
3. 5～14歳児の事故死因の第1位は交通事故である。
4. 学童期の死亡事故は女児に多い。
5. 幼児の骨折，切傷は年齢につれて増加する。

解答・解説

1. ○ 0歳児の事故死因の約50％が窒息である（平成25年）。
2. ○ 交通事故が第1位で溺死および窒息が第2位である（平成25年）。
3. ○ 小児の不慮の事故では，0歳児以外は交通事故が第1位と覚えよう。
4. × 男児は多動なので，事故も多くなる。
5. × 本人の運動量が増加するので，外傷は増加する。

☐ 乳児の事故防止として正しいのはどれか。102-P69
1. 直径25mmの玩具で遊ばせる。
2. ベッドにいるときはベッド柵を上げる。
3. うつ伏せで遊ばせるときは柔らかい布団を敷く。
4. 屋外で遊ばせるときはフード付きの衣服を着用させる。

解答・解説

1. × 乳児期後半では，触れたものを口に運ぶことがあるため誤飲・誤嚥事故を起こしやすい。乳幼児の最大口径は平均39mmであり，これより小さなものは置かない。
2. ○ 柵のないベッド上の動きにより，頭部の割合が大きく身体のバランスを崩しやすい乳児は転落しやすく，ベッド柵を上げておくことは必須である。
3. × 自分で移動ができない乳児では，鼻と口が塞がれても回避できず窒息してしまう危険性がある。寝具の硬さとともに，うつ伏せ時には必ずそばにいる。
4. × フードが何かに引っ掛かり転倒することや，紐がついていれば首に巻き付き窒息するおそれもある。

> ☐ 乳児が窒息を起こしやすい解剖学的特徴はどれか。98-A74
> 1 鼻腔の間隙が広い。
> 2 気道の直径が小さい。
> 3 喉頭蓋の位置が低い。
> 4 口腔内での舌の割合が小さい。

解答・解説

1 ×乳児は鼻が低く，鼻腔，鼻道が狭く，副鼻腔の発育が未熟で顔面頭蓋が小さい。
2 ○乳児の気道の直径は小さいので，人差指大から親指大の物が口腔内に入り，そのままのどの奥の咽頭腔に入ると容易に窒息する危険性がある。
3 ×乳児の喉頭蓋の位置は高い，とくに乳児期前半の鼻から呼吸をしながら同時に口を動かして哺乳するときには，喉頭蓋が軟口蓋に触れるほど高い位置にある。
4 ×乳児の舌は幼児に比べ口腔内に占める割合は大きい。舌が大きいことで哺乳する際に母親の乳房から容易に母乳を吸い出すことができる。

不慮の事故は，平成25年のデータで，0歳の4位，1〜4歳の2位，5〜9歳の1位，15〜29歳の2位，30〜34歳の3位，35〜39歳の4位，40〜84歳の5位（50〜54歳を除く）と，比較的，若年世代に多い死因である。15〜39歳の1位は自殺，40〜89歳の1位は悪性新生物であることも覚えておこう。

0〜89歳までの年齢階級別死因順位の上位3位

年齢階級	第1位	第2位	第3位
0歳	先天奇形，変形および染色体異常	周産期に特異的な呼吸障害等	乳幼児突然死症候群
1〜4歳		不慮の事故	悪性新生物
5〜9歳	悪性新生物 不慮の事故		その他の新生物
10〜14歳	悪性新生物	自殺	不慮の事故
15〜29歳	自殺	不慮の事故	悪性新生物
30〜34歳		悪性新生物	不慮の事故
35〜39歳			心疾患
40〜49歳	悪性新生物	自殺	心疾患
50〜54歳		心疾患	自殺
55〜79歳			脳血管疾患
80〜89歳			肺炎

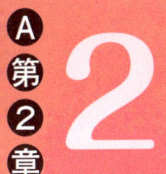

感染の予防・予防接種

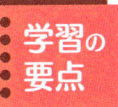学習の要点　現在の予防接種は，社会全体より個人レベルの健康保持・増進にポイントが置かれ，接種も義務ではなく個人の努力義務というとらえ方になっています。なお，肺炎球菌，ヒブ，水痘ワクチンが定期接種になり，平成 28 年 10 月より B 型肝炎も定期接種になります。

予防接種の意義

接種を受けた個人が**免疫**を獲得できる。接種を広く行い，社会全体の感染症の流行を減少・阻止する。

予防接種対象疾患

- 現在日本で接種可能な予防接種
- ●定期接種（A 類疾病：接種が努力義務となっている。自治体から接種の案内があり，原則無料接種）
  - 百日咳，ジフテリア，破傷風，不活化ポリオ 4 種混合ワクチン（DPT-IPV），肺炎球菌（13 価結合型・乳幼児用），インフルエンザ菌 b 型（Hib・ヒブ），BCG（結核菌），麻疹・風疹混合（MR），水痘，インフルエンザ（65 歳以上の者全員，60〜64 歳で心臓・腎臓・呼吸器障害または HIV による免疫力低下の者），日本脳炎，ヒトパピローマウイルス，肺炎球菌（23 価多糖体・高齢者）
- ●任意接種（B 類疾病：努力義務が課されていない。自治体から接種の案内がなく，有料である）
  - ロタウイルス，ムンプス（流行性耳下腺炎），B 型肝炎（平成 28 年 10 月より定期接種へ変更），黄熱，A 型肝炎，狂犬病，髄膜炎菌，インフルエンザ（上記以外の接種）

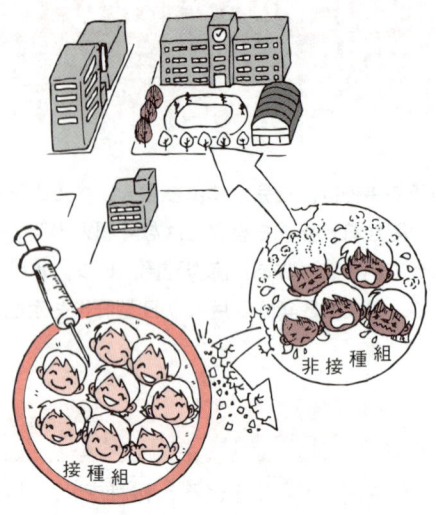

予防接種の重要性

予防接種を受けると，本人の免疫が得られるのと同時に社会への伝播も防ぐことができる。

ワクチンの種類

- 生ワクチン：生きた病原体の毒性を弱めて作り，その病気に罹患したのに近い免疫を獲得させるもので，BCG（結核），麻疹，風疹，水痘，流行性耳下腺炎，ロタウイルス，黄熱病がある。
- 不活化ワクチン：病原体を殺し，免疫を作るのに必要な成分だけを取り出して，その毒性をなくしたもので，百日咳，ポリオ，日本脳炎，インフルエンザ，肺炎球菌，ヒブワクチン，ヒトパピローマウイルス，B型肝炎，A型肝炎，狂犬病，肺炎球菌（23価多糖体・老人用）がある。トキソイドは細菌が出す毒素を取り出して，その毒性をなくしたもので，ジフテリア，破傷風がある。

　生ワクチンを接種した場合は，次のワクチンを接種までに4週間・28日間の間隔をおく。不活化ワクチン・トキソイドを接種した場合には，次の接種まで7日間の間隔をおく必要がある。

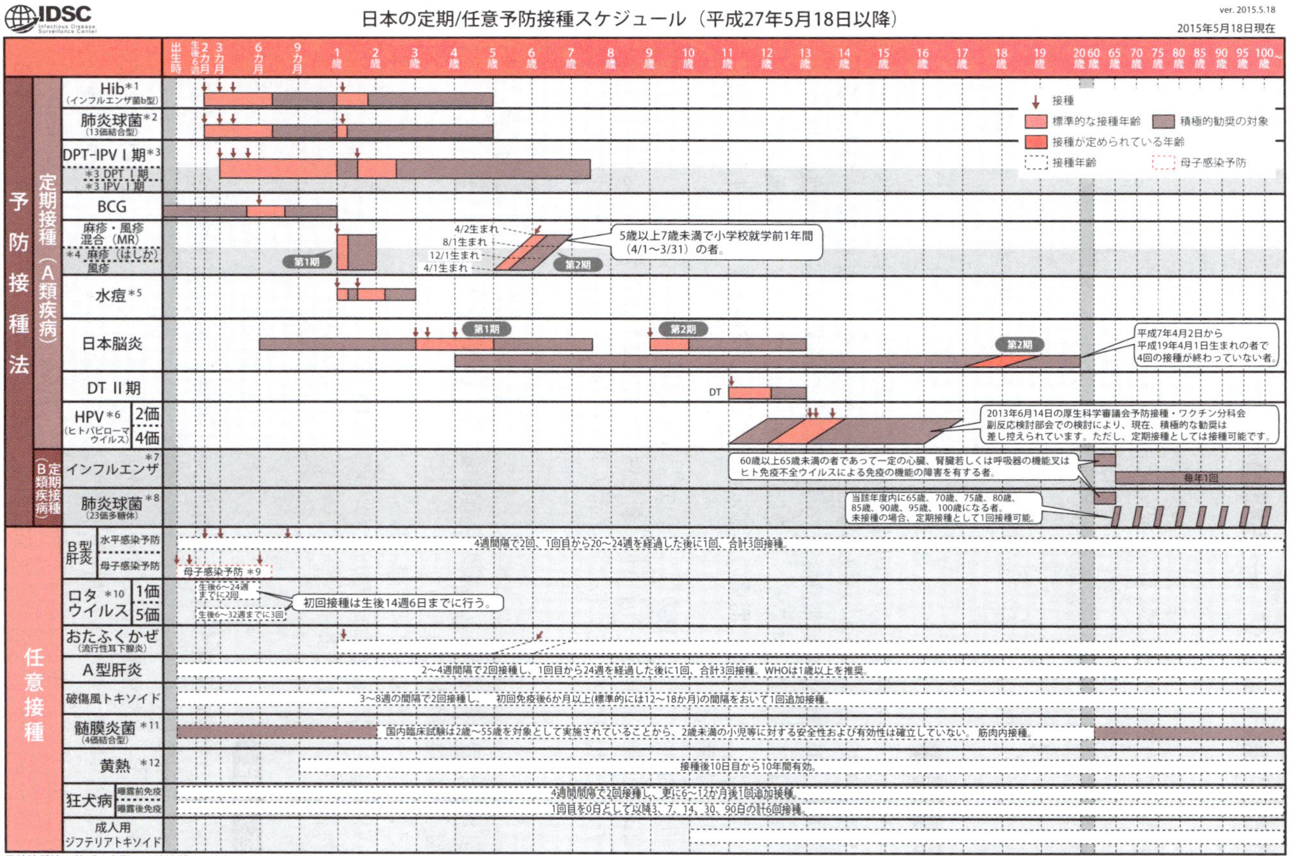

予防接種法に基づく定期の予防接種は、本図に示したように、政令で接種対象年齢が定められています。この年齢以外で接種する場合は、任意接種として受けることになります。ただしワクチン毎に定められた接種年齢がありますのでご注意下さい。

出典：国立感染症研究所ホームページ（http://www.nih.go.jp/niid/images/vaccine/schedule/2015/JP20150518.pdf）

感染の予防・予防接種

既出問題チェック　一般問題

☐ B型肝炎の垂直感染防止に有効なのはどれか。91-A120
1 キャリア妊婦にHBワクチンの接種を行う。
2 新生児の沐浴には次亜塩素酸ナトリウムを用いる。
3 新生児に母乳を与えない。
4 新生児に抗HBsヒト免疫グロブリンとHBワクチンとを投与する。

解答・解説

1 ×HBキャリアの妊婦はすでにHBに感染しているので，予防接種の適応はない。
2 ×HBの感染形式は，母体の血液が新生児の出産時に傷ついた皮膚から侵入する産道感染と胎盤経由の臍帯静脈からの血行感染である。沐浴は母体血の付着する1回目は手袋を使用するが，以後は健常児と同じでよい。次亜塩素酸ナトリウムは血液で汚染された器具の消毒に使用される。皮膚消毒に使用すると危険である《禁忌》。
3 ×HBは母乳を介しての感染はないので，母乳栄養は可能である。
4 ○HBの垂直感染予防は出産直後に新生児に抗HBsヒト免疫グロブリンとHBワクチンとを投与する。その後にもグロブリンを1回，ワクチンを2回投与する。

☐ 乳幼児が受ける定期予防接種の注意事項で正しいのはどれか。91-A123
1 夏季には接種をしてはならない。
2 アレルギー体質の児には禁忌である。
3 接種後24時間経過すれば副反応の出現はない。
4 接種当日は入浴してよい。

解答・解説

1 ×過去には夏季の接種を制限した時期があったが，現行の予防接種法では季節による制限はない。
2 ×アレルギー体質でも予防接種する成分にアレルギー反応がなければ接種は可能である。接種できない予防接種不適当者は，①発熱している人，②接種する成分に重いアレルギー反応（アナフィラキシー反応）を起こした人，③妊婦（生ワクチンは不可）である。医師に相談・受診したうえで，多くは接種が可能になる接種要注意者は，①けいれん，免疫不全，心臓病などの慢性疾患の人，②

接種する成分にアレルギー反応を<u>起こすおそれのある人</u>，③予防接種のあと2日以内に発熱があった人である。

3 ×副反応は不活化ワクチンでは24時間以内に出現しやすいが，生ワクチンでは1〜2週間後に出現しやすい。

4 ○接種によるアナフィラキシー・じんましんなどは接種後30分以内に出現するので，その間に問題がなければ入浴は可能である。

3 小児の健康診査

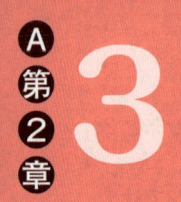

> **学習の要点**
> 健診内容を月年齢ごとに覚えておきましょう。

小児健康診査の目的

- 成長・発達の評価と指導
- 障害と病気の早期発見
- 医学的・社会的なリスク児の相談

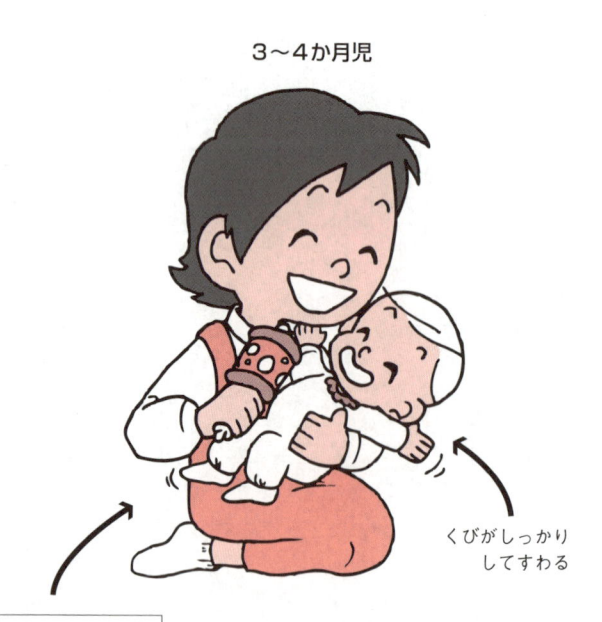

3～4か月児

くびがしっかりしてすわる

出生体重3kgが2倍の6kgに

1か月健診
- 体重が出生時より1kg増えたか。
- 母乳やミルク不足はないか。
- 母乳黄疸と溢乳は心配なし。
  ▶ 便の色が灰白色の場合、先天性胆道閉鎖を疑い入院を。

3〜4か月健診
- 体重が2倍になったか。
- くびがすわったか。
- 声を出して笑うか。
- 前期離乳食の指導。
  ▶ 未頸定と追視のない子は要精密検査。

6か月健診
- 腰を支えるとすわれるか。
- おもちゃを手を出してつかむか。
- 人見知りが出現しているか。
- 中期離乳食の指導。

9か月健診
- はいはいをするか。
- 小さな物をつかむか。
- 後期離乳食の指導。
  ▶ 1歳ではいはいしなければ、要精密検査。

1歳6か月健診
- 身長80cm、体重10kgになったか。
- 上手に歩けるか。
- 意味ある単語をいえるか。
  ▶ 歩けなくて、しゃべれない子は要精密検査。

3歳児健診
- マルが描けるか。
- 片足立ちができるか。
- たずねられて自分の名前を答えるか。

学校健診
- 虫歯はないか。
- 視力は正常か。
- 就学時健診で知能検査をする。

1歳6か月児

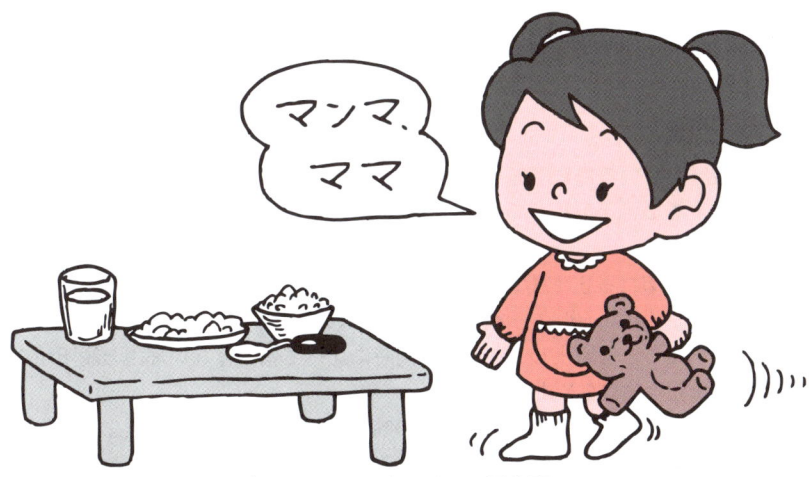

歩いて、しゃべって、3回食事。

小児の健康診査

既出問題チェック　一般問題

☐ 9か月児の健康診査において精密健康診査が必要なのはどれか。81-A136
❶ ひとり立ちが1分間できない。
❷ 拇指と示指で物をつかめない。
❸ 名前を呼ばれてもその方向を見ない。
❹ 乳歯が2本生えている。

解答・解説

❶ ×精密検査が必要なのはおすわりがまったくできない場合である。
❷ ×精密検査が必要なのは右手から左手へ持ち替えられない場合である。
❸ ○精神遅滞，難聴の疑いがある。
❹ ×生歯は6〜9か月で始まり，3歳で乳歯は完成する。

☐ 6か月の乳児。健康診査時に母親が「お兄ちゃんと比べてこの子はミルクの飲みが悪いです」と訴えた。児の身長と体重は月齢相当であった。
対応で適切なのはどれか。94-A120
❶「お母さんの思い過ごしでしょう。」
❷「ミルクを減らしてみましょう。」
❸「お兄ちゃんと比べないで下さい。」
❹「ミルクを飲むところを見てみましょう。」

解答・解説

❶ ×毎日授乳している母親である。身近な兄弟と比べることも多い。母親の気持ちを理解することが重要であり，この対応は母親への思いやりや真剣さが感じられない。
❷ ×離乳初期にあたる6か月頃の栄養の主役はまだ乳汁である。児の身長と体重は月齢相当であり，ミルクを増減する必要はない。
❸ ×兄と比べることは望ましくないが，同時に比べてはいけない理由の説明がなされると母親は納得しやすい。
❹ ○授乳の状況を観察することで子どもの哺乳力，母親のミルクの飲ませ方などが観察でき，母親が訴える「ミルクの飲みが悪い」の真意が確認されやすい。同時に的確な指導が可能である。

A. 成長・発達と健康増進
第3章　新生児

1 新生児の特徴と看護の注意点 ………… 32
2 低出生体重児への対処 ………………… 39
3 呼吸窮迫症候群 ………………………… 45
respiratory distress syndrome〈RDS〉
4 新生児黄疸 ……………………………… 49
neonatal jaundice

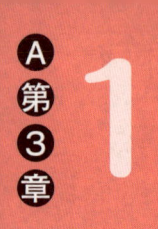

1 新生児の特徴と看護の注意点

学習の要点　新生児は，新しい環境に順応するまで色々と不安定な状態にあり，看護についても細心の注意が必要です。この時期の生理的特徴をよく理解したうえで新生児看護の基本を学びましょう。

新生児期とは

　生後4週未満を新生児期，そのうち生後1週未満を早期新生児期という。

新生児の特徴

①形態的特徴

- 身　長：約50cm
- 体　重：約3kg。出生後2～4日間に出生時体重の5～10%が減少する。これを生理的体重減少という。この時期を過ぎると哺乳量も増え体重も増加していき，出生後7～10日で出生時体重に戻る。
- 大泉門：前頭骨と頭頂骨に囲まれた部分を大泉門といい，1歳半頃閉鎖する。

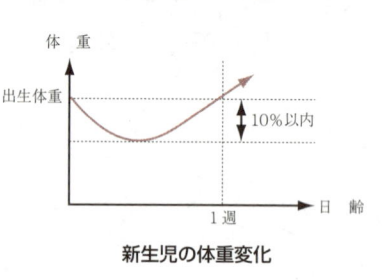

新生児の体重変化

②機能的特徴

- 呼　吸：40～50/分の腹式呼吸
- 心拍数：120～140/分
- 体　温：出生直後は37.5～38.0℃，3～4時間で36.5～37.5℃になる。体重の割に体表面積が大きく

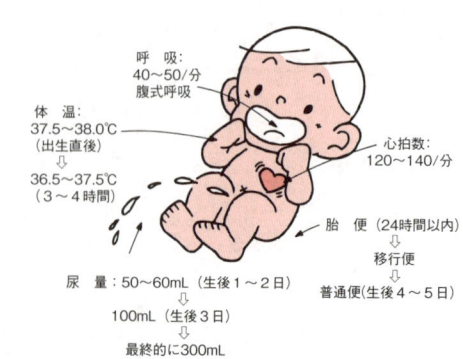

呼吸：40～50/分　腹式呼吸
体温：37.5～38.0℃（出生直後）　36.5～37.5℃（3～4時間）
心拍数：120～140/分
胎便（24時間以内）
移行便
普通便（生後4～5日）
尿量：50～60mL（生後1～2日）
　　　100mL（生後3日）
　　　最終的に300mL

熱放散が大きいため低体温になりやすい。
- 便：生後24時間以内に暗緑色の胎便を排泄する。その後，胎便と黄色い便が混じった移行便となり，生後4～5日で黄色い普通便を排泄しはじめる。
- 1日の尿量：50～300mL（生後1～2日は50～60mL，3日頃からは100mLぐらいになり，あとは徐々に増えて300mLぐらいまで増加）
- 1日の睡眠時間：18～20時間

アプガースコア

分娩直後に，子宮内から出てきて，呼吸・循環機能が正常に働いているか，分娩経過が順調であったかを評価する方法。下表に示した5項目について点数をつけるもので，頭文字を取ってApgarスコアという。このスコアを最初に発表したのは，米国の麻酔科医Apgar女史で，自分の名前からつけたものである。8～10点は正常，4～7点は軽症仮死，0～3点は重症仮死である。国試ではスコアの採点ができることが必要である。

アプガースコアの採点方法

採点項目	0点	1点	2点
皮膚の色 Appearance	全身チアノーゼまたは蒼白	軀幹は淡紅色，四肢はチアノーゼ	全身淡紅色
心拍数 Pulse	なし	緩徐（<100）	≧100
反射興奮性 Grimace	なし	顔をしかめる	咳，くしゃみ
筋緊張 Activity	ぐんにゃり	四肢をいくらか曲げている	自発運動，四肢を十分曲げている
呼吸努力 Respiration	なし	泣き声が弱く，呼吸が不規則で不十分	泣き声が強く，呼吸が規則的

それぞれの項目の英語の頭文字をとるとApgarとなる。

新生児の看護

新生児の安全と母体の休養のためにも，新生児期における看護のもつ意義は大きい。
- 安全な環境の提供：新生児室は部外者の入室を禁ずるなど，清潔に保ち，温度は24～25℃，湿度は50～60%に維持する。

- 母児同室の意義：母子関係の確立や母乳栄養の早期実施のためにも，新生児と母親をできるだけ早く接触させることを勧める施設が多くなっている。ただし，新生児室に比べると**感染に対する危険性**が増すので，十分な注意が必要となる。
- 感染の予防：新生児室の看護は**特定の看護師**に限定しておき，新生児室以外の看護師や医療スタッフの入室を制限する。手洗いは消毒液や石けんを用いて厳重に行い，新生児一人を扱うたびに，そのつど手を洗う。また，出生直後の新生児に対して，分娩室において抗菌点眼薬が投与されることになっている。臍の処置も当然無菌的に行う。
- 栄　養：新生児期には，できるかぎり人工乳は避け，母乳を与えるよう心がける。

地域保健サービスの活用

　地域保健サービスとは，地域住民の健康の保持・増進を図るために，地域の特殊性に基づいて，国・都道府県・市町村が行う施策・サービスをいう。

〈地域保健サービス〉

①市町村保健センター：子どもの**発育**，**発達**，**育児**に関する相談など
　　　　　　　（すべての子どもが対象になる：基本的サービス）
　- 乳幼児**健康診査**（乳児・1歳6か月児・3歳児），**健康相談**，**育児教室**
　- 地区担当保健師による個別指導，相談，訪問

②保健所（都道府県）：子どもの**発育**，**発達**，**医療**に関する相談など
　　　　　　　（低出生体重児などのハイリスク児が対象となる：専門的サービス）
　- 医療援護制度（**養育**医療，**自立支援**医療（**育成**医療）など），先天性代謝異常
　- 業務担当保健師による未熟児などの訪問個別指導

③児童相談所：18歳未満の子どもに関する心理相談，発達相談
　　　　　　　被虐待児の保護，**児童福祉施設**への入所措置

④福祉事務所（市町村福祉担当課）：暮らしの心配事全般にわたる相談，支援や保育所の入所措置

Pick up コラム　新生児マススクリーニング

先天性代謝異常や内分泌疾患を早期に発見し治療することを目的とした集団的ふるい分け検査のこと。対象疾患は以下の6つで，生後5日に足底穿刺により採血し，それを濾紙に染み込ませたものを用いる。平成26年度から「タンデムマス法」という新しい検査を導入し，約20種類の病気を追加検査できるようになった。

①フェニルケトン尿症
②メープルシロップ尿症
③ホモシスチン尿症
④ガラクトース血症
⑤先天性副腎過形成
⑥クレチン症（先天性甲状腺機能低下症）

新生児の特徴と看護の注意点

既出問題チェック　一般問題

☑ 早期新生児の看護で必要がないのはどれか。95-A120
1 毎日の体重測定
2 出生直後の抗菌薬の点眼
3 沐浴時の胎脂の除去
4 臍帯脱落までの臍部消毒

解答・解説

1 ○体重測定は，体重減少が生理的範囲かどうか，摂取栄養量が発育に適切な量か，また浮腫などがないかの判断をするために必要。
2 ○感染を防ぐために生後30分以内に抗菌薬（エリスロマイシン・エコリシン）の点眼または眼軟膏を使用する。
3 ×胎脂は，新生児の皮膚の保護や細菌の侵入を防ぐ役目があり，出生直後の体温の保持に役立つ。無理に洗い落とす必要はない。
4 ○臍帯切断面からの感染防止のため，出生後は臍帯脱落後の臍窩部からの滲出液がなくなるまで消毒を毎日続ける。

☑ 出生時にみられるのはどれか。**2つ選べ**。101-A88
1 把握反射
2 緊張性頸反射
3 ホッピング反応
4 パラシュート反射
5 視性立ち直り反射

解答・解説

1 ○正常新生児にみられる原始反射の一つ。手掌に検者の指が触れるとそれを握る手の把握反射と，足底の母趾球を圧迫すると全足指が屈曲する足の把握反射がある。前者は生後4か月頃の物を握る時期に消失する。後者は生後9か月頃の立ち上がる時期に消失する。
2 ○新生児の顔を一方に向けると，顔の向いたほうの上下肢を伸展し，反対側の後頭側の上下肢は屈曲する。3か月頃より減弱し，5か月頃の寝返りをする時期に消失する。

3 ×跳び直り反応（hopping reaction）は，立位の乳児を左右に傾けると，倒された反対側の下肢が倒された側で体重を支えようとするもの。前後方向に傾けると利き足が出て重心の移動をスムーズに行う反応である。つたい歩きがみられる生後10～11か月頃から現れ始め，歩き始めでは左右および前方にみられる。

4 ×抱いた乳児の身体を支えて頭から前方に落下させると，両上肢と指を伸展開大して支えようとする防御反射をパラシュート反射という。前下方へのパラシュート反射は9か月頃から永続的にみられる。中脳レベルの神経反射の合成された反応と考えられている。

5 ×座位の乳児の身体を左右に傾けると顔が正中位に立ち直る反応をいう。お座りの始まる生後5～6か月頃より出現する。

主な原始反射

反射の種類	反　応	出現時期	消失時期
吸啜反射	口に触れたものを連続的に吸う	出生時	6～12か月
探索反射（ルーティング反射）	頬部を突くとその方向に口を持っていく	出生時	6～12か月
足踏み反射	一歩踏み出そうとし，次にまた一歩踏み出す	出生時	2～8週
モロー反射	手を開き上肢を伸ばし，次に屈曲する反応	出生時	3～4か月
把握反射	不随意に物を握りしめようとする	出生時	3～6か月
緊張性頸反射	首の向きにより手足の姿勢をかえる	出生時	4か月

□ 新生児室の環境で適切なのはどれか。103-P66
1 無菌室
2 湿度は50～60％
3 温度は27～28℃
4 コット間の距離は60cm

解答・解説

1 ×新生児は感染しやすいので清潔保護区域であるが，無菌室ではない。
2 ○至適湿度は50～60％である。
3 ×至適温度は24～26℃である。
4 ×コット間の距離は90cm以上の確保が望ましい。

☐ 新生児の養育に関する親への指導で適切なのはどれか。**2つ選べ**。104-P85
1 「体温37.0℃で受診させましょう」
2 「沐浴は児が満腹のときに行いましょう」
3 「授乳後は顔を横に向けて寝かせましょう」
4 「衣類は大人よりも1枚少なくしましょう」
5 「オムツはおなかを締めつけないように当てましょう」

解答・解説

1 ×新生児は新陳代謝が盛んなため体温が高い。腋窩温で36.5～37.5℃は基準値である。
2 ×新生児の胃は，形が成人に比べて縦型で，噴門部近くの食道括約筋が弱いため胃内容の逆流が起こりやすい。満腹状態での沐浴は嘔吐しやすいため避ける。
3 ○上記2の理由によって授乳後に少しだけミルクや母乳を吐き出す溢乳が起こりやすく，哺乳時の空気嚥下などの誘因で嘔吐がみられることもあるので，誤嚥防止のため顔を横に向ける。
4 ×新生児は，体温調節機能が未熟で，体表面から輻射・蒸散・伝導・対流による熱喪失が大きい。このため着せる衣類は，大人より1枚多めを目安にする。
5 ○新生児の呼吸は横隔膜の動きによって行われ，腹式呼吸が主となっている。おなかを締めつけないオムツの当て方は呼吸を悪化させないためにも重要である。

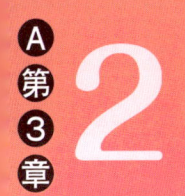

2 低出生体重児への対処

学習の要点　ここでは，看護がポイントになります。低出生体重児に対する基本的な処置についてはマスターしておいてください。

低出生体重児とは

出生体重が 2,500g 未満の児のことをいい，以前は未熟児と呼んでいた。このなかで，出生体重が 1,500g 未満の児を極低出生体重児（極小未熟児），1,000g 未満の児を超低出生体重児（超未熟児）という。平成25 年の低出生体重児の割合は 9.6％（男 8.5％，女 10.7％）である。

多胎妊娠，糖尿病や高血圧の産婦の場合，低出生体重児を出産することが多い。

低出生体重児の特徴

形　態：頭が大きく臍の位置が低い。皮下脂肪は少なく骨の隆起が目立つ。体表面積が大きい。
皮　膚：皮膚はうすく緊張し，赤みが強い。
体　温：外界の環境によって変動しやすく，とくに低体温になりやすい。一方，発汗量が少ないため体温が高くなることもある。
肝機能：新生児黄疸が遷延する。
栄　養：低血糖からけいれんを起こすことがある。
免　疫：感染症にかかりやすい。

合併症

- 低血糖（栄養状態の悪化）
- 感染症（免疫機能の低下）
- 肺出血　　　｝末梢血管の抵抗力減弱による血管損傷
- 頭蓋内出血

- 呼吸窮迫症候群（肺胞サーファクタントの欠乏）
- 貧　血（造血能の低下）
- 未熟児網膜症（網膜の未熟性）
- 安　静
- 体温の管理（低体温にならないように注意　⇨　**沐浴は禁止**）
- 感染の予防
- 保育器に収容（保育器内の温度は **35℃** くらいで，湿度は **80〜90%**）

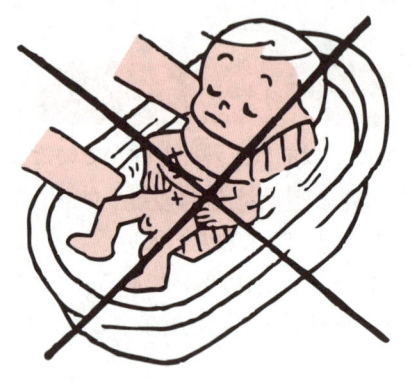

〈体温の管理〉
　　沐浴は低体温になるので**禁止**

〈保育器収容〉
- モニター装着
- 経皮酸素モニター装着
- バイタルサインチェック
- 酸素投与
- 輸　液　｝準備
- レスピレーター

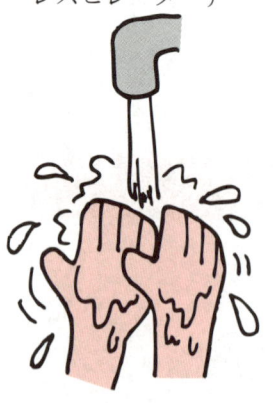

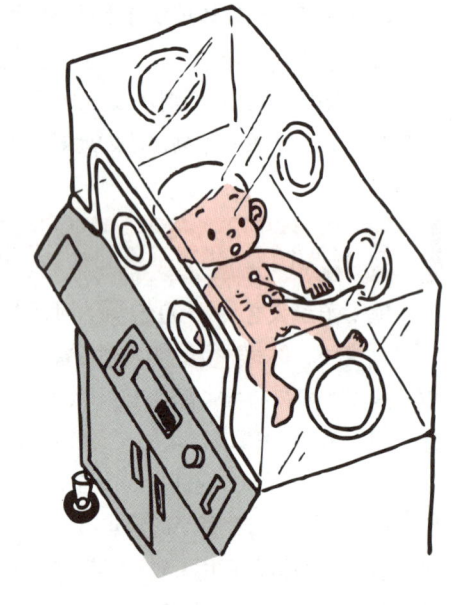

〈感染の予防〉
NICU入室時，低出生体重児に
触れる前，触れたあとにも必ず手を洗う。

低出生体重児への対処

既出問題チェック　一般問題

☐ 妊娠32週, 2,000gで出生した新生児に比べ, 妊娠37週, 2,000gで出生した新生児に起こりやすいのはどれか。91-A130
1. 高ビリルビン血症
2. 無呼吸発作
3. 呼吸窮迫症候群
4. 低血糖発作

解答・解説

1. ×出生体重が在胎週数に比して, やせて小さい児・LFD児と, 在胎週数相応である児・AFD児との比較の問題である。問題文の後者の37週2,000gがLFD児である。LFD児に多血症を合併した場合を除けば両者に差はない。
2. ×20秒以上の一時的呼吸停止で, 種々の原因で発症するが呼吸中枢の未熟性によるものは34週未満の早期産児に多い。
3. ×肺サーファクタント不足によるもので, 在胎32週以前, 出生体重1,500g以下の新生児に発症しやすい。
4. ○AFD児に比べてLFD児はやせているので, 肝臓のグリコーゲン・糖の貯蔵が少なく, 出生後に低血糖や低カルシウム血症になりやすい。

☐ Aちゃんは, 在胎32週, 体重1,800gで出生した。Apgar〈アプガー〉スコアは1分後8点, 5分後9点であった。出生後30分, 体温36.7℃, 心拍数150/分, 呼吸数70/分である。保育器に収容されている。
出生から24時間の看護として適切なのはどれか。101-P75
1. 衣類を着せて保温する。
2. 面会時に母親に抱っこを促す。
3. 心拍・呼吸を持続モニタリングする。
4. 出生6時間後から経口栄養を開始する。

解答・解説

1. ×在胎32週で出生した早産児は, 体温が安定するまで保温のために保育器に収容する。
2. ×愛着形成のためには抱っこも大切であるが, 24時間以内は体温が安定するまで保育器に収容中のため, 保育器に手を入れて体に触ってもらうくらいでよい。

3 ○早産児は呼吸や心拍数が不安定なため，モニターで継続的に観察し，無呼吸発作や心拍数の低下などを早期発見することが必要である。
4 ×哺乳反射が完成し経口哺乳が可能となるのは32〜34週である。在胎32週では，早期授乳は大切であるが4〜8時間後に，吸啜反射，嚥下反射を確認したうえで開始する。

低出生体重児への対処

既出問題チェック　状況設定問題

在胎 30 週 2 日，1,580 g で出生した児。出生後，NICU に搬入された。搬入時の体温 36.6℃。呼吸数 48/分。心拍数 118/分。先天的な異常は認められず，シングルウォールの保育器に収容されることとなった。

☑ NICU におけるこの児の受け入れ準備で適切なのはどれか。99-A112
1 酸素テントを用意する。
2 児専用の聴診器を用意する。
3 保育器内の湿度は 30％程度とする。
4 保育器内の温度はあらかじめ 30℃前後に温めておく。

☑ 面会に来た父親から「妻はまだ入院していて面会には来られないのですが，母乳が少しずつ出ていて，少しでも母乳をあげたいと言っています。どうしたらよいでしょうか」と相談があった。
説明で適切なのはどれか。99-A113
5 「搾乳し冷凍した母乳を届けてください」
6 「お母さんが退院したら授乳しに来てください」
7 「赤ちゃんが直接母乳を飲めるようになるまで待ってください」
8 「低出生体重児用のミルクをあげるので母乳はあげられません」

☑ NICU ではディベロップメンタルケアを中心とした看護を行うこととなった。
適切なのはどれか。99-A114
9 モニター音を下げる。
10 照明を明るくしておく。
11 母親の接触は最小限にする。
12 決まった時間に清潔ケアを行う。

> **解答・解説**

1 ×呼吸状態に関する情報が少ないが，呼吸数は安定している。酸素の投与が必要な場合でも，閉鎖型保育器のため保育器内に直接投与できる。開放型保育器を用いる場合は酸素ボックスを用いる。

2 ○感染予防のため専用の聴診器が必要である。早産児は免疫機能が十分に発達していないため，正期産児よりも感染しやすい。

3 ×体温低下を予防するために湿度を上げる必要がある。保育器内の湿度は，児の体重，日齢，状態によって異なる。入院直後はとくに高い湿度が必要であり，この児の場合 60〜70％以上の湿度が必要である。

4 ×保育器の至適環境温も児の体重，日齢，状態によって異なる。この児の場合，34〜35℃前後の温度が必要である。

....

5 ○母乳は栄養学・免疫学上重要である。とくに初乳には分泌型 IgA などの感染防御因子が多く含まれている。母乳は冷凍することで保存ができる。母乳栄養は母親にとって親役割をとっているという自信を高めるためにも有効である。

6 ×母親が入院中でも搾乳した母乳を児に与えることができる。母子分離の面からも，早期から母乳を与えることは重要である。

7 ×児は在胎 30 週のため哺乳行動が未発達であり，直接母乳を飲むことは難しいことが考えられる。しかし，児の状態が安定していれば，搾乳した母乳を経管栄養で与えることができる。

8 ×アレルギーや腸の疾患など医学上の理由がないかぎり，ミルクよりも母乳を与えたほうがよい。

....

9 ○音刺激から保護することは，ディベロップメンタルケアの基本である。騒音レベルを定期的にモニターし，騒音源を排除することが行われる。

10 ×光刺激から保護することも，ディベロップメンタルケアの基本である。室内の照度を落としたり，自然の日照リズムに合わせることが行われる。

11 ×刺激を与え過ぎでもいけないが，接触を制限することはない。新生児期の母子の接触は，その後のよりよい母子関係の確立に重要な意味がある。

12 ×ケアはルーチンで行わず，児のペースに合わせることが大切である。児をよく観察し，評価して行う。

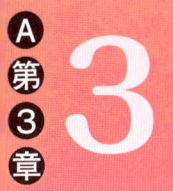

第3章 呼吸窮迫症候群
respiratory distress syndrome 〈RDS〉

> **学習の要点**
> 本症の病態，特徴的なエックス線所見，具体的な看護の方法についてみておきましょう。

疾患概念

在胎 32 週未満，体重 1,500g 未満の低出生体重児，肺の未熟性のため，肺胞の肺表面活性物質（**肺サーファクタント**）の**不足**→肺胞拡張不全→低酸素血症

症　状

出生直後から進行性の呼吸不全を起こす。

- **多呼吸**（60/分以上）
- **呻吟呼吸**（呼気時にうなり声を出す）
- **鼻翼呼吸**（吸気時に鼻孔を広げる）
- **陥没呼吸**（吸気時に胸郭が陥没する）
- **チアノーゼ**（低酸素血症）

（図：呻吟呼吸，チアノーゼ，多呼吸，鼻翼呼吸，吸気時肋間・剣状突起下陥没，低出生体重児）

検査・診断

- 血液検査：**低酸素血症**，高炭酸ガス血症，呼吸性アシドーシス
- 胸部エックス線写真：肺野全体が**無気肺**となり心陰影が見えない⇒**すりガラス状陰影**
  拡張できない肺胞と拡張した肺胞が入り混じった像⇒網状顆粒状陰影

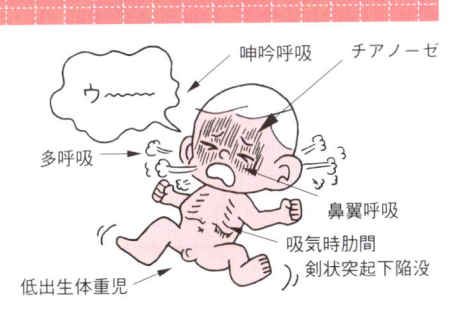

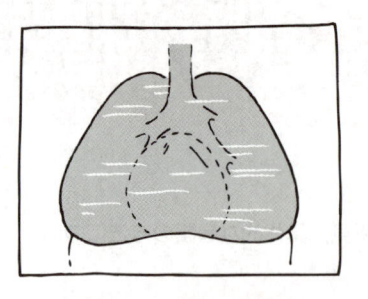

胸部エックス線写真で心臓がみえない。

治療

　酸素と輸液。人工呼吸管理をして，人工サーファクタント気管内注入（静脈注射ではない）が著効する。呼吸管理は CPAP（持続陽圧呼吸）を行う。

看護

　保育器に収容する。温度は **35℃**，湿度は **90%** に保つ。これは温かくて湿っぽい環境，つまり子宮内に近い環境である。

Pick up コラム　肺サーファクタント

　肺胞内面を覆っている表面活性物質で在胎 35 週頃より増加し，出生後にそなえる。出生後，啼泣し徐々に肺水が吸収され，肺胞は拡張する。肺サーファクタントが不足すると肺胞は表面張力により虚脱し酸素と二酸化炭素の換気が不可能となり，低酸素血症になる。肺サーファクタントの不足から生じる呼吸障害を **呼吸窮迫症候群** という。治療は人工サーファクタントの気管内注入と持続陽圧呼吸である。

持続陽圧呼吸

　呼吸窮迫症候群による未熟児の肺胞の虚脱を防ぐために，呼気終末時の気道内圧を陽圧（5〜10cmH$_2$O）に保つ呼吸管理を **持続陽圧呼吸：CPAP** という。
＊ CPAP：continuous positive airway pressure の略。

呼吸窮迫症候群

既出問題チェック　一般問題

☐ 妊娠36週，分娩時間約2時間でAさんは，2,650gの児を娩出した。児のアプガースコアは1分後，5分後ともに9点であり，羊水混濁はなかった。出生3時間後の児の状態は，体温36.8℃，心拍数145/分，呼吸数65/分で，四肢に軽度のチアノーゼがみられる。
児の状態で考えられるのはどれか。(改変) 100-A117

1. 無呼吸発作 apnea attack
2. 呼吸窮迫症候群〈RDS〉 respiratory distress syndrome
3. 胎便吸引症候群〈MAS〉 meconium aspiration syndrome
4. 新生児一過性多呼吸〈TTN〉 transient tachypnea of the newborn

解答・解説

1. × 20秒以上続く呼吸停止を無呼吸発作といい，徐脈やチアノーゼを伴う。とくに未熟児，早産児，低出生体重児にみられることが多い。出生の2〜3日後に始まることが多い。
2. × 肺の未成熟によって肺サーファクタントが欠乏し，多呼吸，心拍数上昇，全身チアノーゼを起こす。救急に専門医の対応を必要とする。
3. × 分娩時に胎児が排出した胎便を呼吸時に吸引してしまうことから発症する肺病変。未熟児に少なく，過期産児，子宮内発育遅延児・仮死児に多い。
4. ○ 生後6時間以内に出現する多呼吸（60/分以上）。症状は呼吸窮迫症候群に似ているが，病態はまったく異なりチアノーゼはなく，通常は酸素投与によって後遺症なく治癒する。

呼吸窮迫症候群

既出問題チェック　状況設定問題

　出生０日の新生児。在胎30週２日で緊急帝王切開で出生した。アプガースコア２点で，直ちに気管内挿管下に蘇生され，小児科に入院した。出生時体重1,480g。呼吸数86/分，陥没呼吸が認められ，呼吸時に呻吟が聞かれ，酸素を与えないとチアノーゼが認められた。胸部エックス線写真と動脈血酸素分圧測定とにより，呼吸窮迫症候群（RDS）と診断された。

☐ 入院時の病態として**適切でない**のはどれか。83-P41
1. 代謝性アルカローシス
2. サーファクタント（肺表面活性物質）の欠如
3. 呼気時の肺胞虚脱
4. 低酸素血症

☐ 看護について適切なのはどれか。83-P42
5. 腹壁温を38℃に保つ。
6. 抑制は厳重にする。
7. 湿度は50%以下に調節する。
8. 輻射式遮断フードをつける。

解答・解説

1. ×肺胞での換気不全→低酸素血症→呼吸性アシドーシスとなり，循環不全から代謝性アシドーシスも合併する。
2. ○
3. ○ 肺の未熟性のため，肺胞で産生される肺表面活性物質が不足し，肺拡張不全となり，呼気時に肺胞が虚脱し，換気不全になる。低酸素血症，呼吸性アシドーシス。
4. ○

5. ×腹壁温36.0～36.5℃のとき，酸素消費量が最低となる。低出生体重児では35.0～37.0℃に保育器の温度設定をすることが多い。
6. ×低出生体重児では体動少なく，抑制は最小限にする。
7. ×保育器内の湿度は不感蒸泄が最も少ない90%にする。
8. ○体重に比べて体表面積が大きく，皮下脂肪が少なく，低体温になりやすいので，熱の喪失を少なくする輻射式遮断フードを使用する。

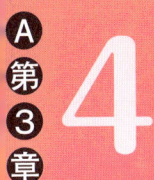

新生児黄疸
neonatal jaundice

> **学習の要点**
> 新生児の黄疸には生理的なものと病的なものがあります。黄疸の出現・消退の時期，どのような場合に治療を要するかなどについて勉強してください。

新生児黄疸とは

　新生児はヘモグロビンが高値を示し（20g/dL），生理的赤血球増加症をきたす。⇨出生後，余分な赤血球が壊される。⇨間接ビリルビンが上昇する。⇨肝機能が未熟のため黄疸が出現する。

① 生理的黄疸：生後 **2〜3日** に出現，**3〜5日** にピーク，**2週間** で自然に消退する。ただし，低出生体重児では核黄疸を併発することがあるため要注意。

② 病的な黄疸：ABO または Rh 式血液型不適合により早期に出現する黄疸，血清ビリルビン値が急激に上昇する症例，生後2週間以上続く黄疸⇨治療は **光線療法**，改善しないときは **交換輸血**。

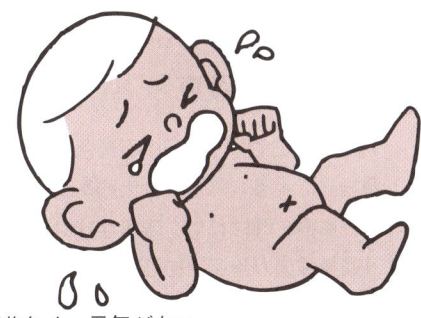

病的黄疸の治療

皮膚が黄色く，元気がない。

黄疸が増悪したら次頁の処置を！

光線療法
光が強いので眼を保護する
裸なので体温と脱水に注意する

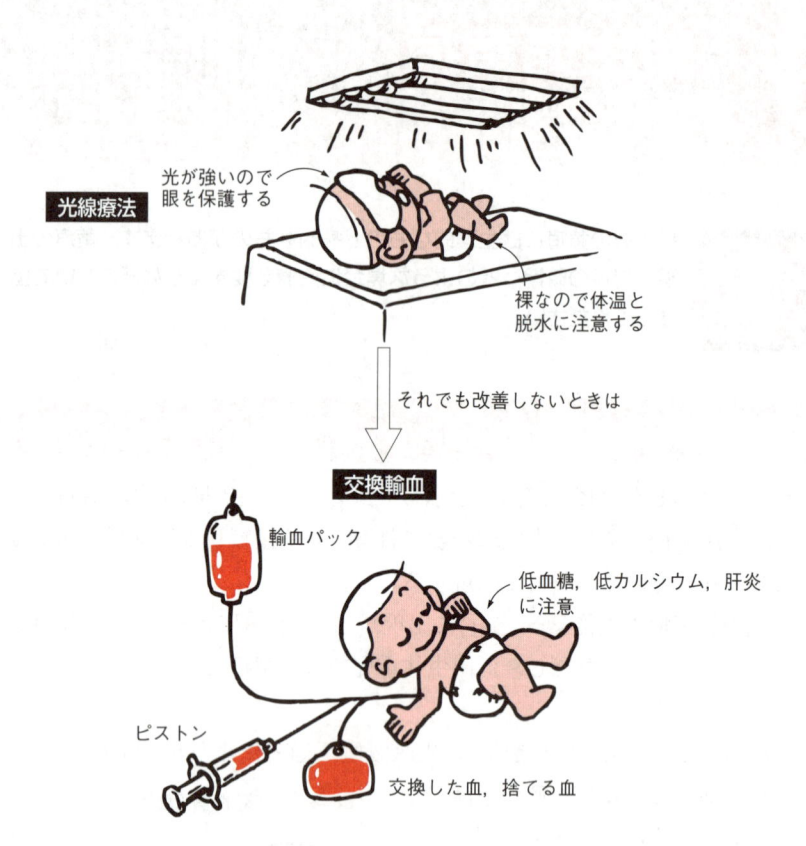

それでも改善しないときは

交換輸血

輸血パック
低血糖，低カルシウム，肝炎に注意
ピストン
交換した血，捨てる血

Pick up コラム　核黄疸
kernicterus

　新生児溶血性疾患（Rh不適合，ABO不適合）による高ビリルビン血症（病的黄疸）による脳障害では大脳基底核にビリルビンの沈着による黄染が著明なため，核黄疸と呼ばれた。臨床症状は4期（下表参照）に分けられ，早期の光線療法，交換輸血が治療である。現在はビリルビン脳症が適切な表現であるが，慣用的に使用される。

核黄疸の臨床所見（Praagh分類）

第1期	筋緊張低下，哺乳力減退，嗜眠傾向
第2期	四肢硬直，後弓反張，落陽現象
第3期	第2期の症状が減弱または消失
第4期	アテトーゼ，凝視麻痺，聴力障害，エナメル質異形成などの永続的後遺症が明らかとなる

新生児黄疸

既出問題チェック　一般問題

☐ 妊娠37週，出生体重2600g。生後3日目。児の体重は2,450g，体温37.3℃，呼吸数52/分，心拍数134/分である。顔面，胸部の皮膚に黄染がみられ，血清総ビリルビンは10.0mg/dL。児の皮膚は乾燥しており，手首の皮膚が一部剝離している。昨日の児の排便は4回で黄緑色の軟便，排尿回数は6回であった。児のアセスメントで適切なのはどれか。**2つ選べ**。（改変）100-P110

1 低出生体重児である。
2 排泄は正常である。
3 アレルギー反応がみられる。
4 バイタルサインは正常である。
5 黄疸は生理的範囲を逸脱している。

解答・解説

1 ×出生時の体重が2,500g未満の児が低出生体重児であり，生理的体重減少で2,500g未満になった場合は低出生体重児とはいわない。
2 ○生後3日目の排泄は個人差があるが，排尿は10回くらい，排便は2〜10回くらいなので，排尿回数は少ないが正常範囲内と考える。
3 ×とくにアレルギー反応と考えられるものはない。
4 ○バイタルサインの正常値は体温37.0〜37.5℃，呼吸40〜50/分，心拍数120〜140/分で正常である。
5 ×生後3日目の出生時体重2,500g以上の児のビリルビン値は17mg/dL以下が正常範囲であるから10mg/dLは正常範囲である。

☐ 妊娠 39 週，出生体重 3,300g，生後 3 日。体重 3,100g。体温 37.2℃。呼吸数 32/分。心拍数 130/分。顔面から胸にかけて皮膚の黄染がみられる。血清総ビリルビン 9 mg/dL。排尿 6 回，排便 3 回。母子同室で母乳のみを哺乳している。母親は「赤ちゃんの皮膚が昨日よりも黄色くなってきたようです」と言う。対応で適切なのはどれか。(改変)99-A116
1 「正常な範囲の黄疸ですよ」
2 「新生児室で経過をみましょう」
3 「母乳による黄疸かもしれませんね」
4 「母乳の量が足りないかもしれませんね」

解答・解説

1 ○生後 3 日目で血清総ビリルビン 9 mg/dL は生理的黄疸である。
2 ×生後 3 日目は母乳分泌も開始し，母子が一緒に過ごすことが大切な時期である。
3 ×母乳黄疸とは母乳栄養児で生後 2 週間を過ぎても肉眼的な黄疸が消失しない場合をいう。
4 ×排泄の状況から母乳不足とは考えにくい。

☐ 妊娠 39 週，出生体重 3,100g，日齢 4 日。体重 2,950g。体温 37.2℃。心拍数 136/分，呼吸数 45/分。頭部から体幹にかけて皮膚の黄染がみられ，血清ビリルビン値 10mg/dL。排尿 8 回/日，排便 4 回/日。大泉門は平坦である。臍輪部に発赤はないがやや湿潤している。
児のアセスメントで適切なものはどれか。(改変)97-P78
1 正常経過である。
2 体重増加不良である。
3 臍部に感染兆候がみられる。
4 病的黄疸の兆候がみられる。

解答・解説

1 ○おおむね正常経過である。
2 ×出生後一過性に体重は 5〜10％低下する。本症例は 4.8％減少で生理的減少の範囲である。
3 ×臍帯は生後 5 日〜 1 週間くらいで乾燥・萎縮して脱落する。4 日目なのでまだ湿潤していてよい。
4 ×ビリルビンはこの時期 10〜14mg/dL くらいになり，生理的な範囲である。

新生児黄疸
既出問題チェック　状況設定問題

　出生直後の新生児。在胎40週0日。出生時体重3,000g。自然分娩で出生した。出生1分後のアプガースコア8点で外見上異常は認められない。

☐ 出生3日に血清ビリルビンが高値となり光線療法を行うことになった。溶血や感染はなく，皮膚の黄染以外の理学所見上の異常を認めず元気であった。
　光線療法中の看護で重要なのはどれか。**2つ選べ**。85-P59
1 眼の保護
2 体温の監視
3 皮膚色の観察
4 体重測定

☐ 光線療法を開始したところ血清ビリルビン値は低下してきたが，母親は心配して涙ぐんでいた。
　光線療法中の母親への援助で適切なのはどれか。**2つ選べ**。85-P60
5 母乳分泌を抑制する。
6 核黄疸の危険性が高いと説明する。
7 子どもを抱く機会をつくる。
8 照射時間の予定を説明する。

解答・解説
1 ○光線療法は蛍光灯を使用するので，遮眼して眼を保護する。
2 ○蛍光灯の光を裸の皮膚に照射するので体温が不安定になりやすい。
3 ×黄疸の強さは血清ビリルビン値で判断される。皮膚色は重要でない。
4 ×哺乳力低下，嘔吐を認めるときは，体重測定は重要な観察項目となる。

5 ×ビリルビン値が低下した→病状が改善した点が重要。光線療法中も母乳栄養を中止する必要はない。
6 ×光線療法開始時の病状説明である。これでは母親はもっと泣いてしまう。
7 ○光線療法中でも抱くことは可能。
8 ○黄疸は改善し，母親の不安感が強いので，早めに予定を説明する。

A. 成長・発達と健康増進
第4章　小児の成長と発達

1 乳幼児の特徴 …………………… 56
2 小児の成長 ……………………… 62
3 小児の発達 ……………………… 70
4 小児の栄養 ……………………… 83

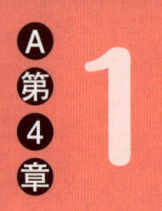

乳幼児の特徴

> **学習の要点**
> この章では乳幼児について学んでいきます。この時期は心身ともに健全な大人になるためにも極めて大切な成長・発達の時期にあたります。まず，乳幼児の特徴をつかむことから始めましょう。

乳幼児期とは

- 乳児期：看護では生後 **1年未満** をいう（保育園では生後2年未満をいう）。
- 幼児期：生後 **1年以上6年未満**，つまり1歳を過ぎてから小学校入学までをいう。

乳幼児の特徴

- 呼吸器：乳児は気道が狭く，肋骨の走行が水平で，肋間筋の発育が弱い。そのため1分間に **30〜40回** の浅く早い **腹式呼吸** となる。幼児になると気道や胸郭の未熟性が改善されてきて，かなりしっかりした呼吸をするようになる。呼吸数は1分間に **20〜30回** の **胸腹式呼吸** になる。
- 心拍数：乳児は1分間に **120** 前後，幼児は1分間に **100〜110** である。
- 体　温：乳幼児の体温は **36.5〜37.0℃**。新生児よりは低いが，新陳代謝が盛んな分，成人よりは高い。
- 水分必要量：乳児は体水分量，とくに細胞外液量が多く，代謝も盛んで，腎臓の尿の濃縮力が未熟なので，乳児の水分必要量は約 **150mL/kg/日** で成人の約 **3倍** である。
- 1日の尿量：乳児は **300〜500mL**，幼児は **500〜700mL** である。
- 1日の睡眠時間：かなり個人差があるが，乳児の睡眠時間は **12〜14時間** で，4か月頃より昼間目覚め，夜間眠る日内リズムが出現する。幼児の睡眠時間は **10〜12時間** ぐらいである。
- その他：新生児は生理的に多血症であるが，乳児期になると成長が著しい

ので造血機能が間に合わず，**生理的貧血**になる。免疫グロブリンのうち **IgG** は胎盤を通じて**子どもへ移行**する。出生後 IgG は減少し 4 か月頃最低になり，その後増加してくる。リンパ組織は出生後急速に増加し 10 歳頃には成人の 2 倍になり，その後漸減する。

乳幼児の主な生理基準値（成人との比較）

項 目	成 人	幼 児	乳 児	
呼吸数	17/分	20〜30/分	30〜40/分	乳児は成人の約2倍
呼吸形式	胸式呼吸	胸腹式呼吸	腹式呼吸	
心拍数	70/分	100〜110/分	120/分	
血圧（収縮期）	120mmHg	110mmHg	100mmHg	
体水分量	60%	60〜65%	70%	
水分必要量	50mL/kg/日	100mL/kg/日	150mL/kg/日	乳児は成人の約3倍
尿量	1,500mL/日	500〜700mL/日	300〜500mL/日	
睡眠時間	7〜8時間/日	10〜12時間/日	12〜14時間/日	

幼児は成人と乳児のだいたい中間と覚えよう。

小児薬用量の換算式

$$小児薬用量 = 成人薬用量 \times \frac{小児体表面積}{成人体表面積}$$

成人の薬用量を 1 としたとき，1 歳児は **1/4**，3 歳児は **1/3**，12 歳児は **2/3** である。

乳児の特徴

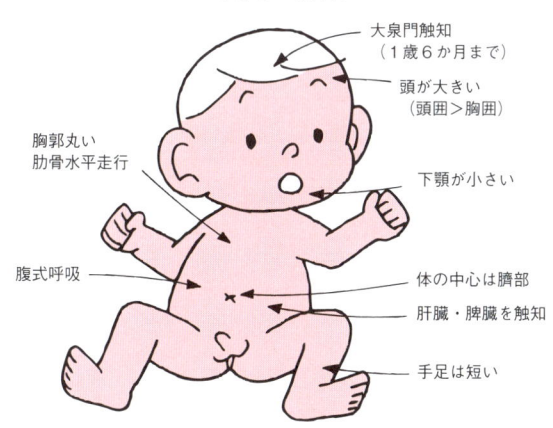

- 大泉門触知（1歳6か月まで）
- 頭が大きい（頭囲＞胸囲）
- 胸郭丸い 肋骨水平走行
- 下顎が小さい
- 腹式呼吸
- 体の中心は臍部
- 肝臓・脾臓を触知
- 手足は短い

乳幼児の特徴
既出問題チェック　一般問題

☐ 4歳児がいる家庭の養育環境で適切なのはどれか。90-A121
1. いつも親の見える範囲で子どもを行動させる。
2. 食事の献立は子どもの嗜好を優先する。
3. 大人同士の雑談中に子どもが話しかけてきたとき「シッ」と制する。
4. 子ども用の本は扉のない本棚に並べてある。

解答・解説

1. ×集団保育に参加し，独立心が芽生える時期である。危険なことは禁じるが，自由に活動することをすすめる。
2. ×偏食は幼児期後半に増加する。バランスの取れた食事が望ましいので，子どもの嗜好を優先するのは間違いである。
3. ×4歳では不自由なく話せ，知識欲もさかんになるので大人の会話に入ろうとするのは自然のことである。
4. ○子どもは絵本や図鑑が好きなので自由に取り出せるほうがよい。

☐ 幼児が1日に必要とする体重1kg当たりの水分量はどれか。
96-A118, 89-A126, 81-A133
1. 50mL/kg
2. 80mL/kg
3. 100mL/kg
4. 150mL/kg

解答・解説

1. ×これは成人の水分必要量である。
2. ×これは学童の水分必要量である。
3. ○これが幼児の水分必要量である。
4. ×これは乳児の水分必要量である。

> ☑ 幼児期後半から学童期前半にかけて発症しやすいのはどれか。90-A125
> **1** チック
> **2** 胃潰瘍
> **3** 憤怒けいれん
> **4** 過換気症候群

解答・解説

1 ○ 4〜7歳に好発し，まばたきや頭をふる動作が多くみられ，男児に多く，心理的ストレスで増強する。
2 × 小児ではまれで，学童や思春期に多くみられ，家族歴を有することが多い。ピロリ菌の感染が証明されることが多い。
3 × 泣き入りひきつけともいい，かんしゃくの多い2歳前後に多くみられる。不愉快な誘因が先行し，大泣きに引き続き，呼気の状態で呼吸を止め，全身チアノーゼを生じ意識消失，強直間代けいれんをきたす。予後は良好である。
4 × 思春期の女子に好発する。不安や心理的な葛藤を生じる場面で多呼吸，興奮，呼吸苦の訴えを認める。器質的疾患との鑑別が必要である。心理療法や薬物療法を行う。

> ☑ 小児の睡眠の特徴で正しいのはどれか。103-A61，(改変)97-A121
> **1** 新生児の全睡眠におけるレム睡眠の割合は約50％である。
> **2** 乳児の睡眠は単相性である。
> **3** 成長に伴いレム睡眠が増加する。
> **4** 10歳ころから成人と同じ睡眠覚醒リズムになる。

解答・解説

1 ○ REM（レム）睡眠とNREM（ノンレム）睡眠の比率は変化し，REM睡眠は発達とともに減少し，新生児期には全睡眠の50％であったものが，成人では20％になる。
2 × 1日に1回眠るのを単相性睡眠といい，1日に何回も眠ったり起きたりする睡眠を多相性睡眠という。乳児は1日に3〜5回眠るので多相性睡眠である。
3 × 睡眠時間は成長とともに減少し，REM睡眠も成長とともに減少する。
4 × 小学校に通学すると昼寝をすることが難しくなり，成人と同じ単相性睡眠に移行するので，6〜7歳で成人と同じ睡眠覚醒リズムになる。

☑ 乳児が成人に比べ脱水になりやすい理由で正しいのはどれか。101-P71
1 尿細管での水の再吸収能力が低い。
2 体重当たりの基礎代謝量が少ない。
3 体重に占める体水分量の割合が低い。
4 体液における細胞内液の割合が高い。

解答・解説

1 ○ 尿細管機能および糸球体濾過機能などの腎機能が未熟であるため，水の再吸収能力，すなわち腎の体液を調整する機能が低く脱水になりやすい。
2 × 成長期の子どもは，発育のために大量のエネルギーを必要とするため基礎代謝量が多い。基礎代謝が多ければ，これに伴い水分および電解質が喪失されるため脱水になりやすくなる。
3 × 乳児は体重に占める体水分量の割合が高く，水分代謝の回転も速いため，水分の喪失の影響を受けやすく脱水になりやすい。
4 × 乳児では体液における細胞外液の割合が細胞内液より高い。これは水分の体外排泄を容易にするため脱水になりやすい。

☑ 体重6kgの乳児に必要な1日の水分摂取量で適切なのはどれか。100-P72
1 480mL
2 600mL
3 840mL
4 1,200mL

解答・解説

1 ×
2 ×
3 ○
4 ×

体重6kgの乳児の水分必要量は120〜150mL/kg/日であるので，この乳児の1日の必要水分量は720〜900mLとなる。この間の数字である選択肢を正解とする。

1日の必要水分量・不感蒸泄・尿量（mL/kg/日）

	乳児	幼児	学童	成人
水分必要量	120〜150	100	80	50
不感蒸泄量	50〜60	40	30	20
尿量	80〜90	50	40	30

☐ 乳児の心拍測定について正しいのはどれか。**2つ選べ**。102-P88
1 心拍数110/分は正常である。
2 聴診ではⅠ音とⅡ音で2心拍となる。
3 バスタオルで体幹および四肢を固定して測定する。
4 呼吸周期に関連した心拍リズムの不整は異常である。
5 聴診器が接触した際の冷感による心拍数の変動に気をつける。

解答・解説

1 ○乳児の心拍数の正常値は110～130/分であるため，110/分は正常範囲である。
2 ×心音はⅠ音からⅣ音まであるが主に聴取されるのはⅠ音とⅡ音であり1心拍と数える。Ⅰ音は収縮期に始まり房室弁が閉じる音，Ⅱ音は拡張期に始まり動脈弁が閉じる音である。
3 ×乳児の心拍測定は，睡眠中などの安静時や，母親に抱っこしてもらうなど啼泣させない工夫が必要である。バスタオルで固定する方法は抑制の一つであり，適切ではない。
4 ×呼吸性の不整脈は，吸気時に心拍数が増加，呼気時に減少するもので，生理的な脈拍の変動であり異常ではない。小児では呼吸性の不整脈が多くみられるため1分間測定する。
5 ○聴診器の冷感により不快を感じ啼泣するなど心拍数が変動する可能性があるため，手掌で温めてから使用する。

2 小児の成長

学習の要点

小児期は成長の時期です。とりわけ，新生児から乳児にかけては著しく発育していきます。このあたりの形態面の増加についてはよく出題されるところなのでしっかりおさえておきましょう。

小児の形態的変化

身長・体重・頭囲の月年齢別変化

	身　長	体　重	頭　囲
新生児	50cm	3kg	33cm
1か月	54cm	4kg	36cm
3〜4か月	63cm	6kg	40cm
1歳	75cm	9kg	45cm
1歳半	81cm	10kg	47cm
4歳	100cm	15kg	50cm

色数字は必ず覚えましょう。

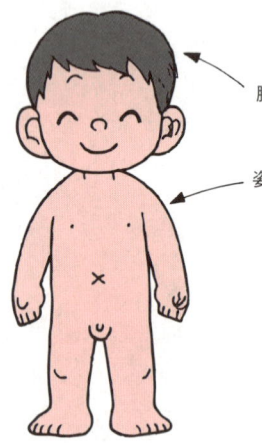

1歳児

- 脳の大きさは成人の2/3
- 姿勢は猫背

	（新生児）		（生後1年）
● 体　重	3kg	⇨	3倍の9kg
● 身　長	50cm	⇨	1.5倍の75cm
● 頭　囲	33cm	⇨	+12cmの45cm

一生の間で生後1年間が一番身長・体重が増える。

大泉門と小泉門

　頭蓋骨は10種の骨から構成され，成人ではそれらがすき間なく合わさって，あたかも一枚の骨のようにみえる。しかし，新生児では個々の骨の間に骨化していない結合組織の軟らかい部分があり，指でそれを触れることができる。とくに，前後に大小2個の軟部があり，前のほうの前頭骨と頭頂骨で囲まれた部分を**大泉門**といい，後ろのほうの頭頂骨と後頭骨で囲まれた部分を**小泉門**という。

- 大泉門の閉鎖：乳児では頭囲の発育が著しく，**1歳6か月頃に閉鎖**する。
- 小泉門の閉鎖：生後**3か月**ぐらいまでに閉鎖する。

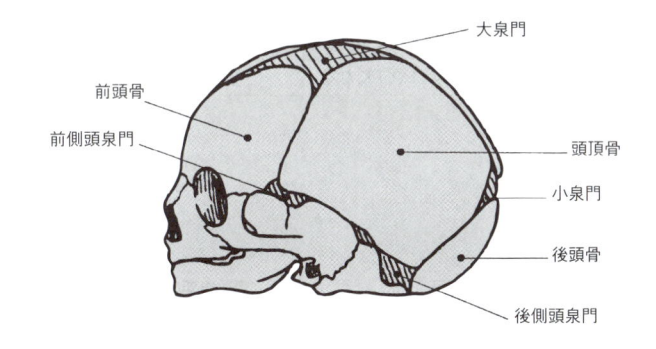

乳歯と永久歯の萌出

- 乳歯の萌出：生後6か月頃より下顎の乳中切歯から生え始め，2歳半〜3歳頃に20歯が生えそろう。
- 永久歯の萌出：6歳頃から生え変わり始める。まず，第一大臼歯が生え，続いて中切歯，側切歯と生えていく。

	歯の成長	特　長	歯みがき
6か月	乳歯が生え始める	手にしたものは何でも口に入れたがる	歯ブラシを遊びのなかに取り入れ，歯ブラシに慣れさせる
1歳6か月	前歯がそろう	自我が強くなる	磨けないが自分で磨こうとする（お母さんが必ず後をみてあげる）
2歳6か月〜3歳	乳歯が生えそろう	乳歯の虫歯が急増する	自分で磨けるように訓練する（磨けない所はお母さんが補助してあげる）
4〜5歳	乳歯根の吸収が行われる	外で遊ぶようになり甘いものを口にする機会が増える	きれいに磨けるように訓練する
6歳	6歳臼歯の萌出	学校が始まり今までの生活習慣がくずれやすくなる	今までよりさらに奥に歯ブラシを入れ6歳臼歯を磨く

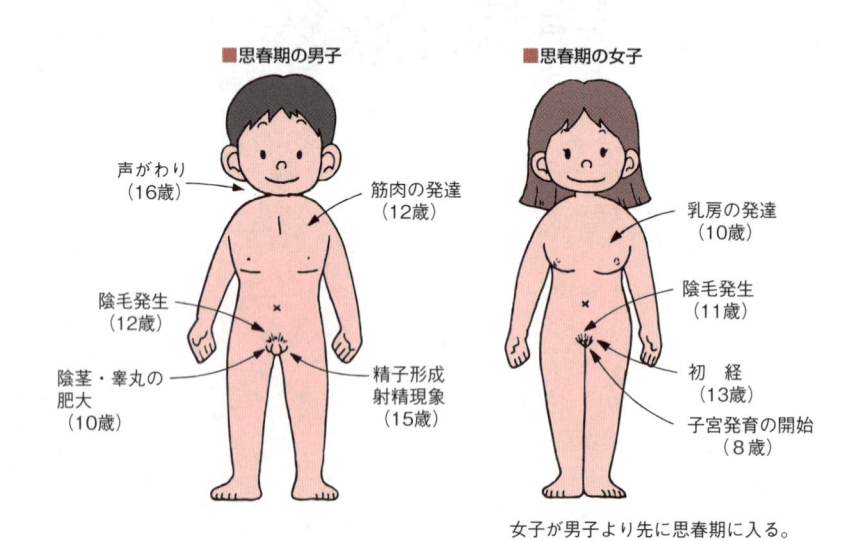

■思春期の男子
- 声がわり（16歳）
- 筋肉の発達（12歳）
- 陰毛発生（12歳）
- 陰茎・睾丸の肥大（10歳）
- 精子形成射精現象（15歳）

■思春期の女子
- 乳房の発達（10歳）
- 陰毛発生（11歳）
- 初経（13歳）
- 子宮発育の開始（8歳）

女子が男子より先に思春期に入る。

Pick up コラム

体つきの特徴を示す指数を**発育指数**といい，体型や栄養状態の判定に使用する。**カウプ指数**と**ローレル指数**などがある。

カウプ指数

乳幼児の栄養状態の評価に使用。
{体重（g）／身長（cm）^{2}}×10で求める。
やせ傾向≦正常範囲 15～18 ≦肥満傾向

ローレル指数

学童期・思春期の肥満の判定に使用。
{体重（kg）／身長（cm）^{3}}×10^7で求める。
正常範囲は 110～160 ≦肥満

パーセンタイル指数

計測値を並べ、小さいほうから数えて何％目の値がどのくらいかを示すもの。体重・身長・胸囲・頭囲の数値が該当年齢・月齢の発育値のどのあたりか。例えば10パーセンタイルは100人並べて低いほうから10番目であることを意味する。10～90は正常。10未満と90を超える者は要経過観察。さらに，3未満，97を超える者は精密検査の必要あり。50パーセンタイルが中央値となる。母子健康手帳や乳児健診で使用されている。

小児の成長

既出問題チェック　一般問題

☐ 子どもの歯について正しいのはどれか。**2つ選べ**。87-A121
1 乳歯の歯胚の形成は生後3か月ころである。
2 乳歯は上顎の中切歯から萌出することが多い。
3 乳歯の萌出は6か月ころから始まる。
4 永久歯への生え変わりは6歳ころから始まる。

解答・解説

1 ×乳歯の歯胚の形成は妊娠初期から始まる。
2 ×
3 ○ ｝乳歯の萌出は生後6か月頃から始まり，最初に下顎の乳中切歯が生える。
4 ○永久歯は6歳頃から生え変わる。

☐ 子どもの成長発達の考え方で**適切でない**のはどれか。92-A118
1 行動発達は神経組織の成熟に基づく。
2 行動を獲得するための訓練や学習には敏感期がある。
3 成長発達の速度は15歳まで一定である。
4 子どもと養育者の相互交渉が成長発達に影響を与える。

解答・解説

1 ○神経細胞間のシナプス形成，神経線維の髄鞘化などの神経細胞の成熟化に基づき，実際の乳幼児期の精神運動発達が進む。
2 ○知覚・言語などで乳幼児期に学習の適期（敏感期・最適期）があり，その時期を失すると回復に長時間を要する。例えば，言葉の発達では乳幼児期に適切な刺激がないと遅れる。
3 ×スキャモンの成長曲線にあるように，身長体重は乳児期と思春期にS字カーブで，生殖器は思春期に，神経系は乳児期・幼児期前半に成長が著しく，成長速度に臓器特異性がある。
4 ○養育者，とくに母親と子どもとの間で行われる両方向的なやりとりを母子相互作用といい，良好な場合に発達は促進され，不良な場合に発達は遅れる。

☐ 身体発育で正しいのはどれか。95-A119
1 カウプ指数 15 は正常範囲である。
2 肥満度 20％以上は高度肥満である。
3 身長の発育速度は思春期に最大になる。
4 骨端線の閉鎖が早いほど最終身長は高くなる。

解答・解説

1 ○カウプ指数は乳幼児の栄養状態の判定に用いられ，その正常範囲は 15.0〜18.0 である。
2 ×肥満度は学童児においてよく用いられる指標であり，＋20〜30％は軽度肥満と判定され，高度肥満は＋50％以上で判定される。
3 ×身長の伸びは乳児期前半に最も著しく，1 歳で出生時の約 1.5 倍となる。その後は減速し，思春期には再び身長の伸びのスパートがみられるが乳児期ほどではない。
4 ×骨端線とは成長軟骨であり，ここの部分での細胞分裂や産生による骨の成長に伴い身長の伸びも進んでいく。よって骨端線の閉鎖に伴い身長の伸びは停止するので，早期の骨端線の閉鎖は低身長となる。

☐ 9 歳の男児。体重 36.0kg。
　標準体重を 30.0kg とした場合の肥満度はどれか。96-A120
1 6％
2 12％
3 20％
4 36％

解答・解説

1 ×　肥満度は，次の計算式により算出される。
2 ×　肥満度（％）＝（実測体重 kg－標準体重 kg）÷標準体重 kg×100
3 ○　この男児に当てはめると，(36－30)÷30×100＝20 となり，肥満度は 20％
4 ×　である。

> 子どもの発達・発育で正しいのはどれか。99-A63
> **1** 身体各部の発達の臨界期は一定である。
> **2** 脳神経系は乳幼児期に急速に発達する。
> **3** 基本的な運動発達は脚部から上方へ向かう。
> **4** 新生児期には遺伝よりも環境の影響が大きい。

解答・解説

1 ×臨界期とは，ある器官や機能の成長・発達に決定的に重要な時期のことである。この時期に成長・発達が妨げられると，機能障害などが残る可能性が出てくる。臨界期は身体各部によって異なり一定ではない。

2 ○スキャモンの臓器別発育曲線によれば，脳神経系は生後急激に発達し，4～5歳までに成人の80％までの成長を遂げるとされている。

3 ×発達は頭部から脚部の方向へ一定の順序性と方向性をもっている。例えば，立つ前にお座りができることもそのあらわれである。

4 ×遺伝と環境は，ともに成長発達に影響を与える因子である。新生児期は母体内から出生後の新たな環境に適応することが重要な課題であるが，遺伝的因子により起こる特徴や疾患などによっても大きく影響を受ける時期である。

> 体重10パーセンタイル値の説明で正しいのはどれか。100-A68，93-A118
> **1** 1か月前と比べ体重が10％増加した。
> **2** 同年齢で同性の児の平均体重よりも10％軽い。
> **3** 同年齢で同性の児の身長相応の体重よりも10％軽い。
> **4** 同年齢で同性の児100人中，10番目に軽い体重である。

解答・解説

1 ×
2 ×
3 ×
4 ○

母子健康手帳などの子どもの身長と体重の発育曲線のなかには，上から97，90，75，50，25，10，3という数字が記載されている。これは97パーセンタイル，90パーセンタイル…10パーセンタイル，3パーセンタイルを意味する。仮に集団が100人で構成されていて，この100人が体重の小さいほうから大きいほうに並んでいるとすると，体重が10パーセンタイルということは体重の軽いほうから重いほうに数えて10番目に当たる体重を意味する。したがって，パーセンタイルの値がわかれば，個々の子どもの身長や体重が集団のなかでどの辺りに位置するかがわかる。

☑ 乳歯がすべて生えそろったときの本数はどれか。102-A7
1 16本
2 20本
3 24本
4 28本

解答・解説

1 ×
2 ◯ 乳歯の歯数は20本で生後6か月頃から萌出しはじめ，2〜3年で生えそろ
3 × い，6〜11歳の間に脱落する。
4 ×

3 小児の発達

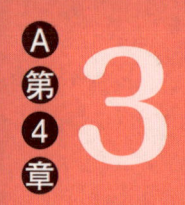

学習の要点　小児の精神運動発達は個人差が大きいものですが，標準的な発達のキーポイントは必ず記憶するようにしましょう。

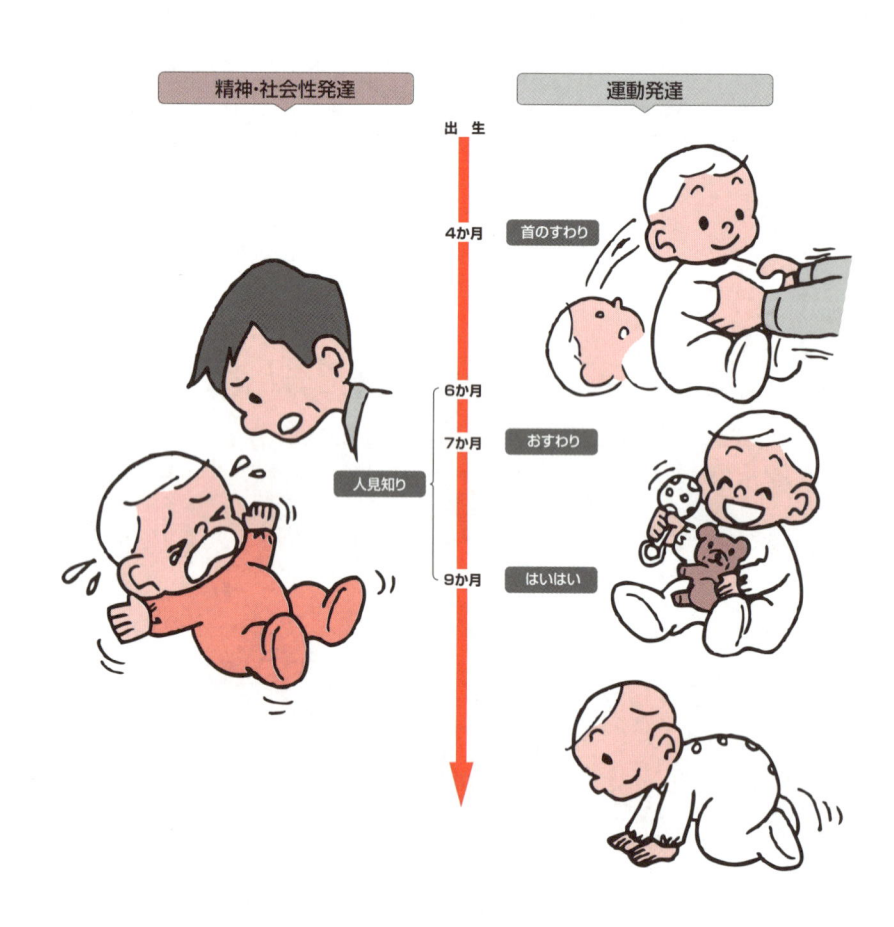

精神・社会性発達 / 運動発達

- 出生
- 4か月　首のすわり
- 6か月 〜 9か月　人見知り
- 7か月　おすわり
- 9か月　はいはい

〈精神・社会性発達〉　　　　　　　　　〈運動発達〉

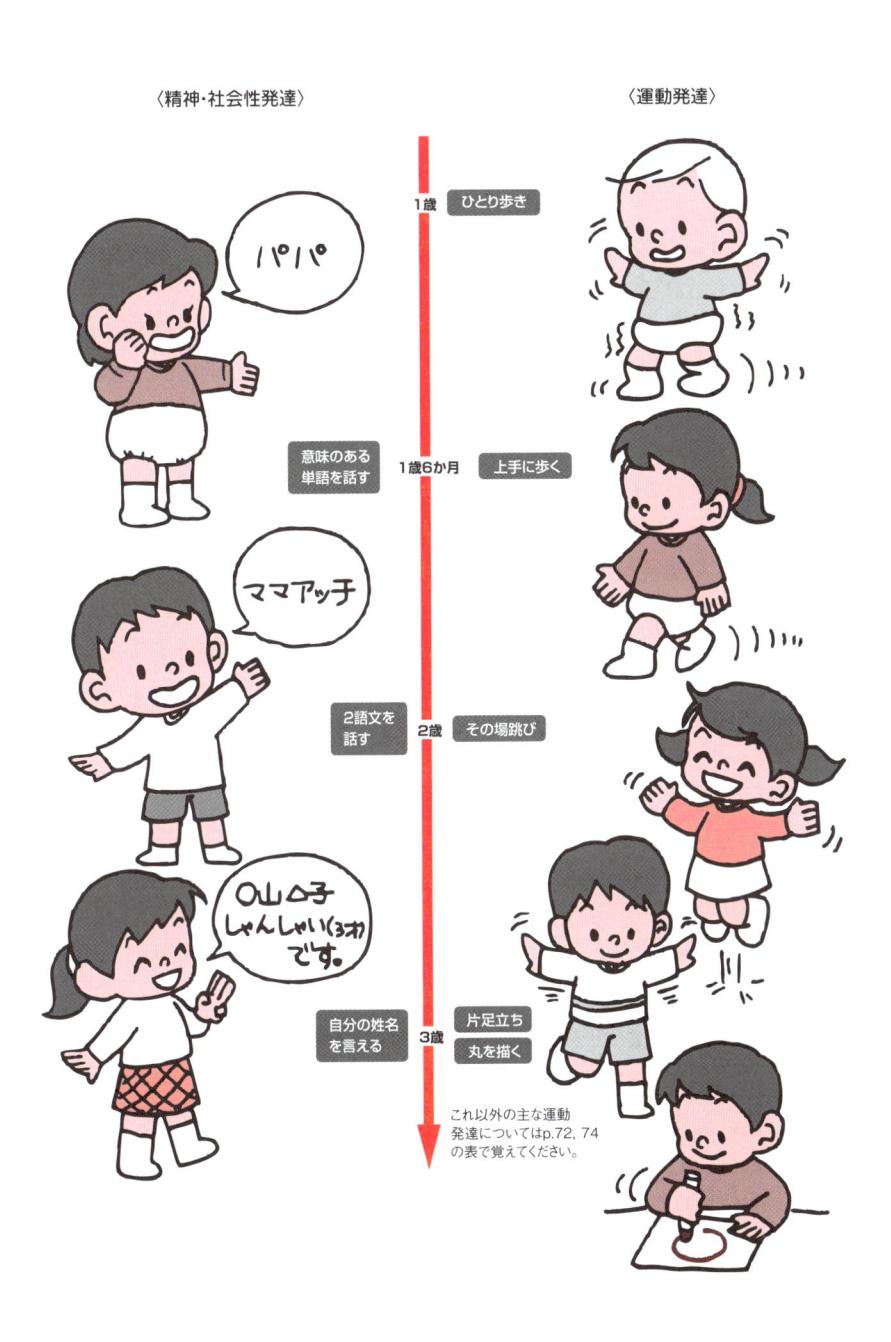

パパ	1歳	ひとり歩き
意味のある単語を話す	1歳6か月	上手に歩く
ママアッチ／2語文を話す	2歳	その場跳び
○山△子しゃんしゃい(3才)です。／自分の姓名を言える	3歳	片足立ち／丸を描く

これ以外の主な運動発達についてはp.72, 74の表で覚えてください。

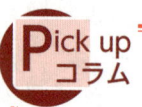

Pick up コラム 日本版デンバー式発達スクリーニング検査

　子どものニーズに即した看護ケアを実践するには，子どもの発達状況を理解する必要がある。「〜ができる」「〜ができない」と部分だけをとらえて，子どもの発達を評価するのではなく，それらを総合して子どもの発達の全体像をつかむ努力をしなければならない。

　日本版デンバー式発達スクリーニングは，【個人‐社会】【微細運動‐適応】【言語】【粗大運動】の４つの領域から子どもの発達を総合的に評価し，適切なケアに結びつけることを目的とした検査方法である。現在，日本版の元となったデンバー式発達スクリーニングテストは世界54か国で採用されており，15か国以上で標準化されている国際的な発達スケールである。

　日本版デンバー式スクリーニング検査は５歳くらいまでであるが，大体２歳くらいまでがとくに重要とされている。検査はある動作を75パーセントの子どもができる，ある動作を90パーセントの子どもができるというスクリーニング方法である（各項目ごとに，25％，50％，75％，90％の通過月齢であらわしてある）。

◎主な個人-社会：90パーセント到達の時期

顔をみつめる	出生時
あやすと笑う	3.3月
手の届かないところにおいた玩具をとろうとする	3.3月
自分で食べる	8.5月
拍手をまねる	12月
バイバイをする	12.9月
大人のまねをする	14.8月
コップで飲む	16.7月
かんたんなお手伝い	18.5月
スプーンを使う	20.4月
上着などを脱ぐ	2.3年
手伝ってもらい歯を磨く	2.4年
上着，靴などをつける	3.0年
友達の名前を言う	3.1年
一人で服を着る	3.8年

◎主な微細運動-適応：90パーセント到達の時期

正中線まで追視	4.1週
正中線を越えて追視	2.5月
ガラガラを握る	4.1月
レーズンをみつめる	5.6月
物に手を伸ばす	5.7月
熊手形でつかむ	7.3月
両手に積み木をもつ	8.9月
親指を使ってつかむ	10.6月
コップに積み木を入れる	14.4月
自発的ななぐり書きをする	16.6月
瓶を傾けてレーズンを出す	18.6月
積み木で塔をつくる, 2個	19.2月
縦線を模倣する	3.2年
丸を模写する	3.8年
人物画を描く3部分	4.6年

◎主な言語：90パーセント到達の時期

ベルに反応する	出生時
声を出す	出生時
声を出して笑う	3.9月
声に振り向く	6.0月
喃語様のおしゃべりをする	10.5月
意味なく「パパ」「ママ」という	12.0月
意味ある一語をいう	17.6月
絵を指差す，2つ	2.1年
2語文を話す	2.4年
絵を指差す，4つ	2.6年
ほぼ明瞭に話す	2.7年
動作が理解できる，2つ	3.0年
色の名前をいう，1色	3.3年
わかるように話す	4.0年
前後上下の理解ができる	4.6年

◎主な粗大運動：90パーセント到達の時期

頭を上げる	1.5月
45°頭を上げる	3.1月
首がすわる	3.9月
90°頭を上げる	4.1月
胸を上げる	5.2月
頭とともに引き起こされる	5.4月
寝返りをする	6.1月
支えなしですわれる，5秒以上	8.1月
つかまり立ちをする，5秒以上	10.5月
一人ですわる	10.6月
つかまって，立ち上がる	11.1月
一人で立つ，2秒	14.0月
一人で立つ，10秒	15.5月
上手に歩く	17.4月
走る	20.0月

参考資料：『DENVER Ⅱ〜デンバー発達判定法〜』社団法人日本小児保健協会編，日本小児医事出版社，2003

小児の発達

既出問題チェック　一般問題

☐ 排泄行動の発達として**標準的でない**のはどれか。**2つ選べ**。81-A132
1. 1歳になる前に尿意を教える。
2. 2歳6か月児では付き添っていれば一人でできる。
3. 3歳児では夜間睡眠中の排尿がなくなる。
4. 4歳6か月児では紙を使って排便の後始末ができる。

解答・解説

1. ×尿意を教えるのは2歳から2歳6か月。
2. ○2歳6か月から3歳で昼間のおむつがとれ，覚醒時の排泄が自立する。
3. ×夜間睡眠中の排尿・夜尿は3歳児では生理的範囲である。夜尿症として問題になるのは6歳以降である。
4. ○4歳6か月ではおしりが一人で拭ける，ジャンケンができる，交通信号がわかる。

☐ トイレットトレーニングを開始する時期の目安はどれか。89-A120
1. 寝がえりをする。
2. 支えなしに座る。
3. 上手に歩く。
4. 手を洗って拭く。

解答・解説

1. ×寝がえりをする6か月では早すぎる。
2. ×支えなしに座れる7〜8か月でも早すぎる。
3. ○トイレットトレーニングを開始する条件は排尿間隔が2時間ぐらいになる，言葉を話し始める，上手に歩くなど。2歳前後。
4. ×手を洗って拭くのは4歳過ぎで，昼間の排泄はすでに自立している。

☑ 健常な幼児の基本的生活習慣の獲得で正しいのはどれか。104-A80,（改変）90-A123
① 1歳6か月でうがいができるようになる。
② 2歳6か月で靴を履けるようになる。
③ 3歳でコップを使って飲めるようになる。
④ 4歳で手を洗って拭くようになる。
⑤ 5歳で昼寝は1日1回になる。

解答・解説

① ×2歳半頃から真似をして歯磨きをするが，まだ親の支援が必要である。歯磨き・うがい・洗顔を自分で行えるのは4歳頃である。
② ○1歳過ぎには靴や靴下を脱ごうとし，2歳を過ぎると自分で履ける子どもが多くなる。
③ ×1歳を過ぎると手指の操作が発達することにより，スプーンやコップを使えるようになる。3歳にはおはしが使え，手助けがなくても食事ができるようになる。
④ ×2歳頃には手を洗って拭くようになるので，手洗いの習慣づけを始めるとよい。
⑤ ×5歳頃には成人と同じ睡眠パターンになり，昼寝も不要となる。

乳幼児の運動発達

・首が完全にすわる……………4〜5か月	・片足立ちをする………………………3歳
・寝返りをうつ…………………5〜6か月	・ボールを蹴る…………………………3歳
・支えなしですわる……………7〜8か月	・丸が描ける……………………………3歳
・はいはいをする………………9〜10か月	・ボタンをはずしてパジャマを脱ぐ……3歳
・つかまり立ちをする…………9〜10か月	・ボタン掛けをする………………3歳6か月
・つたい歩きをする………………11か月	・四角が描ける…………………………4歳
・ひとり立ちをする………………1歳	・口をゆすぐ……………………………4歳
・ひとり歩きをする………1歳〜1歳4か月	・パジャマを一人で着る…4歳〜4歳6か月
・転ばないで歩く………………1歳6か月	・ジャンケンをする………………4歳6か月
・コップをもって水を飲む……1歳6か月	・排便後におしりを拭く…4歳6か月〜5歳
・スプーンを使う…………………2歳	・うがいをする…………………………5歳
・その場跳びをする………………2歳	・スキップをする………………………5歳
・走　る……………………………2歳	・でんぐり返しをする…………………5歳

□ 子どもの遊びについて正しいのはどれか。102-A73
1 象徴遊びは3～4歳で最も盛んになる。
2 感覚運動遊びは5歳ころまでみられる。
3 並行遊びは6歳以降に増える。
4 構成遊びは8歳ころに現れる。

解答・解説

1 ○象徴遊びとは，みたて・つもり遊びとごっこ遊びの総称で，模倣遊びなどともいわれ，2歳頃から始まり，子どもの認知や思考の発達に関連し3～4歳頃に盛んになる。

2 ×感覚遊びとは，見たり，聞いたり，触れたりと感覚器を刺激することで楽しむ遊びであり，生後1か月から2歳ぐらいまでによくみられる遊びである。ガラガラやメリーゴーランドなどが含まれる。

3 ×並行遊びは，ほかの子どもと同じ場所にいて，同じような遊びをしているが，子ども同士が交わって遊ぶことがない状態を示す。3～4歳頃までにみられる遊びの特徴である。

4 ×構成遊びとは，物を作ったり，絵を描いたりといった創作的な遊びであり，積み木や粘土遊びなどがある。簡単なものであれば1歳頃から始まり，徐々に盛んになり学童期まで続く。

遊びの分類と発達

感覚遊び （0～2歳）	感覚をはたらかせることを楽しむ遊び。 ガラガラをみて聞いて喜ぶ。
傍観遊び （1～2歳）	他の子どもの遊びに関心をもち，じっとみる。
平行遊び （2～3歳）	他の子の遊びをみて，始めるが，一緒には遊んでいない。
運動遊び （幼児期）	手足や身体の運動を楽しむ遊び。 ピョンピョンとはねる。三輪車をこぐ。
模倣遊び （2～5歳）	見聞きしたことを真似する遊び。 ママゴトやごっこ遊び。
協同遊び （3歳以上）	役割が分化し，一定の目的のためにいっしょに遊ぶ。

☑ 子どもの認知の発達で正しいのはどれか。91-A118
❶ 1か月児は親が離れると強い不安を示す。
❷ 5か月児は遊んでいたおもちゃに布をかけると，それを探そうとする。
❸ 2歳児は瓶を逆さにすれば，中のおはじきを取り出せることがわかる。
❹ 3歳児は粘土で作ったボールをつぶしたとき，それが同じ量だとわかる。

解答・解説

❶ ×人見知りが9か月，親への後追いが11か月に出現し，この頃より親が離れると不安になる。1か月児では親をまだ認識できない。
❷ ×5か月ではおもちゃに手を伸ばしてつかもうとする。布をかけると，それを探そうとするのは8か月からである。
❸ ○1歳で箱からとり出す，1歳3か月～1歳半で箱に入れる，1歳半から2歳でコップからコップへ移し，逆さにして取り出せる。
❹ ×3歳児では粘土で作ったボールとつぶしたものとが同じ材質・粘土であることはわからない。つぶし方にもよるが，量の概念は小学生でなければわからない。

☑ 日本版デンバー式発達スクリーニング検査で，9か月児の90%ができるのはどれか。96-A121
❶ 発音をまねる。
❷ コップから飲む。
❸ 支えなしで座れる。
❹ 自発的ななぐり書きをする。

解答・解説

❶ ×「発音をまねる」ことができるようになる言語発達は個人差が大きく，7か月頃からできる子どももいるが，90%の子どもができるようになるのは1歳頃である。
❷ ×1歳頃になると手づかみやスプーンを使って自分で食べたがるので，「コップから飲む」練習を始めるのもこの時期からが適している。
❸ ○一般に，子どもは9か月頃からはいはいを始めるため，その前段階の発達として「支えなしで座れる」ことが必要である。
❹ ×1歳頃から手指の動きが巧みになり，1歳半近くなると本来の使い方で物に働きかけていく行為が可能になる。したがって，ペンをもってなめたり，テーブルに打ちつけたりするのではなく，「自発的になぐり書きをする」ようになる。

☑ 改訂日本版デンバー式発達スクリーニング検査を用いた 12 か月児の発達評価で，標準よりも遅れているのはどれか。98-A73
1 独り立ちをしない。
2 独り歩きをしない。
3 つたい歩きをしない。
4 意味のある単語を言わない。

解答・解説

1 ×独り立ちの90％通過率は13か月半である。
2 ×独り立ちが可能になってから独り歩きができ始める。独り歩きの90％通過率は，14か月である。
3 ○つたい歩きの90％通過率は11か月であるため，標準よりも遅れているといえる。
4 ×11か月頃より，意味なく「パパ」「ママ」と言い始めるが，その単語に意味をもたせて言えるようになるのは，独り歩きと同じ14か月頃からである。

☑ 発達遅滞を疑うのはどれか。99-A8
1 3か月でスプーンが持てない。
2 1歳でスキップができない。
3 3歳で両親の名前が言えない。
4 5歳で2本の線の長い方が選べない。

解答・解説

1 ×3か月ではガラガラを少しの間持ったりなめたりできるが，スプーンを持って口に運べるのは7か月ぐらいである。
2 ×スキップができるのは5歳児である。
3 ×3歳時で自分の名が言えるようになる。両親の名が言えるのは4歳前後以上。
4 ○比較概念が完成するのは4歳といわれている。

☑ 乳児期の特徴はどれか。102-A8，(改変) 90-A119
1 分離不安
2 第一次反抗期
3 ギャングエイジ
4 自我同一性の確立

解答・解説

1 ○分離不安は乳児期や幼児期にみられ，母親から引き離されると不安を示すものである。
2 ×1歳半～3歳頃にみられる第一次反抗期は，自我が芽生える時期でもあり，自己の気持ちを主張する年齢である。青年初期（12～13歳頃）の第二次反抗期は，青少年の精神的自立志向に際してみられるものである。
3 ×ギャングエイジは徒党時代ともいい，学童期にみられるもので，閉鎖的な小集団をつくり，特異な仲間遊びに興じることが多い時期である。
4 ×自我同一性は，自己同一性ともいい，思春期の特徴である。小児期には受動的につくられてきた自己というものを，思春期になって改めて主体的に考え，自分が何者でどのような価値観，所属感，感性をもっているのかを自ら問い直す時期である。

☑ 子どもの成長・発達における臨界期について正しいのはどれか。101-P68
1 諸機能の獲得・成熟を決定づける時期
2 遺伝的因子による影響が発現しやすい時期
3 成長・発達のスピードが緩やかになる時期
4 発達検査において通過率が90％となる時期

解答・解説

1 ○ある器官や機能の成長・発達には決定的に重要な時期があり，この時期に発達が妨げられると将来に重大な影響を及ぼすことがある。この時期を臨界期とよぶ。
2 ×環境因子とは無関係に遺伝因子に基づいて成長・発達を遂げることを成熟とよぶ。成熟の時期は各器官によりさまざまである。
3 ×成長・発達は連続性を特徴とするが，発現が急速な時期と緩慢な時期が存在する。
4 ×発達のスクリーニング検査の指標は，90％の子どもがその発達課題が達成できていることを意味している。75～90％が合格とされている。

□ 生後6か月児で発達の遅れを疑うのはどれか。100-P48
1 親指と人さし指を使って、物をつまむことができない。
2 意味のある言葉を話すことができない。
3 つかまり立ちができない。
4 首がすわらない。

解答・解説

1 ×微細運動発達の親指と人差し指でつまむことができるのは9〜13か月児である。
2 ×言語発達の意味ある言葉を話せるのは10〜15か月児である。
3 ×粗大運動発達のつかまり立ちができるのは7〜11か月児である。
4 ○粗大運動発達の首がすわるのは3〜4か月児であるので、6か月で首が座らないは発達の遅れがあり、精査が必要である。

□ 正常に発達している小児が2歳0か月ころ、新たに獲得する言語で正しいのはどれか。103-P60,（改変）99-P7
1 「おちゃ、ちょうだい」
2 「おかしがないの」
3 「これ、なあに」
4 「まんま」

解答・解説

1 ○満2歳になる頃より、主語と述語でできた二語文を発するようになる。
2 ×助詞を使えるようになるのは3歳過ぎ頃からである。
3 ×モノに名前があることが理解できると多く発する言語であり、2歳を過ぎた頃からみられてくる。
4 ×意味のある単語は一語文といわれ、1歳半頃にみられる言語である。

A-4 小児の成長と発達

3 小児の発達 79

▢ 2歳6か月の幼児で正常な発達と判断されるのはどれか。101-P69，94-A8
❶ 前後上下の空間認識ができる。
❷ 手掌全体で2cm角の積み木をつかむ。
❸ 2～3か月前から二語文を話している。
❹ 半年前から手を引かなくても歩けるようになった。

解答・解説

❶ ×前後上下の空間認識ができるのは4歳以降といわれている。
❷ ×手指の発達は手掌の運動が次第に指先の運動へというように，中枢から末梢へと発達する。6か月頃には手掌全体でものをつかめるようになり，1歳頃には指先でつまむことができるようになる。
❸ ○乳児期は喃語が中心であるが，1歳前後にはじめて「ママ」「ワンワン」などの意味のある単語が出現し，1歳半から2歳の間に二語文を話し始めるようになる。
❹ ×ひとり歩きが始まるのは1歳1か月で80.5%，1歳3か月で93.8%に達する。

▢ 子どもの運動機能の発達について正しいのはどれか。102-P68，93-A119
❶ 身体の下部から頭部の方向に進む。
❷ 全身的な動きから細かな動きへ進む。
❸ 新生児期には遺伝より環境の影響を受ける。
❹ 反射運動は乳児期後期から幼児期にかけて活発になる。

解答・解説

❶ ×子どもの運動機能の発達は頭部から足のほうに進み，身体の中心から末梢に進むという原則がある。
❷ ○未分化から分化へ進むという原則があり，全身的な大きな動きから，巧緻性が進み，細かな動きが可能になる。
❸ ×新生児期はほとんどが遺伝の影響を受けており，その後環境の影響が大きくなる。
❹ ×反射運動は大脳の未熟成によってみられる反応であり，出生直後からみられ，中枢神経の発達に応じて消失していく。ほとんどの反射は出生時にみられ乳児期に消失する。

□ 改訂版デンバー式発達スクリーニング検査について正しいのはどれか。**2つ選べ**。104-A89
1 4領域について判定を行う。
2 適応年齢は0～6歳である。
3 判定結果は数値で示される。
4 知能指数の判定が可能である。
5 1領域に10の検査項目がある。

解答・解説

1 ○検査は,「粗大運動」「微細運動－適応」「言語」「個人－社会」の4領域からなっている。
2 ○検査の対象年齢は,上記4領域の発達の著しい0～6歳である。
3 ×判定結果は数値ではなく,正常,疑問,異常,不能で示される。検査用紙には各項目の通過率が数値で示されている。
4 ×デンバー式発達スクリーニング検査では知能指数は判定できない。知能指数の判定には,田中ビネー知能検査やWISC-Ⅲなどが使用される。
5 ×0～6歳までの評価を行うので,1領域には20～30の検査項目が含まれている。

□ 思春期の子どもの親に対する行動の特徴で適切なのはどれか。104-A6
1 親からの干渉を嫌うようになる。
2 親と離れると不安な様子になる。
3 親に秘密を打ち明けるようになる。
4 親からの助言を素直に聞けるようになる。

解答・解説

1 ○この時期は,自分の考えがはっきりしてくるため,親の干渉を嫌うようになる。
2 ×思春期の発達課題の一つは,親からの自立,心理的離乳の時期である。
3 ×思春期になると,徐々に親から距離を置き友人との関係の重みが増し,友人に対し自分の不安や悩みを打ち明けるようになる。
4 ×知的な発達や自我の目ざめにより親のいうことを理知的に吟味し,批判したり反抗したりするため親の助言は素直に聞けない。

☑ エリクソンの発達課題における思春期の特徴はどれか。(改変)103-P24, 99-A64
1 「勤勉性」対「劣等感」
2 「自律性」対「恥・疑惑」
3 「基本的信頼感」対「不信感」
4 「自我同一性の確立」対「自我同一性の拡散」

解答・解説

1 × 「勤勉性」を獲得し「劣等感」を克服することは学童期の固有な課題である。勉強やスポーツ，手伝いなど，できないと感じる経験から劣等感が生じるが，親，教師，友人などとのかかわりにより生じた勤勉感がこれに勝れば，適格意識をもつことができるのである。

2 × 「自律性」を獲得し「恥・疑惑」を克服することは幼児期前期の固有な課題である。自律性の獲得は主にしつけのプロセスのなかで恥・疑惑の経験をしながら，これを克服することで意思力をもつことができる。

3 × 「基本的信頼感」を獲得し「不信感」を克服することは乳児期の固有な課題である。この課題は，主に母親などの重要他者が子どもの欲求を満たす安定した養育を行うことによって達成される。満たされることによる信頼感が不信感より勝り，希望をもつことができる。

4 ○ 「自我同一性の確立」を獲得し「自我同一性の拡散」を克服することは思春期の固有な課題である。第二次性徴に伴う身体的変化などにより，今までの自己に対する価値観，自我機能のバランスが崩れるが，集団への帰属意識や自己への探求により「これが自分」という一貫した自己の確立を得ることができるのである。

4 小児の栄養

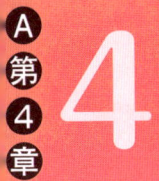

> **学習の要点**
> 栄養所要量，母乳，離乳食についてまとめておきましょう。

栄養所要量

乳児のエネルギーは Kg 当たり成人の約3倍必要となる。1年で体重が3倍にもなる。蛋白質も kg 当たり成人の約 2.5 倍も必要とする。

小児と成人の食事摂取基準（2015年版より）

月齢	エネルギー (kcal/日)	蛋白質 (g/日)	カルシウム (mg/日)	鉄 (mg/日)
0～5（月）	500～550	10	200	0.5
6～11（月）	600～700	15～25	250	3.5～5.0
成人	1,650～2,800	50～60	650～800	7.0～7.5（男），6.0～10.5（女）

母乳の長所・短所

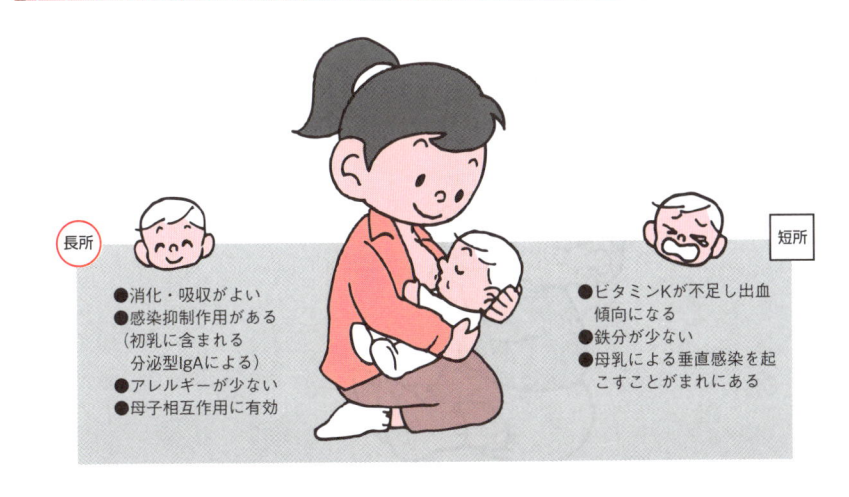

長所
- 消化・吸収がよい
- 感染抑制作用がある（初乳に含まれる分泌型IgAによる）
- アレルギーが少ない
- 母子相互作用に有効

短所
- ビタミンKが不足し出血傾向になる
- 鉄分が少ない
- 母乳による垂直感染を起こすことがまれにある

離乳食の進め方

　液体から固体へと形態を変化させながら与えていく。ドロドロ食を1日1回ひとさじから始める。

離乳食の進め方の目安

区分		離乳初期	離乳中期	離乳後期	離乳完了期
月齢（か月）		5〜6	7〜8	9〜11	12〜18
回数	離乳食（回／日）	1→2	2	3	3
	母乳・育児用ミルク（回／日）	4→3	3	2	2
調理形態		ドロドロ状	舌でつぶせる固さ	歯ぐきでつぶせる固さ	歯ぐきで噛める固さ

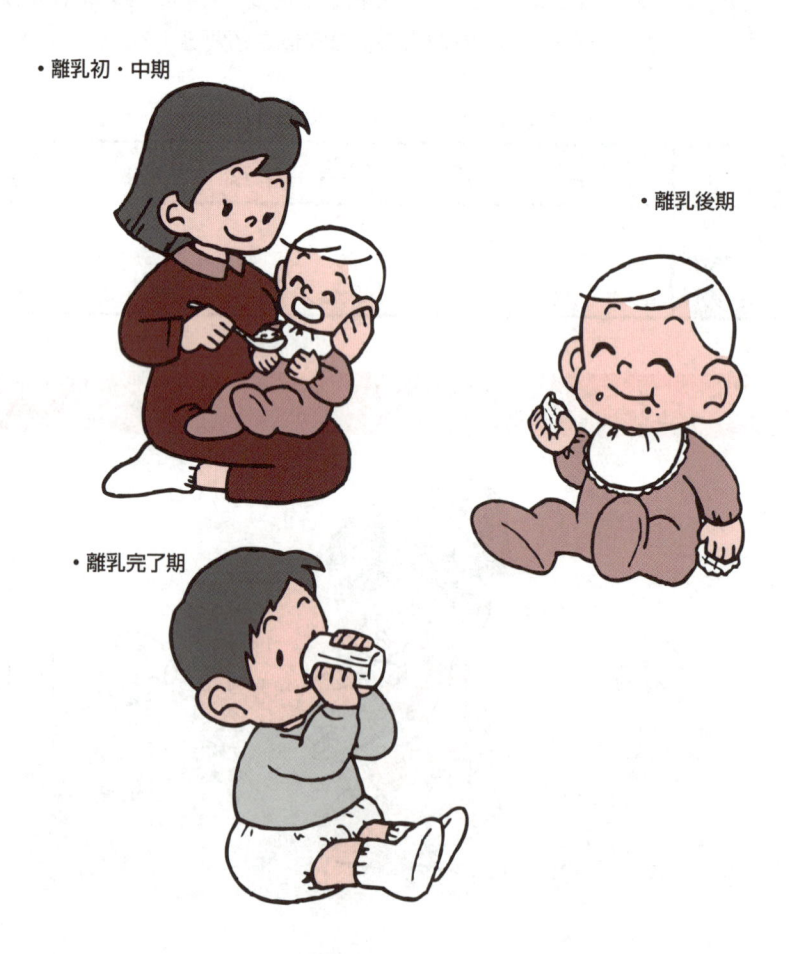

・離乳初・中期

・離乳後期

・離乳完了期

小児の栄養

既出問題チェック　一般問題

☐ 乳児期の栄養で正しいのはどれか。(改変) 94-A119
1 母乳栄養ではビタミンCが不足しやすい。
2 離乳は12か月までに完了する。
3 はちみつは1歳まで与えない。

解答・解説

1 ×母乳中のビタミンCは，人工乳や牛乳と同様であり，むしろビタミンKが不足する。血液凝固因子をつくるのに必要なビタミンKが不足すると，母乳栄養児に頭蓋内出血が発生する危険があり，新生児全員にビタミンKを予防的に投与する。
2 ×「離乳の基本」によると，離乳の完了とは「形ある食物をかみつぶすことができるようになり，栄養素の大部分が母乳または育児用ミルク以外の食物から採れるようになった状態」をいい，その時期は個人差があり12～18か月までには完了する。
3 ○はちみつは乳児ボツリヌス症予防のため，1歳までは与えない。

☐ 母乳栄養児の便の特徴で正しいのはどれか。93-A120
1 細菌叢は腸球菌が多い。
2 芳香性酸臭がある。
3 淡黄色である。
4 硬めである。

解答・解説

1 ×母乳栄養ではビフィズス菌が優位である。人工栄養では大腸菌・腸球菌が優位である。
2 ○母乳はプレーンヨーグルトの乳酸菌の匂いに似た甘酸っぱい匂い，芳香性酸臭が特徴。
3 ×母乳は卵黄色（濃い）である。人工栄養は淡黄色（薄い）である。
4 ×軟膏様の固さで人工栄養の便に比べ軟らかい便である。

☐ 人工乳と比べた母乳栄養の利点で**誤っている**のはどれか。101-P83
1. 消化吸収しやすい。
2. 感染防御作用がある。
3. 母子相互作用を高める。
4. ビタミンK含有量が多い。
5. アレルギーを生じる可能性が低い。

解答・解説

1. ○母乳の脂質のほとんどがトリグリセリドで，消化のよい長鎖脂肪酸であることから，生理的機能が未熟な乳児にとって消化・吸収しやすく最適といえる。
2. ○母乳，とくに初乳には感染防御因子である分泌型IgAやラクトフェリン，細胞成分であるリンパ球やマクロファージ，ビフィズス菌増殖因子などが含まれていて感染防御作用がある。
3. ○授乳による母と子の触れ合いや見つめ合いなどが，母子間の愛着形成，安定した母子関係の確立につながり，母子相互作用を高めることになる。
4. ×母乳中のビタミンK含有量は少なく，母乳栄養児の腸管内のビフィズス菌が多いことがビタミンKの合成を阻害することから，母乳栄養児にビタミンK欠乏性出血症がみられやすい。
5. ○母乳は乳児と同質の蛋白質であるため，アレルギー反応を起こしにくい。

☐ 離乳について適切なのはどれか。101-A66，（改変）99-P85
1. 離乳の開始前に果汁を与える必要がある。
2. 離乳の開始時期は生後3か月ころが適切である。
3. 離乳を開始して1か月を過ぎたころから1日2回食とする。
4. 母乳や人工乳を飲まなくなった状態を離乳の完了という。

解答・解説

1. ×離乳開始時の乳児にとって最適な栄養源は乳汁であることから，離乳開始前に果汁を与えることは，乳汁摂取の減少が懸念されたり，乳児期以降の果汁の過剰摂取などと関連するため栄養学的意義は認められていない。
2. ×離乳の開始は生後5，6か月が適当であるとされている。発達の目安としては首のすわりがしっかりしていること，食物に興味を示す，スプーンなどを口に入れても舌を押し出すことが少なくなるなどが挙げられる。
3. ○「授乳・離乳の支援ガイド」における「離乳食の進め方の目安」に示されているとおりであり，選択肢は正しい。

4 ×離乳の完了とは，「形ある食物をかみつぶすことができるようになり，エネルギーや栄養素の大部分が母乳または育児用ミルク以外の食物からとれるようになった状態」であり，母乳や人工乳を飲まなくなった状態ではない。

☐ 離乳食の進め方で正しいのはどれか。102-A74
1 開始前からスプーンに慣れさせる。
2 開始時は炭水化物より蛋白質の割合を多くする。
3 開始時から人工乳はフォローアップミルクにする。
4 開始から2か月ころは舌でつぶせる固さの食物にする。

解答・解説

1 ×通常は生後5～7か月頃にかけて哺乳反射が減弱・消失していく過程で，スプーンが口に入ることが受け入れられていく。スプーンの使用は離乳開始後でよい。
2 ×離乳の開始では，アレルギーの心配の少ないおかゆや芋類から始め，慣れたらとうふや白身魚などの蛋白質を徐々に増やす。
3 ×フォローアップミルクとは，牛乳に不足する鉄やビタミン類を補足した離乳期幼児用粉乳のことである。育児用粉乳の代替品ではなく，必要に応じて使用する場合は9か月以降となる。
4 ○離乳開始の目安は生後5～6か月頃であり，開始から2か月頃の生後7～8か月頃には口唇の閉じがしっかりし，舌の上下運動で食物を口蓋に押しつけながら押しつぶして嚥下することを覚える。この時期の調理形態は舌でつぶせる固さが妥当である。

☐ 離乳期の食事で正しいのはどれか。(改変)97-A120, 92-A122
1 離乳開始時期は3か月ころが適切である。
2 6か月以降は離乳期幼児期調整粉乳を用いる。
3 12か月ころの調理形態は舌でつぶせる硬さにする。
4 完了期の摂取エネルギー量の10～15%は蛋白質で摂る。

解答・解説

1 ×果汁やスープは与えず，満足するだけ母乳やミルクを飲ませる。離乳前期食は5か月頃から開始する。
2 ×離乳期幼児期調製粉乳はフォローアップミルクとよばれるもので，必ずしも調整粉乳から変更する必要はないが，使う場合は離乳後期からである。

3 × 12か月頃は離乳完了期になり，歯・歯茎で噛める硬さ（バナナの硬さ）の食事になる。
4 ○摂取エネルギー量の10〜15％を蛋白質で摂るのは乳児期のみならず全年齢である。

☐ 離乳中期の乳児にみられる口唇と舌の運動はどれか。91-A121
1 口唇は半開きで，舌は前後運動する。
2 口唇を閉じ，舌は前後運動する。
3 左右の口角は同時に伸縮し，舌は上下運動する。
4 口角は片側に交互に伸縮し，舌は上下運動する。

解答・解説

1 ×口唇が開いた状態で食物を嚥下すると食物の一部が口から噴きだすので，開いた口を乳房が塞ぐ形になる哺乳時の動きである。
2 ×口唇が閉じ，舌が哺乳と同じ動きをするのは離乳前期で，食事はドロドロベタベタの裏ごしである。
3 ○口唇は一文字状で硬く閉じ，舌が口蓋に押し付けられる動きが前期より強くなり上下運動となる。呼吸を一時止めて嚥下するようになる離乳中期の動きである。食事はとうふの硬さでツブツブ状である。
4 ×舌を左右に動かして食物を歯茎で押しつぶす動きが出るのが離乳後期の動きで「えくぼ食べ」という。

☐ 日本人の食事摂取基準（2015年版）で学童期の脂質エネルギー比率（％エネルギー）の目安量はどれか。(改変) 98-A75
1 15
2 25
3 35
4 45

解答・解説

1 ×
2 ×
3 ○
4 ×

食事摂取基準は，生活習慣病の予防を重視し，このことに対応するために「摂取量の範囲」を示し，その範囲に摂取量がある場合には生活習慣病のリスクが低いとする考え方を導入している。学童期の脂質エネルギー比率（％エネルギー）の目標量は20以上30未満である。

☐ 学童期における肥満予防で最も適切なのはどれか。94-A123
1 運動より食事制限が重要である。
2 カロリー制限より栄養バランスを優先する。
3 清涼飲料水で空腹感を抑制する。
4 食事回数を2回にする。

解答・解説

1 ×食事の制限よりも運動量を増やすほうが肥満の予防には重要である。
2 ○小児では成長・発達を考えなければいけないので年齢相当のカロリーは摂取し，各栄養素をバランスよく取り入れた食事が基本である。
3 ×清涼飲料水には糖分が多く含まれており，これを多飲すると肥満となる。
4 ×3度の食事を規則正しくとらせることが基本であるため不適切である。

B. 健康障害と看護
第1章 病院環境とプレパレーション

1 病院環境 …………………………… 92
2 医療を受ける小児の権利擁護と
  発達支援 …………………………… 95
3 病気が小児や家族に与える影響 …… 107

第1章 病院環境

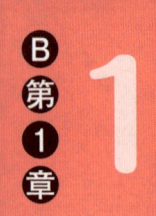

> **学習の要点**
> 病院環境，とくに入院を要する小児には多くのストレスが存在します。これらを理解してケアすることが看護上重要です。

小児のための入院環境

病院は小児にとって楽しく，心の休まる場所であることは当然であるが，かつ小児の心身への適度の刺激があって，小児の発達を助けるものであることが望ましい。

発達段階と入院環境

(1) 乳 児
- 乳児は自分で危険を避けることができないので，安全な環境，すなわちナースステーションに近い観察が十分できる部屋に収容することが望ましい。また感染予防も重要である。

(2) 幼 児
- 幼児は乳児より行動範囲が広く，危険な場所に自分から近づくことが多いので，広い範囲での注意が必要である。
- 発達面や刺激のことを考え，重症でないかぎりはなるべく個室は避け，仲間と一緒に過ごせる部屋が望ましい。

(3) 学 童
- 低学年であっても男女別の部屋が望ましい。
- 重症者以外は大部屋がよい。
- プライバシーを考え，ベッド周囲にはカーテンが必要であるが，必要なとき以外はつねにあけておくようにする。

(4) 思春期
- 必ず部屋は**男女別**にする。
- 泣き声などが聞こえるのを避けるため，乳幼児の部屋から遠くに収容するのが望ましい。
- **プライバシー**を守ることを重要視する。

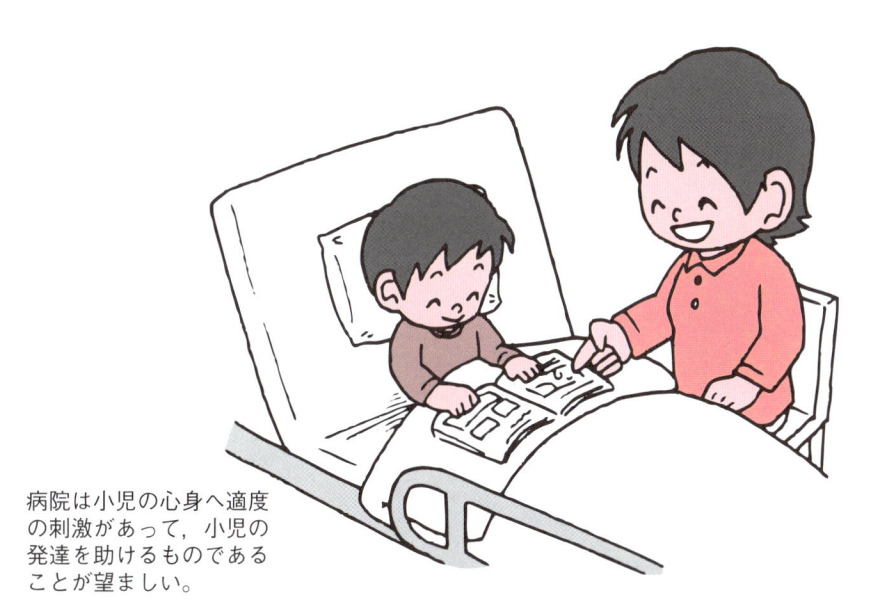

病院は小児の心身へ適度の刺激があって，小児の発達を助けるものであることが望ましい。

病院環境

既出問題チェック　一般問題

☐新生児病棟における感染予防で最も重要なのはどれか。97-A119, 89-A121
1. 面会の制限
2. 手洗いの徹底
3. ガウンの着用
4. リネンの滅菌

解答・解説

1. ×風邪をひいている人や幼少で感染の可能性が高い児の兄弟姉妹など面会の制限をしなければならない状況もあるが，母子愛着形成の促進から考えると，すべてにおいて面会制限することはない。
2. ○面会者および医療者が感染経路にならないように，処置を行うときは行為ごとに必ず手洗いを実施する。
3. ×新生児室は，清潔保護区域であるためガウンテクニックを実施するが，ガウンを着用しても手洗いをしなかったら感染予防にならない。よって優先度を考えると手洗いには劣る。
4. ×消毒した清潔なリネンを使用する必要があるが，すべてにおいてリネンを滅菌する必要はない。

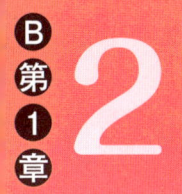

2 医療を受ける小児の権利擁護と発達支援

学習の要点
入院を要する小児においては種々の規則，制限などによるストレス，また処置・投薬などのストレスがあります。これらを軽減し，サポートすることが看護上重要です。この基礎となるのがプレパレーションであり，各発達段階の子どもや家族に病気がどのように影響するかを考えることがポイントとなります。

病院における小児のストレス

(1) 病棟規則
　　①面会時間
　　②病院食
　　③起床・消灯時間
　　④おもちゃなどの持ち込み制限

(2) 治療上，必要な制限
　　①個室隔離
　　②運動制限
　　③食事制限（無菌食，治療食）

(3) 医療行為
　　①処　置
　　②与　薬
　　③検　査
　　④手　術

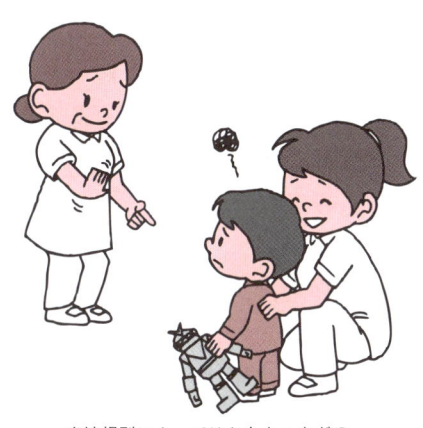

病棟規則によってはおもちゃなどの持ち込み制限があり，幼い子どもにとっては不満がつのることもある。

(4) 自宅とは異なる居住環境

プレパレーション

(1) 定義
病院で子どもが医療行為によって引き起こされるさまざまな心理的混乱に対して，**説明や配慮**をすることにより，その影響が最小限になるよう工夫し，その子なりに乗り越えていけるように**子どもの対処能力を引き出す**ようなかかわりをすること。

(2) 目的および意義
子どもがこれから病院で体験することに対して，正しい知識・情報を事前に提供することによって，心理的な準備を促すので，児の抱いていた**不安や恐怖心を軽減**できる。さらに，この過程により児の**心理的な問題が表出**する機会を与えられる。

その結果，児が**検査や処置に対して主体的に取り組める**ようになるのに加え，**病院スタッフとの信頼関係が構築**される。

(3) 処置におけるプレパレーションの基本
❹処置前
  ①子どもの**アセスメント**
  ②使用する物品などをみせながら，今から起こることを子どもの**わかる言葉で説明**する。
  ③**痛みを伴う処置を行う際には，決して「痛くないよ」とは伝えない。**
  ④**「協力してほしいこと」「やってよいこと」「しないでほしいこと」を具体的に伝える。**
  ⑤処置をいやがる場合には，可能な範囲で子どもの決心がつくのを待ち，ときには子どもの背中を押してあげる。

❸処置中
  ①子どもの質問に対して的確に答え，一緒にがんばることを約束する。
  ②実況中継し，子どもの身に起こっていることを伝える。

❸ 処置後

① 子どもの**がんばりをねぎらう。**
② 家族に子どもの**がんばりを伝える。**

(4) プレパレーションの実例

Ⓐ 入院・検査・処置前

① 処置室

　天井からモビールを下げたり，壁に子どもが書いた絵や子どもが知っているキャラクターの絵を飾ったりする。

② 点　滴

　点滴ルートをつけたぬいぐるみ人形などを用いて具体的に手順を説明する。

③ CT・MRI

　ミニチュアモデルを使ってその過程を説明する。

④ 手　術

　手術中，手術後にどのような経験をするのか，手術後どのような状況になるのか（点滴，経鼻胃管，尿道留置カテーテル挿入，酸素マスク装着，ガーゼやギプス固定など）を示し，協力してほしいこと，どんな感じになるかなどをプレイモービル，人形，実際の器具，ビデオ，絵本などを使って視覚的に**子ども目線になって説明する。**

Ⓑ 検査・処置中

① 採血，点滴

- お母さんやお父さんに付き添ってもらい（→**抑制を依頼するのではない**），具体的なお願い（例：おもちゃであやしてもらいたい，絵本を読んでもらいたいなど）を伝えて協力してもらう。
- 音楽をかけたり，ビデオを見せたり，一緒に数を数えたりして気を紛らわし，**処置時の苦痛を軽減する。**

② 骨髄穿刺・腰椎穿刺

- お母さんやお父さんに付き添ってもらい，「手を握っていてほしい」「声をかけてほしい」など医療の許容範囲内で子どもの具体的な要求に応える。

- 針を刺入するときに「いち，に，さん」と声かけし，「さん」のときに刺入するというルールをつくることも子どもに体勢と覚悟をとらせるのに有用である。
- 処置中に数を一緒に数えることも，子どもの気を紛らわすために，そして**恐怖感を軽減する**のに有効である。

③吸　入
- 吸入器に子どもが好きなキャラクターを飾る工夫をしたり，絵本を読んで実施したりすることは苦痛の軽減に役立つ。

ⓒ　検査・処置・手術後
①子どもが受けた衝撃を和らげたり，経験したことを受け入れるためにぬいぐるみやお医者さんごっこを使って"ごっこ遊び"をすることは有効である。
②お母さんやお父さんが子どもの大変だった思いを共有できるように，両親と子どもの前で，がんばりを伝えるとともにほめてあげることも重要である。

(5)　プレパレーションの5段階

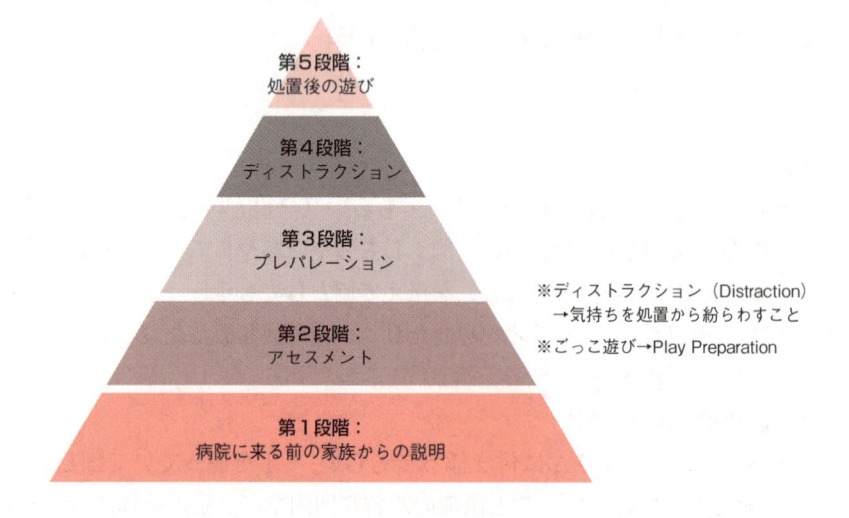

第5段階：処置後の遊び
第4段階：ディストラクション
第3段階：プレパレーション
第2段階：アセスメント
第1段階：病院に来る前の家族からの説明

※ディストラクション（Distraction）
→気持ちを処置から紛らわすこと
※ごっこ遊び→Play Preparation

(6) 年齢別プレパレーションのポイント

●乳児（1歳未満）
- 親がサポートすることを通して，子どもの恐怖や不安を緩和する。

●幼児期前半（1～3歳）
- 両親がかかわれるように配慮する。
- 処置の手順について説明するよりも，人形やぬいぐるみを用いて，子どもが見るもの，感じることなど，子どもが処置や検査を通して体験するであろうことについて話す。

●幼児期後半（3～5歳）
- 親が同席できるよう配慮する。
- 処置や検査の説明をするのに，人形やぬいぐるみ，指人形などを用いる。
- 本，ジグソーパズル，病院用の衣服（本物でなくてもかまわない）などを用いるのもよい。
- プレパレーションに親を巻き込みながら行う。

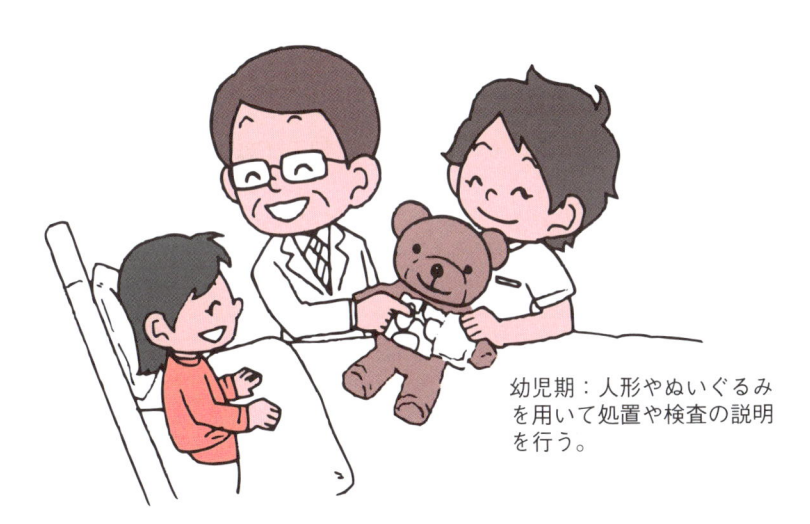

幼児期：人形やぬいぐるみを用いて処置や検査の説明を行う。

●学童期（6歳以上）
- 親が同席するかどうかは子どもに選択してもらう。
- からだの解剖と生理についての説明をする（実際の処置や場所，医療者の写真などを用いるのもよい）。
- 子どもからの質問に答え，誤った解釈は修正する。
- 感情の表現を促し，積極的に処置に協力できるようにする。
- 処置中に気を紛らわすことができる方法について話し合う。
- 子どもがどのように理解しているのかを知るために，行われる検査や処置について質問してみる。
- 子どもの恐怖感や誤った解釈に気をつける。
- 遊びの機会をつくる。
- 病気になったことや入院は，誰のせいでもないことを強調して伝える。

●思春期（11歳以上）
- 親が同席するかどうかは子どもに選択してもらう。
- 処置に関する科学的なアプローチについて，からだの解剖と生理と合わせて説明する。
- 処置に関するデモンストレーションやリハーサルができる機会をつくる。
- プライバシーを保持する。
- からだの不完全さに敏感であるため，言動に注意する。

各発達段階にある小児の病気の理解

小児の認知発達を知ることは，有効なプレパレーションを行ううえで極めて重要である。その理解には**ピアジェ（Piaget）の4段階の認知発達理論**が適しているので表1に示す。

表1　ピアジェの認知発達段階

発達段階	年齢の範囲	特徴
感覚運動期	誕生～1か月	反射的活動を行使し，外界を取り入れる。
	1～4か月	第一次循環反応（自己のからだに限った感覚運動の繰り返し）の協応。
	4～8か月	第二次循環反応（第一次循環反応の中にものを取り入れての繰り返し。視界から消えるとその対象を探索しようとしない）。
	8～12か月	第二次循環反応の協応。隠されたものを探す。しかし，最後に隠された場所でなく，最初にあった場所を探す。
	12～18か月	第三次循環反応（循環反応を介し，外界の事物に働きかけ，外界に変化をもたらす自分の動作に興味をもつ。目と手の協応動作が成立）。
	18～24か月	真の心的表象の始まり。延滞模倣。
前操作期	2～4歳	記号的機能の発言。言葉や心的イメージの発達。自己中心的コミュニケーション。
	4～6歳	言葉や心的イメージのスキルの改善。ものや事象の変換の表象は不可能。保存問題や系列化・クラス化の問題に対し，一つの知覚的次元で反応（判断）。
具体的操作期	7～11歳	具体物を扱うかぎりにおいては，理論的操作が可能になる。ものや事象の静的な状態だけでなく，変換の状態も表象可能。外見に左右されず保存問題や系列化・クラス化の問題解決が可能。科学的問題，論理的変換のように，あらゆる可能性の組み合わせを考えなければならない問題は困難。
形式的操作期	12歳～	経験的事実に基づくだけでなく，仮説による論理的操作や命題的操作，命題間の倫理的関係の理解が可能である。より抽象的で複雑な世界についても理解が進み，例えば，エネルギーの保存や化学的合成に関するような抽象的概念，知識が獲得される。

この理論をもとに病気の理解を段階的に表2に示す。**3歳頃から少しずつ表面的な理解が始まり，とくに具体的操作期である7歳頃から，内臓，病気などの内包的理解が深まり，成人とほぼ同様の理解が得られるのは12歳以上である。**

表2　病気という概念の発達

発達段階	年齢の範囲	特徴
感覚運動期	0～2歳	病気を理解できない。
前操作期	2～6歳	現象的理解・表面的現象としてとらえる。
具体的操作期	7～11歳	原因・症状の理解。
形式的操作期	12歳以上	生物学的理解・精神心理学的理解。

これらをもとにした各発達段階の効果的なプレパレーションを表3に示す。

表3　ピアジェの認知発達理論と効果的なプレパレーション

発達段階	特徴	効果的なプレパレーション・ディストラクション
感覚運動期 （0～2歳）	言葉に関する機能が未熟で，主に感覚器と手を利用した身体活動を通して環境に適応する時期であり，6段階に分けられている。	やさしい声で話しかけ，できるかぎり身体の自由を奪わないような固定をする。音の出るおもちゃや，きれいな色のおもちゃなどでディストラクションを行う。
前操作期： 前概念的 思考段階 （2～4歳）	自己中心的な思考を発達させていく時期であり，アニミズムというすべてのものには命があるという思考や，時間的発達が未熟であるがゆえに起こる混同性推理などが特徴的である。 ごっこ遊びが盛んになる。	実際に使用する物品をみせながら，触れそうなら触ってもらう。このとき，家族がそばで一緒に物品に触れてもらいながら，子どもの言葉に置き換えて話してもらうと，子どもの安心が得られる。音の出るおもちゃも効果的ではあるが，好きなキャラクターが応援しているということもがんばりにつながる。
前操作期： 直感的 思考段階 （4～6歳）	物事の全体をとらえることはまだできない時期である。完全に大人と同じ意味で言葉を理解していなくても適切な言葉を使えるようになる。	実際に使用する物品をみせながら，触れそうなら触ってもらいながら説明を行う。このとき，子どもからの質問に耳を傾け，子どもの間違った認識や情報がないかに注意する。一緒に数を数えることにより，処置終了の目処となり集中力が持続できる。
具体的操作期 （7～11歳）	抽象的な概念に関する思考は未熟であるが，論理的な思考が可能になる時期である。 具体的な対象について，ある程度論理的な思考ができ，9歳を過ぎると，過去の経験をイメージ化し，整理し，書くことによってコミュニケーションがはかれるようになる。	実際に使用する物品をみせながら，触れそうなら触ってもらう。処置中にがまんさせすぎないよう注意が必要である。また，過度にほめることによって子ども扱いされたと感じることがあるため，処置後のケアが重要である。
形式的操作期 （12歳以上）	抽象的な概念に関する思考も発達し，想像上の問題も考えることができる時期である。 現実に基づいて考えるのではなく，頭のなかで組み立てた可能性を考えることができる。	これから起こることだけでなく，今後の経過などもふまえて話をする。病状説明や処置内容に関して，聞きたいことと，聞きたくないことを確認する。

Pick up コラム インフォームドコンセント／インフォームドアセント／プレパレーション

病気に対する処置・検査などの同意は年齢により異なる。
- インフォームドコンセント：15歳以上，自分自身が同意する。
- インフォームドアセント：7～14歳，親の決定に同意する。
- プレパレーション：7歳未満，目の前に存在しないことや過去に体験したことのない事柄をイメージすることは困難な年齢なので，視覚的なものを用いたり，また，これまでの経験と照らし合わせて説明し，処置，検査，手術に対する心理的準備を促し，正しい知識を提供し，情緒表現の機会を与える。

医療を受ける小児の権利擁護と発達支援

既出問題チェック　一般問題

☐ 幼児期後期における病気の理解や受容で最も特徴的なのはどれか。97-A123
1. 他者の視点から物事をとらえる。
2. 感覚運動機能を介して病気をとらえる。
3. 病気を自分の行為の罰であるととらえる。
4. 病気と治療との関連性や意義を了解できる。

解答・解説

1. ×幼児期の子どもは，まだ自己の立場でしか物事をみることができず，他者の視点から物事をとらえることができない。
2. ×感覚運動器を通して物事をとらえるのは，認知発達段階が未熟である乳児期から2歳くらいまでである。
3. ○幼児期の子どもは自己中心性が強く，物事を自分との関係で考える。そのため，病気も自分の行為に対する罰ととらえやすい。
4. ×論理的思考が始まり物事の因果関係を理解できるようになるのは，学童期に入ってからである。

☐ 痛みのある幼児への援助で**適切でない**のはどれか。97-A124
1. 罨法
2. 自律訓練
3. スキンシップ
4. 絵本の読み聞かせ

解答・解説

1. ○痛みの部分を冷やしたり，温めたりすることで，痛みを伝える神経と温度を伝える神経の干渉作用を利用して痛みを軽減することができる。
2. ×深呼吸やゆっくりした呼吸などの自律訓練は，学童や思春期の子どもにとっては有効であるが，幼児期の子どもは実行することが難しい。
3. ○不安や恐怖心など心理的影響が痛みの増強につながることがあるため，子どもに安心感を与える意味でスキンシップは有効である。
4. ○処置中に絵本を読んだりすることは，プレパレーションの一つであり，援助として有効である。

☑ 手術を受ける子どもへのプレパレーションの**目的でない**のはどれか。98-P70
1 心理的準備を促す。
2 正しい知識を提供する。
3 医療者の労力を軽減する。
4 情緒表現の機会を与える。

解答・解説

1 ○ ╲ プレパレーションの目的・意義は，
　　　　(1)正しい知識・情報を提供し，
2 ○ ｜ (2)心理的な準備を促す。
　　　　　⇨これらによって児の抱いていた不安や恐怖心を軽減する。
　　　　(3)児の心理的問題を表出させる機会を与える。
3 × ｜　　⇨これによって児が検査や処置に対して主体的に取り組めるようになるのに加え，病院スタッフとの信頼関係が構築される。
4 ○ ╱ である。

☑ 子どもへの医療処置に対するプレパレーションで正しいのはどれか。100-P71
1 子どもの病気の治癒を促進する。
2 泣いてはいけないと子どもに伝える。
3 両親はプレパレーションに参加しない。
4 経験するであろう感覚についての情報を子どもに伝える。

解答・解説

1 ×病気の回復に向けて，子ども自身が前向きな闘病意欲をもてるようなかかわりであるが，病気の治癒を直接促進するものではない。
2 ×泣くことは，子どもにとって感情表出であり，ストレスに対する対処行動であるため，泣くことを制限すべきではない。
3 ×両親にもプレパレーションへの参加を促すことで，どのような言葉を使って，どのような内容が子どもに話されているかを理解してもらい，親と医療者の説明内容を一貫させることが子どもの混乱の予防につながる。
4 ○とくに年少の子どもに対しては，これから経験することを伝えることが必要で，どのような感じがするのか，どのようなにおいがするかなど子どもが感じる感覚を伝える必要がある。

☑ Aちゃん（3歳，女児）は母親とともに小児科外来を受診した。診察の結果，Aちゃんは血液検査が必要と判断され，処置室で採血を行うことになった。
看護師の対応で適切なのはどれか。103-P59
1 処置前，母親ひとりに採血の説明をする。
2 坐位で行うか仰臥位で行うかをAちゃんに選ばせる。
3 注射器に血液の逆流が見られた時に「終わったよ」とAちゃんに伝える。
4 処置後，Aちゃんと採血について話さないようにする。

解答・解説

1 ×子どもが医療に参加するためには，母親だけでなく子ども自身にも説明が必要である。
2 ○子どもに処置中の体位を選択させることを通じて，医療への参加を促している。
3 ×逆血がみられた時点は検査の終了ではないため，「終わったよ」の声かけは子どもに混乱をもたらす。
4 ×子どもが感じている心理的負担を緩和するために，処置後にそのことについて話すことを制限してはならない。

☑ A君（8歳，男児）は，先天性内反足（congenital clubfoot）の手術後，両下腿のギプス固定を行う予定である。手術前にA君に対してギプス固定後の日常生活に関する説明をすることになった。
A君に対する看護師の説明で適切なのはどれか。104-A60
1 「シャワー浴はやめておきましょう」
2 「ギプスの部分を高くしておきましょう」
3 「足のゆびを動かさないようにしましょう」
4 「ギプスを外すまでベッド上で過ごしましょう」

解答・解説

1 ×ギプス固定中であっても全身の清潔保持は重要である。バイタルサインや全身状態からシャワー浴が可能か判断して，ギプスが濡れないようカバーして実施する。
2 ○術後に四肢をギプスで固定する場合，浮腫や末梢循環障害を予防するために，ギプスの部分を挙上しておく必要があるため，適切な説明である。
3 ×ギプス固定中は，末梢循環障害や筋力低下を予防するために可能であれば固定部以外の自動運動を促すことが重要である。
4 ×不必要な活動制限は望ましくない。筋力低下や腸蠕動低下を避けることや心理的な面からも，可能な範囲で活動を促す必要がある。

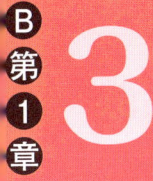

3 病気が小児や家族に与える影響

> **学習の要点**
> 病気によって大きなショックを受けた子どもを早く新しい環境に適応させ、その弊害をできるだけ少なくするように努め、一日も早く母親の待つ家庭に帰ることができるようにすることが看護目標の重要なポイントです。これを実践するには、入院が子どもに与える影響を考慮し、どのような対応をすればよいかを考えることが重要です。

基本的事項

　病気による苦痛，処置による痛み，入院による母親との分離や環境の激変は小児にとって二重三重の苦しみである。これらに対する反応や影響，弊害を十分に理解し，小児の不安をやわらげ，さびしさを紛らわす看護を行うことは極めて重要である。

　とくに，乳児や年少の幼児は悲しみを言葉で表現することができないので，小児の行動や表情を細かく観察し，心の動きを知ることは，小児看護に特有な点であり，重要なことである。

入院の影響および対応

A．短期入院

　入院に伴う環境の激変によるショックおよび疾病のための苦痛，さらに処置に伴う痛みの経験などが主な影響となる。

　⇨入院のショックをできるだけやわらかく受けとめさせ，疾病に伴う苦痛，処置の痛みをできるだけ少なくして，1日も早い健康の回復を図ることが対応の中心となる。

B．長期入院

① 入院時点での影響は短期入院と同様である。
② 長期入院のさらなる影響は，疾病によるあるいは家庭から離れて病院で長く生活することによる，また学校生活から長期に離れることによる発達，

生活習慣，友人関係，学習，母親との関係など極めて多岐にわたり，しかも総合的なものとなる。
⇨これら多くの影響を予防したり，軽減したりできる部分があれば，それを見出して，よりよい方向に小児が向かうよう努力することが対応の中心をなす。

家族への影響および対応

小児が入院すると，母親は面会に通ったり，あるいは付き添いで家に不在となる時間が増える。よって，幼い同胞がいる場合は，母親の愛情が自分から離れて病気の同胞だけに注がれているように感じてしまう場合もある。
⇨①核家族の場合，必要に応じて実母や姑などの協力を要請する。
②病気の児のみならず，家にいる子どもとともに過ごす時間をもつよう助言する。

看　護

(1) 面　会

面会は小児と母親の接触を保つために重要である。したがって母親にはできるだけ面会を勧める。
⇨①面会時間が母子双方にとって有意義な時間となるよう看護師と母親が一緒に努力する。
②あまり面会に来られない母親に対しては，罪の意識を抱くことがないような心遣いが必要である。また，このような小児に対しては，面会時間に看護師がなるべく重点的に相手になるなどして，母親に安心してもらう。

(2) 母と子の関係の調整

母親と看護師は小児に対して，はっきり立場を異にするものであり，小児看護において，看護師の役割は母親の代わりになることではないということが大前提である。

看護師は，つねに小児と母親・家族を一体として考え，小児が母親のいない環境に適応するのを助けながら，しかも母親のもとに早く帰りたい気持ちをもち続けさせるようにする。

(3) 母親と看護師
⇨①小児の病気に対して母親が罪の意識に苦しんでいることを看護師は理解し，母親を追いつめるのではなく，母親が考えていること，悩んでいることを何でも話せる雰囲気をつくることが大切である。
②自分の子どもを看護師に託すという母親の不安を理解し，適切な看護を行うことによって，この不安を払拭するよう努める。同時に，今は看護師に世話をしてもらっているが，早く家につれて帰って自分で世話をしたいと母親が考えるようにしていくことが重要である。

(4) 小児と看護師
⇨①看護師は小児の健康回復を助け，日常の身のまわりの世話をしながら，小児の情緒安定の支えになるように努める。この根底をなすのが，小児と看護師との信頼関係である。

> ・信頼関係を構築するのに重要なこと
> ㋐知識・技術を磨き，自信をもって看護にあたる
> ㋑うそをつかない（＝真実を述べる）

②長期入院の小児，とくに乳児の場合には看護師は無意識のうちに，自分を母親代理と考えてしまうことがある。このようなことを避けるために看護師は積極的に母親と接し，小児にとって最も大切な人は母親であることをつねに意識して行動する。
③長い間ケアしている特定の小児に愛情を注ぐことが他の小児の感情を傷つけることがないよう十分配慮する。
④小児のためにできるだけ快適な環境をつくることは看護の基本であるが，長期入院となった小児に対し，早く母親のもとに帰りたい，家に帰りたい，学校に行きたいという気持ちをもち続けるよう働きかけることも重要である。

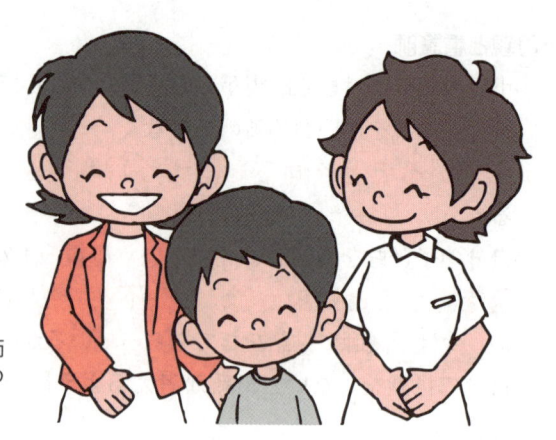

母親・小児・看護師の3者はつねに一つの円上にある。

(5) 母親と小児と看護師

　母親・小児・看護師の3者はつねに一つの円上にあり，小児の目には，母親と看護師は親しい友達であるようにみえることが理想といわれている。
　看護師は，小児が快適な入院生活を送れるよう環境を整えることによって，母親の信頼を得て，母親が安心して自らの意志で小児を看護師に託す気持ちをもてるよう努める。

⬇

　小児に対してよい看護を提供することが，そして母親にとって幸せであるような看護を行うことが，小児看護にとって大切なことである。

病気が小児や家族に与える影響

既出問題チェック　一般問題

☑ 長期の隔離入院が子どもに及ぼす影響とその対策との組合せで**誤っている**のはどれか。95-A126
1 孤独感――――――――――ビデオレターの活用
2 感覚刺激の不足―――――――テレビゲームの持込許可
3 学校教育の中断――――――――養護学校への転籍
4 医療従事者への恐怖心―――医療従事者のマスク非着用

解答・解説

1 ○隔離された小児が感じる孤独感に対しての家族や友人からのビデオレターなどのメッセージは、児の気持ちを励まし、活力や意欲へとつながる可能性がある。
2 ○隔絶された毎日には刺激が不足し孤独感を高めてしまうため、遊びや教育などの刺激を工夫して取り入れていくようにし、児の好むテレビゲーム等の許可も検討する。
3 ○長期入院によって発生する学校教育の中断は学力の低下などをもたらし、小児の健全な成長を妨げる。児の病状や治療上可能であれば転籍し教育支援を行っていく。
4 ×マスク着用は医療上感染予防に重要である。重要な医療行為を削除することなく医療従事者への恐怖心を軽減する対策をとるべきである。

☑ Aちゃん、4歳。妹のBが気管支炎のため母親が付き添って1週間入院している。自宅には母方の祖母が来て、Aの面倒を見ている。母親から「昨日保育所から、Aが友達を叩いて困ると連絡を受けました。Bはずいぶん元気になってきて安心していたのに」と担当看護師が相談を受けた。
母親への助言で最も適切なのはどれか。98-A76
1 母親の一時帰宅を勧める。
2 Aに保育所をしばらく休ませる。
3 祖母にAの面倒をもっとよく見てもらうように勧める。
4 Aの通う保育所の保育士にBの病状を話すように勧める。

解答・解説

1 ○
2 ×
3 ×
4 ×

Aちゃんが友達を叩いてしまうのは、母親が妹Bの付き添いで、一緒に過ごす時間がとれず、心理的に不安定になっているためと考えられる。そこで唯一の方法は母親に一時帰宅してAちゃんと一緒に過ごす時間をもってもらうことである。保育園を休ませたり、祖母に面倒をみてもらったり、保育士に対応を委ねたりしても根本的解決にはならない。

☑ A君（10歳，男児）は、既往歴はなく健康である。A君の弟のB君（5歳）は、白血病のため入院しており、治療の一環として骨髄移植を必要としている。A君がドナー候補に挙がっており、両親はA君をドナーとした骨髄移植を希望している。
骨髄移植に関するA君への看護師の説明で適切なのはどれか。102-A72
1 骨髄採取後は腰の痛みを伴う。
2 A君は何も心配しなくてよい。
3 A君が頑張ればお母さんが喜ぶ。
4 B君の病気を治すためにはA君がドナーになるしかない。

解答・解説

1 ○説明内容として十分ではないが、骨髄穿刺を行うことによって起こりうる不利益や実施後の経過について、子どもがイメージできるような説明は必要である。
2 ×子どもが選択するためには十分な説明が必要である。「何も心配ない」は気安めの言葉で内容もないので説明になっていない。
3 ×母親への気遣いや配慮が優先してしまい、子ども自身の意思を表出できなくなる言葉かけなので問題である。
4 ×A君の意思はまったく尊重されておらず、B君の治療を優先した言葉かけである。このような言葉かけは、選択の余地をなくすので問題である。

B. 健康障害と看護
第2章 病気や入院が小児と家族に与える影響

1 発達段階別看護 …………………… 114
2 入院各期の看護 …………………… 118
3 入院の種類と看護 ………………… 123

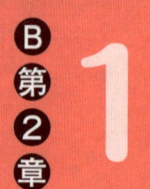

第2章 発達段階別看護

> **学習の要点**
> 小児は年齢によって，その理解レベルが異なってきますので，発達段階に応じた対応をしていかなければなりません。各々の小児期についてその特異性をつかんでください。

新生児期

- 母子の接触のため面会は奨励されるが，母親は産褥期であり，母体の休養も大切なので，この時期の面会は母親の負担とならないよう短時間にする。

乳児期

- 入院による問題は「母親と別れて見知らぬ環境に入ること」である。
- 感染予防は重要であるが，むしろ頻回に家族に面会に来てもらい，患児を抱いたり，身の回りの世話をしてあげることのほうが大切である。
- 長期入院では成長と発達を助けるよう努力する。

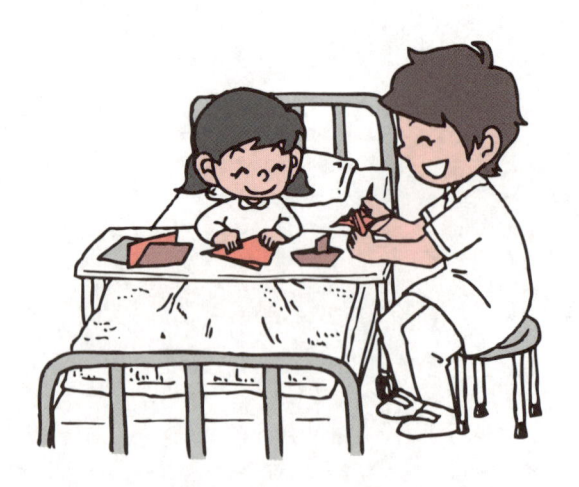

幼児期：患児の状態をみながら遊びやしつけも取り入れる。

幼児期

- 入院による問題は「環境の変化」と「母親と別れるショック」である。
- 母親の面会は大いに奨励され，また母親への甘えも親子の交流ととらえ，温かく見守る。
- 疾病の状態に支障をきたさないのであれば，家庭でのしつけや遊びを取り入れることも大切である。

学童期

- 疾病の受容とそれに伴う悩みなど，患児の気持ちに目を向けて支えていく。
- この時期の児はある程度自立はしている。しかし，処置や検査には苦痛が伴うため，その際の患児の気持ちを理解してあげるとともに，服薬を含む治療に関することは看護師が確実に点検する。
- 長期入院の場合，学習への興味を持ち続けさせ，早く退院できるよう学童自らが努力するよう援助する。

思春期

- 疾病の受容とそれに伴う悩みを理解し支えていく。
- 病室はプライバシーが損なわれやすい場所である。面会の場所やこの時期の患児特有のデリケートな面に注意を払い，プライバシーを守ってあげる。
- 身の回りのことは本人にまかせ，口やかましく注意せず，プライドを傷つけないようにする。

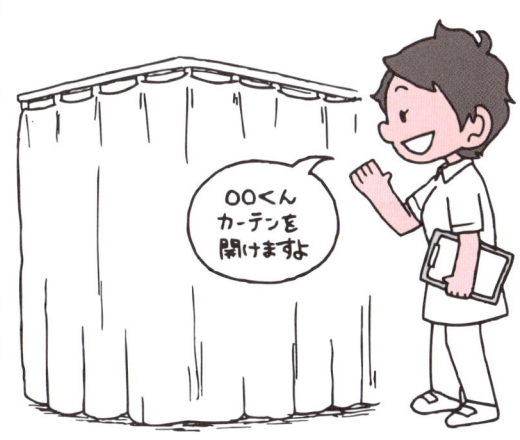

思春期：プライバシーを守る。

発達段階別看護
既出問題チェック　一般問題

☐ 入院中の小児の主なストレス因子と発達段階との組合せで適切なのはどれか。
87-A129
1. 母子分離─────────新生児期
2. プライバシーの侵害─────幼児期
3. 治療的処置への恐怖─────学童期
4. 見慣れない環境───────思春期

解答・解説

1. ×新生児期には母子分離に伴うストレス因子はないといわれている。
2. ×幼児期の入院に伴うストレスは「環境の変化」と「母親と別れるショック」である。
3. ○学童期のストレスは「疾病の受容」「処置や検査の苦痛」である。
4. ×思春期のストレスは「疾病の受容」「プライバシーの侵害」「プライドを傷つけられること」である。

☐ 親の付き添いなしで入院している2歳児。入院当初は号泣し，介助しても食事を受け付けなかった。入院が長期になるにつれ周囲に関心を示し，看護師の世話を受け入れるようになった。
子どもの反応のアセスメントで**誤っている**のはどれか。99-A65
1. 号泣は別離の初期にしばしば認められる反応である。
2. 食事を受け付けないことは別離に対する抗議の表れである。
3. 周囲に関心を示すようになっても親との面会は重要である。
4. 看護師の世話を受け入れることは別離のストレスが消失したことを示す。

解答・解説

1. ○ 母親との分離直後は，激しく啼泣し，母親以外の人からのケアを拒み，母親を探そうとする行動がよくみられる。これは母親との分離に対し，子どもが抗議
2. ○ を示している姿である。
3. ○この時期の子どもは安全基地である母親の存在は必要不可欠である。
4. ×現在の状況は，子どもが抗議しても状態が変わらないので，あきらめている状況であり，別離のストレスが消失したわけではない。

☑ 入院中の4歳児への倫理的配慮として適切なのはどれか。101A-65
1 採血を行う際は「痛くないよ」と励ます。
2 ギプスカットの際は泣かないように伝える。
3 骨髄穿刺の際は親を同席させないようにする。
4 エックス線撮影をする際は事前に本人に説明する。

解答・解説

1 ×痛みを伴う処置である場合，事実と異なる言葉がけがされると嘘をつかれたとの思いが残る。「針でチックンするからちょっと痛い」など，4歳児にわかる言葉で説明することが必要となる。

2 ×泣くことによる感情の発散がその子どもなりのコーピング（対処）であるととらえれば，これを禁止せず「泣いてもいいよ。でもあぶないから動かないでね」と伝えるのが適切。

3 ×骨髄穿刺は身体的苦痛を伴い侵襲も大きい検査である。親が同席し付き添うことで子どもの混乱が緩和され，がんばりを引き出すことにもなり，これをみた親の力も引き出し支えることができる。親の不安な気持ちに配慮することも大切。

4 ○子どもは未知のものに不安や恐怖を覚える。見知らぬ技師のいる個室で扉も閉まる環境も同様である。なぜ検査が必要か，すぐ終わるか，などの事前説明で子どもは安心することができる。

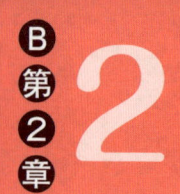

第2章 入院各期の看護

> **学習の要点**
> 入院の各期とは，入院時，入院初期，退院時などのことで，そのつど看護師の役割は変わってきます。どのようなことに注意すべきか，各期の特徴をベースに考えてみてください。

入院時の看護

　入院に際して，看護師が小児と母親双方の信頼を得ることは入院中の看護を行ううえで極めて重要なことである。入院時には母親と病児を一緒に病室に案内し，同室の小児に紹介する。そして以下に記載した項目について実施する。

- **全身状態の観察**：裸にして隅から隅まで細かく観察する。
- **体重測定**：体重は薬用量・輸液量などの計算の基礎になるため重症であっても必ず測定する。乳児あるいは体重計に立てない幼児などに対しては，抱いた状態で測定し，看護者の体重を引いて計算する。

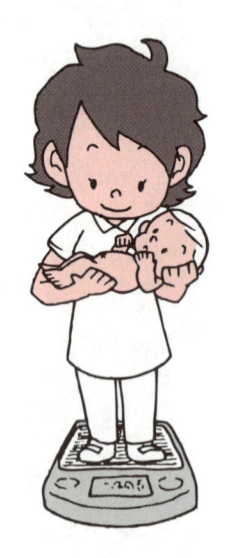

乳児の体重測定
まず乳児を抱いて測り，次いで看護者の体重を測定し，その差し引きで割り出す。

- **バイタルサインの測定**：呼吸，脈拍は小児が落ち着いて静かになってから測定する。
- **家族歴・生活歴の聴取**：食事アレルギーの有無などをチェックする。
- **連絡先の確認**：緊急時の連絡などのため，必ず自宅のほかに父親・母親双方の勤務先の連絡方法も聞いておく。
- **規則および日課の説明**：面会時間，食物の持ち込み，ほかの小児の面会制限など，病棟の規則について母親によく説明して了解を求める。小児にも年齢に応じてわかりやすく説明する。
- **私物の管理**：不必要なものは持ち帰ってもらう。預かった物には名前を付けて管理する。貴重品や高価なおもちゃは原則として持たせない。

入院初期の看護

- 緊急処置を要する小児：

　この場合，病棟環境に適応させることよりも，**早く処置を行うこと**が優先される。

(1) 医師が行う処置の進行を助け，処置が終了してからは小児を十分に慰めて安心させる。

(2) 緊急の処置が行われている間，母親には病棟内で待機してもらい，落ち着いてから説明をする。

- 緊急処置を要さない小児：

　この場合は，**病室の環境に適応できるよう**に努める。小児が落ち着くまで母親にそばに付いてもらうことも大切である。

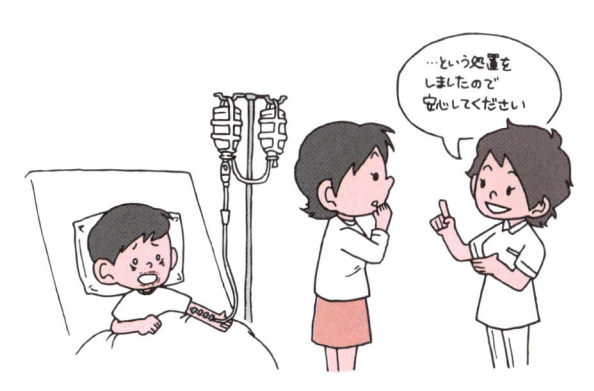

家族が安心できるように配慮する。

〈その他〉
- 母親が安心して小児を看護師に託して小児のそばを離れることができるよう援助する。
- 勤務終了後に訪れる父親のために面会時間を柔軟に運用する。

退院時の看護

- 日頃から家族との連絡を密にして，つねに退院に備えておく。
- 医師の退院の許可が出たら，できるだけ早く家族に連絡する。
- 生活規制がある場合は，禁止事項をただ並べるのではなく，許されること，できることのほうを強調して精神的に圧迫しないよう心がける。
- 生活規制の期間が過ぎたら，小児の生活を元に戻し，発達段階に応じた自立ができるよう，その援助の仕方を家族に指導する。
- 特別な技術を必要とする処置を家庭で継続する場合は，母親がこれらの処置に習熟していることを確認すると同時に母親の不安を取り除く説明を行う。年齢によっては小児にも指導を行う。
 （例）鼻・口腔吸引，経管栄養，人工肛門の手当て，インスリンの注射，血糖検査，検尿など。

　退院は決して看護の終わりでなく，看護は退院後も継続される。家庭での自己管理を要する慢性疾患の場合は，病気にたち向かっていくよう小児と母親を励ます。

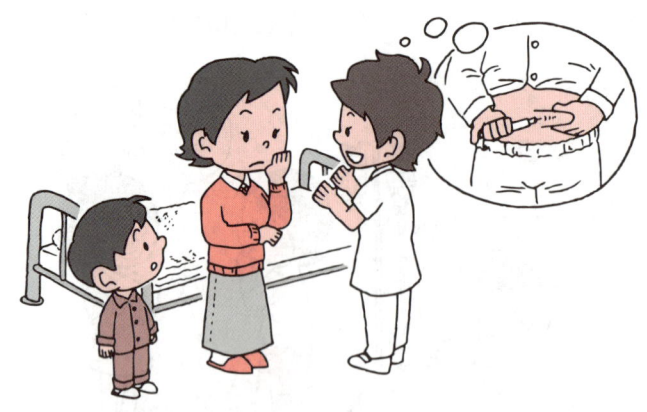

在宅での医療処置が必要な場合は，家族の習熟度が決め手となるので，それに対して援助を行う。

入院各期の看護

既出問題チェック　一般問題

☑ Aちゃん，4歳。初めて入院した。面会時間終了時に母親から「ママは病院には泊まれないと言い聞かせ，Aはわかったと言っていたのですが，帰ろうとしたら，一人でお泊まりするのはいやだとひどく泣いて困っています」と看護師に相談があった。
対応で最も適切なのはどれか。96-A122
1 「病棟の規則に従ってください」
2 「もう少しAちゃんのそばにいてあげてください」
3 「すぐに戻ってくると言ってそのまま帰ってください」
4 「言うことを聞かないと明日は来ないと話してください」

解答・解説

1 × ┐母親が安心して小児のそばを離れることができるよう援助することが重要であ
2 ○ │るが，嘘をついてはいけない。よって3は×である。また脅かしもいけないの
3 × │で4は×である。さらに規則優先の1も好ましくなく，子どものニード，家族
4 × ┘の意向を重視する柔軟な対応である2が○である。

☑ 骨髄移植後10日の子どもへの対応で適切なのはどれか。91-A127
1 食べ物は加熱する。
2 他児がいないときにプレイルームで遊ばせる。
3 室内では本人もマスクをつける。
4 おもちゃの持ち込みは禁止する。

解答・解説

1 ○ 骨髄移植後，少なくとも2週間は白血球減少のため感染が起こりやすいので，加熱処理した無菌食を与える。
2 × 骨髄移植後，少なくとも2週間は骨髄抑制のため，貧血，血小板減少，白血球減少があるので，クリーンルームで安静にさせる。
3 × 感染予防のため，医療従事者はマスクをつけて入室する必要はあるが，クリーンルーム内で本人がマスクをする必要はない。
4 × 骨髄移植時にはクリーンルームに収容し，周囲と隔絶された環境にあるので清潔なおもちゃで遊ばせることは心理面を考えると勧められる。

☑ 若年性特発性関節炎で入院している子どもの看護で適切なのはどれか。103-A63
juvenile idiopathic arthritis
❶ 発疹が出現している間は隔離する。
❷ Raynaud〈レイノー〉現象の観察をする。
❸ 強い関節痛があるときは局部を安静に保つ。
❹ 朝のこわばりのある関節部位に冷湿布を貼用する。

解答・解説

❶ ×感染症ではないため，隔離の必要はない。
❷ ×レイノー現象は全身性硬化症に認められる症状で，若年性特発性関節炎ではみられない。
❸ ○関節痛や腫脹などの症状が強い場合には，患部の安静が必要である。安楽枕などを用いて良肢位を保ち，安楽な体位の工夫や指示の内服薬などで疼痛の緩和を図る。
❹ ×温熱療法を用いるべきで，温湿布を貼用する。

3 入院の種類と看護

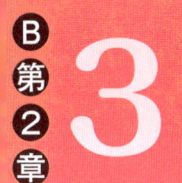

> **学習の要点**
> 入院と一口でいっても，患児の状態により，いくつかのタイプに分けて考える必要があります。まず，それを理解してください。次に入院タイプ別の具体的な看護方法について覚えていきましょう。

入院の種類

1. 経過による分類
   (1) 短期間で軽快，または全快して退院
      肺炎，クループ，乳児下痢症など
   (2) 退院して在宅治療，家庭療養，長期外来フォロー
      ダウン症候群，脳性麻痺，糖尿病など
   (3) 入院――退院――入院のくり返し
      ネフローゼ症候群，気管支喘息など
   (4) 長期入院
      白血病，神経芽腫など

(1)については入院の影響がほとんどないので，疾病中心の看護となる。
(2)については病棟看護と外来看護の緊密な連絡が重要であるとともに，退院時指導や地域看護との連携が大切となる。
(3)(4)については病院で子どもが過ごす時間が長くなるので，全人的な看護が要求される。

2. 計画入院と緊急入院

この違いを次表にまとめる。

計画入院		緊急入院
①検査入院 　心疾患の心カテーテル検査，術後の評価など ②待機手術 　鼠径ヘルニア，ファロー四徴症の根治術など	疾　患	①急性疾患 　肺炎，川崎病，急性糸球体腎炎など ②緊急な処置，手術を要す疾患 　白血病，急性虫垂炎，重篤な心疾患など ③慢性疾患の急性増悪・再発 　気管支喘息，ネフローゼ症候群など
事前にわかっている事態なので，十分な心構えや環境整備が備わっている。	子どもと母の反応	①②では，児において疾病による苦しみ，突然の入院という環境変化による大きなストレスが，母においては突然の入院という事態に対する不安，とまどいが生じる。 ③では，母児ともに再度の入院という失望感が発生する。
プレパレーションを十分に行い母児の抱いている不安，恐怖心を軽減し，検査や手術に主体的に取り組めるよう工夫することが重要である。	看護の要点	①においては1日も早い疾病の回復をはかる。 ②においては症状の正確な把握および処置・手術がスムーズに行えるようにする。 ③においては長期管理が適正に行われてきたか，検証するとともに，入院治療に前向きに取り組めるよう配慮する。 ※①〜③いずれの場合も，**入院という突然のアクシデントのショックをやわらげる看護**が大切である。

手術を要する小児の看護

- 代表的な疾患：**ヒルシュスプルング病，ファロー四徴症**など。
- 看護のポイント：手術を受けたことが小児の心に傷跡を残さないようにする。
- 援助の方法：個々の小児のための**看護計画**を立て，これに基づき親および児を指導・援助していく。
  (1) 手術の必要性を受け入れる過程を助ける。
  (2) よい状態で手術が受けられるよう指導する。
  (3) 術後のケアの方法に対する指導とそれに立ち向かう親を支える。

術後のケアの方法に対する指導

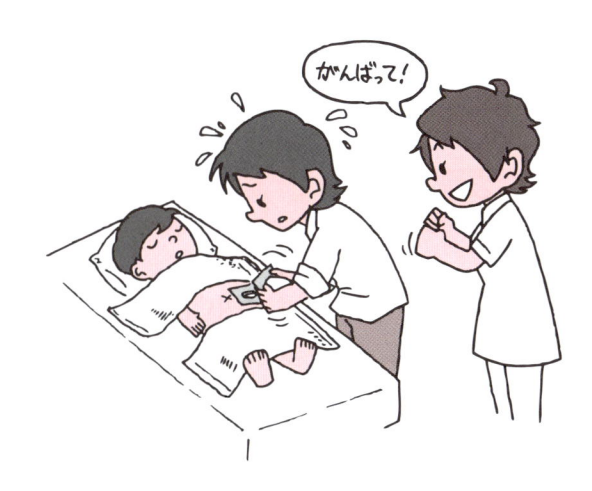

予後不良の小児の看護

- 代表的な疾患：**白血病**，**神経芽腫**，**進行性筋ジストロフィー**など。
- 看護のポイント：不幸にも幼くして死を迎えることが少なくない。このようなときは，両親が長かった闘病生活を振り返り，「我が子の一生は短かったけど，精いっぱい生きたのだから幸せだったに違いない」「親として悔いのない世話をすることができた」と心から思えるような看護を行う。

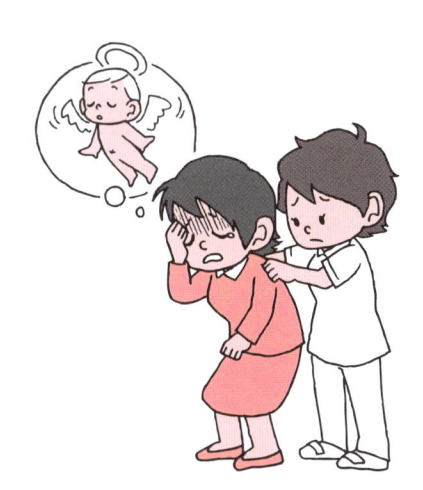

家族が立ち直っていけるよう親身になってサポートする。

- 援助の方法：
  - (1) 両親の悲しみの期間ができるだけ早く過ぎ，賢い両親として立ち直れるよう援助する。
  - (2) 発病から末期まで，小児にとっても両親にとっても充実した期間として過ごせるようサポートする。

障害につながる疾患の看護

- 代表的な疾患：**ダウン症候群，脳性麻痺**など。
- 看護のポイント：**病児から障害をもつ小児への転換**が小児にとっても両親にとっても最も困難な過程であり，ここを乗り切れるように看護する。
- 援助の方法：
  - (1) 両親が医学的現実を受け入れて障害をもつ小児を育てる決意を固める過程を助ける。
  - (2) 過保護にならないよう，そして障害をもった小児の自立を妨げることがないよう，賢い親として立ち直っていく過程を助ける。
  - (3) 小児がさまざまな悲しみの段階を経て立ち直る過程を見守り，受け入れの過程を助ける。

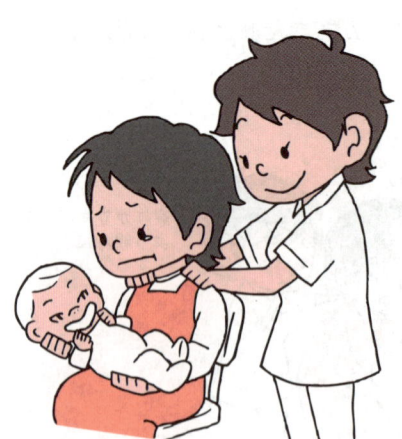

家族が障害児をしっかり育てていく決意をもてるよう援助する。

入院の種類と看護
既出問題チェック　一般問題

☐ 出産後，児に先天性心疾患があると診断され，母親が「この子の病気は私のせいです」と話している。
母親への看護師の対応で適切なのはどれか。100-A70
1. 児との面会を制限する。
2. 母親の責任ではないと説明する。
3. 母親への病状に関する説明は控える。
4. 母乳を与えることはできないと説明する。

解答・解説

1. ✕ できるだけ早く子どもと対面してもらい，抱っこなどの接触を勧めることなどが，子どもへの関心を向け，徐々に現実的な状況を受容し適応しようとすることにつながる。
2. ○ 母親は健康な児を出産できなかった自分に罪悪感を抱き，自分に責任があると思い悩む。けっして母親の責任ではないことを伝えながら，互いの信頼関係を築きつつ母親が悲しみや怒り，苦痛の気持ちを表出できる環境をつくり，これを十分に受け止めることが重要である。
3. ✕ 子どもの状態を繰り返し説明し，子どもの変化を受け止めながらも少しずつ変化への対処ができるようにしていく必要がある。
4. ✕ 疾患の種類や状況にもよるが，直接授乳ができない場合でも，搾乳した母乳をチューブから与える方法もある。母親の意向を尊重しながら，さまざまな工夫によって望ましい育児ができるよう援助する。

☐ 手術後に抗癌化学療法が予定されている4歳児が「おなかの悪いものを取ったら，おうちに帰れるの」と尋ねてきた。
対応として最も適切なのはどれか。100-P69
1. そのとおりであると伝える。
2. 話題を変えて気をそらせる。
3. 手術の後に化学療法を行うことを伝える。
4. 親からどのように説明されているかを尋ねる。

解答・解説

1 ×倫理原則（自律，善行，正義，誠実，忠誠）における誠実に反する言動であり適切ではない。

2 ×気をそらせるような情緒的対処は，避けられない苦痛や制限がある場合に，苦痛そのものに向かい合わなくてもよいようにするのに有効であるが，子どもが質問を投げかけている状況では適切ではない。

3 ×子どもの言葉の真意がわからないままに事実だけを伝えることは，不安を増強させたり治療への拒否的な態度につながる可能性もある。「そう聞いているの？」などの言葉かけにより子どもの思いを引き出していく。

4 ○子どもに対しどのように説明されているのか，また，それを子ども自身がどのように理解しているかを確認することで，子どもへのかかわりの手がかりとする。

入院の種類と看護

既出問題チェック　状況設定問題

　Aちゃん（3歳，男児）は，斜視(strabismus)の手術のために母親とともに歩いて入院した。入院期間は3日の予定である。3週前に外来で医師と看護師がAちゃんに手術と入院とについて説明した。入院時，Aちゃんはやや緊張した表情をしているが「眼の手術をしに来たの。病院に2つ泊まるんだよ」と看護師に話した。

☐ Aちゃんの眼の状態を図に示す。

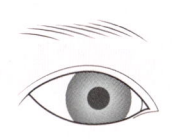

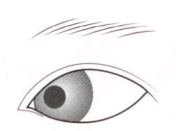

Aちゃんの斜視(strabismus)はどれか。104-A103
1 右内斜視 right convergent strabismus
2 右外斜視 right divergent strabismus
3 左内斜視 left convergent strabismus
4 左外斜視 left divergent strabismus

☐ 手術当日の朝，Aちゃんは麻酔の前投薬としてミダゾラムとアトロピンを経口で服用した。両親が早朝から面会に来てAちゃんのそばに付き添っている。Aちゃんは少し興奮気味で，両親に「おなかがすいた。のどが渇いた」と話しかけている。30分後に手術室に入室する予定である。
手術室に入室するまでのAちゃんへの対応で適切なのはどれか。104-A104
5 水を飲ませる。
6 前投薬の追加を医師に相談する。
7 ベッド上で絵本を読み聞かせる。
8 両親と一緒にプレイルームで遊ばせる。

☐ Aちゃんの手術は無事終了した。翌日，Aちゃんは眼のガーゼと眼帯が外され，抗菌薬の点眼が始まり，退院が決まった。Aちゃんは眼を触らないように両上肢に肘関節抑制帯をつけている。母親は「手術が無事に終わってほっとしました」と話した。
母親に対する退院後の留意点の説明で正しいのはどれか。**2つ選べ**。104-A105
9 「家でも点眼を続けてください」
10 「家に帰ったら洗顔してもよいです」
11 「眼脂が続いたら受診してください」
12 「物が二重に見えることがあります」
13 「家に帰ったら肘関節の固定は必要ありません」

解答・解説

1 × ┐ 右目が正中位のときに，左眼が内側・鼻側に偏位しているので左内斜視であ
2 × │ る。斜視の種類や原因の診断には年齢，発症時期，症状の変化，随伴症状の有
3 ○ │ 無について十分に問診し，細隙灯顕微鏡検査，眼底検査，屈折検査，全身検索
4 × ┘ を行う必要がある。

5 ×前日の夕食後の食事は禁食，水分のみ可である。麻酔前投薬のアトロピンの影響で口渇の訴えがあるが，入室30分前なので，飲水は禁である。
6 ×口渇と少し興奮しているので，バイタルサインの測定をし，安定していれば，前投薬の追加は不要である。
7 ○少し興奮気味なので，ベッド上で絵本を読み聞かせ，不安・興奮をなるべく少なくするようにする。
8 ×両親とプレイルームで遊ぶと，さらに興奮することになるので不適切な対応である。

9 ○術後の感染予防に抗菌薬の点眼は1～2週間続ける。
10 ×洗顔は手術した眼球に刺激になるので禁である。
11 ×感染症の術後合併症の可能性は極めて低い。
12 ○斜視が手術で適切に治療されていれば，原則二重にみえる複視は出現しないが，手術による矯正が過矯正か矯正不足では，手術に伴う浮腫がなくなると複視を認める。
13 ×術後，局所に手をもっていかないようにするため，肘関節の固定は1～2週間必要である。

B. **健康障害と看護**
第3章　**診療を受ける小児と家族**

1 外来における看護 ……………………… 132
2 検査・処置における看護 ……………… 136

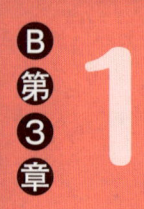

1 外来における看護

> **学習の要点**
> ここでのポイントは，緊急度を的確に把握すること，感染症と他の病気を確実に区別して対処すること。軽症児・慢性疾患患児それぞれに応じた看護を行い，不安の解消に努めることです。

外来看護の一般的注意

- 感染性疾患を鑑別し，必要なら隔離室に収容する。
- 緊急を要する状態の児を発見したならば，直ちに診察を受けられるよう取り計らう。
- 可能なかぎり早く診察が受けられるよう配慮し，どうしても待ち時間が長くなってしまう場合でも，時々声をかけるなどして不安や不満を軽減させる。

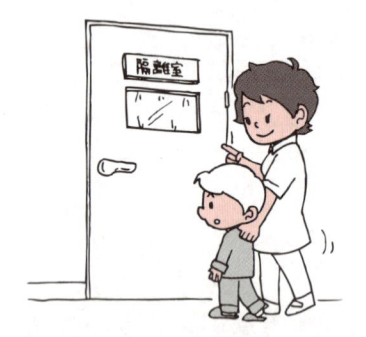

必要に応じて患児を隔離する。

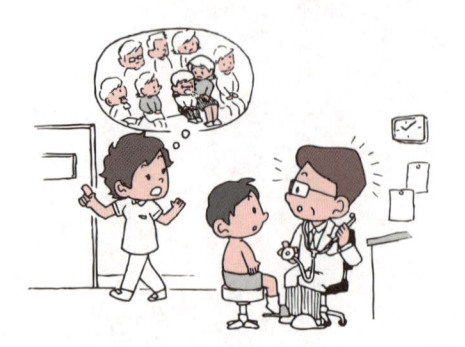

緊急性を考慮した柔軟な対応を心がける。

外来看護の要点

外来には病気の程度や経過もさまざまな小児が訪れるので，各々に対する配慮が必要である。

- 軽症で短時間のうちに軽快する児：感冒，乳児下痢症など
  処方された薬の服用方法，水分の飲ませ方など，母親が実行できる方法を具体的にわかりやすく教える。
- 慢性疾患により家庭療養中の患児で，経過観察のために定期的に外来を訪れている児：ネフローゼ症候群など

(1) 入院中および退院時になされた家庭療養指導が正しく行われているかどうか確認し，入院中と外来通院中の看護が継続できるよう努める。

(2) 知識や技術を伝えるだけでなく，重大な責任を負う母親をねぎらい慰めることも大切である。

(3) 小学校高学年以上であれば自己管理が可能なので必要な方法を教える。それとともに，それらの自己管理を実行する意志，生活規制を守る覚悟を各自に植えつけるよう援助する。

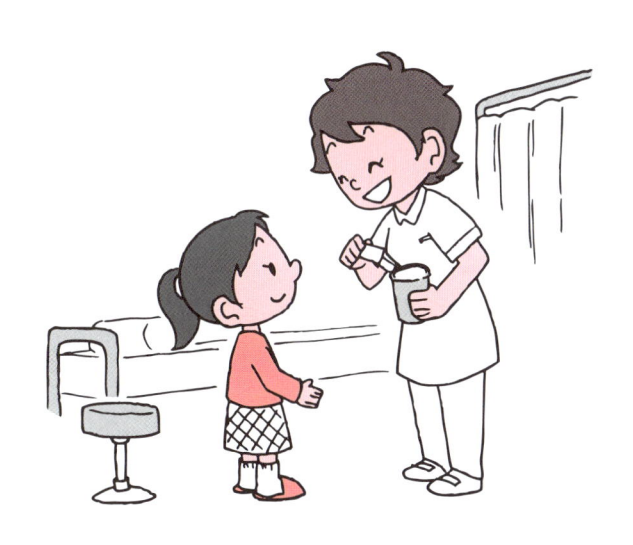

自己管理へのサポート

検尿など，自宅で行える検査はそれを実行する患児の意志が重要となる。看護者は本人が必要性を納得できるようわかりやすく説明しなければならない。

外来における看護

既出問題チェック　一般問題

☑ 小児の外来看護で最も優先されるのはどれか。95-A127，88-A130
1 感染症症状の確認
2 育児相談
3 病棟との連携
4 社会資源の紹介

解答・解説

1 ○ 小児外来ではウイルス性流行性疾患の児が受診する頻度が高いことを認識し，感染予防のためにも感染症症状の確認を重視すべきである。
2 ×〉社会の変化や医療環境の変化により，病気の児やその家族は深刻な悩みや問題を抱えるようになってきた。このようなときには，相談・指導，チーム医療，
3 ×〉地域看護などが重要となってくる場合もある。しかしながら，医療において最も重要なことは「安全」である。外来看護の役割を考えたとき，安全性の確保
4 ×〉や児の状態の把握がまず優先される。

☑ Aちゃん（4歳）は，風邪で小児科外来を受診した。診察を待っている間，母親から看護師に「昼間は自分でトイレに行けるようになったのに，まだおねしょをするのですが大丈夫でしょうか」と相談があった。
看護師の対応で適切なのはどれか。101-P70
1「今は心配ないのでもう少し様子をみましょう」
2「夜中に1度起こしておしっこを促してください」
3「2時間おきにトイレに行く習慣をつけましょう」
4「小児専門の泌尿器科を受診した方がよいでしょう」

解答・解説

1 ○ 6歳を過ぎても夜尿がある場合が問題なので，本児では大丈夫である。
2 × 夜尿症治療の三大原則は「起こさず」「怒らず」「あわてず」である。
3 × 膀胱の過敏性をとるために，尿をできるだけ貯めるようにすることは治療の一つである。
4 × 6歳を過ぎても夜尿を認める場合が精査・治療の対象となる。

☐ 外国人の女性が38.5℃の発熱のある生後3か月の男児を連れて小児科診療所を受診した。男児は上気道炎であった。女性は日本語が十分に話せず，持参した母子健康手帳から，男児はこの女性と日本人男性との間に生まれた子どもであることが分かった。夫は同居していない様子である。外来看護師は女性に，4か月児健康診査のことを知っているかを尋ねたが，女性は看護師の質問を理解できない様子であった。
男児が4か月児健康診査を受診するために必要な社会資源で優先度が高いのはどれか。103-A79

1. 近所の病院
2. 通訳のボランティア
3. 児童相談所の児童福祉司
4. 地区担当の母子健康推進員

解答・解説

1. ×男児は上気道炎であり，今回受診中の診療所での治療継続で十分であり，他の病院の紹介は必要ない。
2. ○今後の母子保健の意味でも大切な4か月児健診であり，そのことが看護師の説明で理解できないのなら，理解してもらうための対策がまず優先される。
3. ×児童相談所では児童福祉司などが，保護者の経済的困難や病気による養育困難を含めた養護相談，非行相談，障害相談，育成相談など，児童に関するあらゆる相談に対応している。育児に不安を抱える家庭を早期に把握し継続的に支援を行い，ひいては虐待予防につながることを目的としている。今は直接的問題ではない。
4. ×母子健康推進員は各種健診・学級への支援，未受診者への受診推奨，孤立しがちな母親（妊婦や乳児）への訪問を行い，住民目線で親子に寄り添い，行政と住民，専門職と住民をつなぐ役割を担う。親子の心身の健康，安心して子育てができる街づくりに努めている。しかし，今回の社会資源としては優先されない。

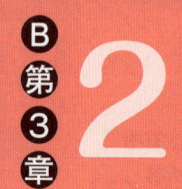

2 検査・処置における看護

> **学習の要点**
> 小児の検査・処置には成人と異なる要素を含んでいます。その手技・方法なども熟知しておくとともに，苦痛を伴うものに対してどのように子どもに納得させるか，またアフターケアをどのように行うかが重要なポイントとなります。

発達に応じたプレパレーション

- 説明してわかる小児：痛みを伴う処置を行うときは，痛み以外の不必要な恐怖心を抱かせないよう説明して納得させる。病態生理や検査の意義は専門用語を用いず**理解しやすく説明**する。
- 理解できない小児：できるだけ**手早く処置**を行い不安と苦痛を長びかせないようにする。

医療の現場では，治療処置が優先されるために，子ども，家族に対してさまざまな制約が設けられていることが多い現状がある。しかし，「児童（子ども）の権利に関する条約」に示されているとおり，子どもはさまざまな権利を有している存在であり，看護者はそれらの保障に努めなくてはならない。

小児に対しての基本的な姿勢は，

> ❶おどかさない
> ❷ウソをつかない

の二つが重要である。また，家族への無理な要求をしないことも重要である。

検査・処置の前・中・後の看護

健康障害をもつ子どもはさまざまな処置を経験する。診断や治療のため，処置は適切な方法で安全に安楽に行わなければならない。処置の多くは痛みを伴うものであり，子どもはそのことに対する恐怖心が強く，経験がないことによる不安も大きい。看護師には，子どもの身体的・心理的苦痛を最小限にするための援助技術が必要である。

- 検査・処置前
  (1) 処置は小児の目の触れない場所で行う。
  (2) 内容を十分に理解し，準備を万全にして行う。
  (3) 小児の**抑制・固定**は**看護師**が行い，母親にはまかせない。
- 検査・処置中
  (1) 患児の様子（**顔色，バイタルサイン**など）を観察し，異常があれば医師に報告する。
  (2) 処置がしやすいよう患児を抑制・固定するとともに，その指示を与える。
  (3) はげましの言葉をかける。
- 検査・処置後
  (1) 処置が終了したことに対してねぎらう。
  (2) 協力したことに対してほめて慰める。
  (3) 動脈採血や骨髄穿刺などでは穿刺部位からの持続性出血に注意する。**腰椎穿刺**のあとは**頭を低くして安静臥床**させておく。

バイタルサインの測定

- **体温測定**
  1. 体温測定はバイタルサイン測定の必ず**最後**に行う。
     《順　序》**呼　吸→脈　拍→体　温**
  2. 方　法
  (1) 直腸（肛門）検温
   - **乳児**および**年少幼児**に用い最も確実な方法
   - 体温計の先端にワセリンまたはゼリーを塗り肛門から約 **2.5cm** 挿入する。
   - 使用後の体温計は石けんで洗浄後，消毒液につけ，使用前には必ず水洗する。
   - 下痢の際には直腸検温は行わない。
  (2) 腋窩検温
   - 年少児の腋窩検温は正確性を欠くので3歳以上の児に行う。
   - 下から **45°** の角度ではさみ，臥位または座位で安静にして測定する。
  (3) 口腔検温

・小児には原則として用いない。

《実測値の差》　直腸温 ＞ 口腔温 ≧ 腋窩温

　　　　　　　　　　└─0.5～1.0℃─┘　　＊**直腸温が最も高い**

- **脈拍測定**
  (1) 動脈を触知して測定するのではなく，**聴診器で心拍数を数える**。
  (2) 啼泣後，あるいは授乳直後は避け，安静・睡眠時に測定する。

- **呼吸測定**
  (1) なるべく安静・睡眠時に測定する。
  (2) 胸あるいは腹の動きで測定する。

- **血圧測定**
  (1) **マンシェットの幅**は小児の上腕の約 **2/3** を覆うものが適切である。
  (2) 年齢によるマンシェットの幅

年齢	幅
3か月未満	3cm
3か月～3歳	5cm
3～6歳	7cm
6～9歳	9cm
9歳以上	12cm

身体計測

- **身　長**
  (1) 乳　児

　乳児用身長計の上に乳児を**寝かせ**，耳孔と目を結んだ線が垂直になるようにして頭を固定板につける。看護師の一人が頭を固定し，もう一人が乳児の足をのばして両足の裏を移動板に押しあてて目盛りを読む。

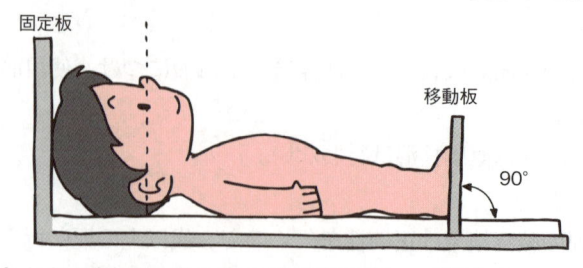

  (2) 立位をとれる児では成人用の身長計を用いて測定する。

- 体　重
  (1) 新生児・乳児
    - 必ず**裸**にして測定する。
    - 可能なかぎり測定時の条件を一定にする。
    - 測定中は児から目を離さず、すばやく目盛りを読む。
      ＊授乳前後の体重差から哺乳量を計算することもできる。
  (2) 幼児・学童
    - 測定前に必ず**排尿**させ、**下着1枚**にして測定する。
- 胸　囲
  仰臥位で**肩甲骨下端と乳頭**を通るようにメジャーをあてて測定する。児に指示ができる場合は、呼気終了時の値を採用する。
- 頭　囲
  後ろは後頭結節、前は上眼窩縁のすぐ上を通るようメジャーをあてて測定する。いつも同じ位置にメジャーをあてることが重要である。また、メジャーはベッドと必ずしも垂直でなくてもよい。

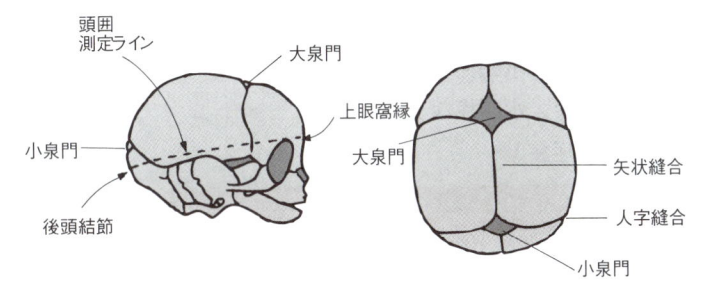

- 大泉門
  大泉門は菱形をしているので、その大きさの表示は菱形の中点を結ぶ線の長さで表示する。大泉門は通常1歳6か月で閉鎖する。

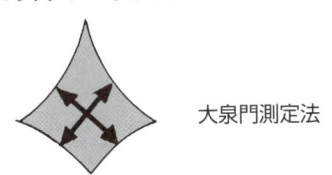

大泉門測定法

小児における身体測定の意義

(1) 小児の**成長**を知る。
(2) 疾患の**診断**の参考となる。
(3) **治療効果**の判定の参考となる。
(4) 薬用量の算出に必要である。

- 体　重
  - 増加不良：**母乳不足**や**慢性心不全**（乳児）や**虐待児**など
  - 急激な増加：ネフローゼ症候群や急性心不全による**浮腫**など
  - 急激な減少：乳児下痢症の**脱水症**，神経性食思不振症，糖尿病など
- 身　長
  - 低身長：下垂体性小人症，ターナー症候群など
  - 高身長：思春期早発症など
- 頭　囲
  - 増　大：水頭症など
- 大泉門
  - 開　大：くる病，水頭症など
  - 膨　隆：髄膜炎，水頭症など
  - 陥　没：脱水症など

採　血

(1) 静脈採血：肘正中皮静脈，大腿静脈，外頸静脈
(2) 毛細管採血：足底内側部（新生児）
(3) 動脈血採血：橈骨動脈，大腿動脈

　固定をしっかりとして，採血後は圧迫止血する。とくに**動脈採血の場合は止血**を十分にする。

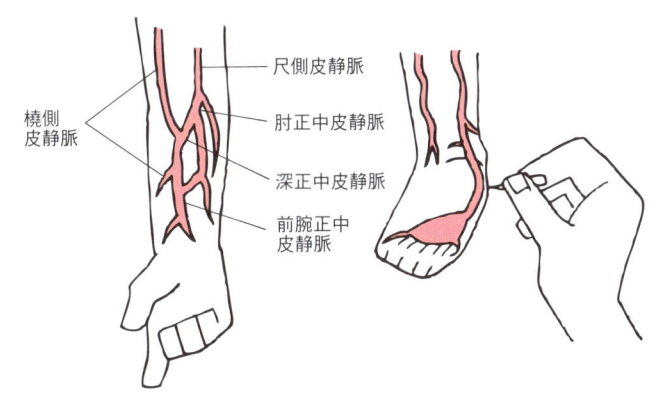

橈側皮静脈 尺側皮静脈 肘正中皮静脈 深正中皮静脈 前腕正中皮静脈	
肘部の動脈	踵部の穿刺による毛細血採取
外腸骨静脈 外腸骨動脈 鼠径靱帯 大腿静脈 大伏在静脈 大腿動脈 大腿深動脈	
大腿部の動静脈	大腿動脈採血

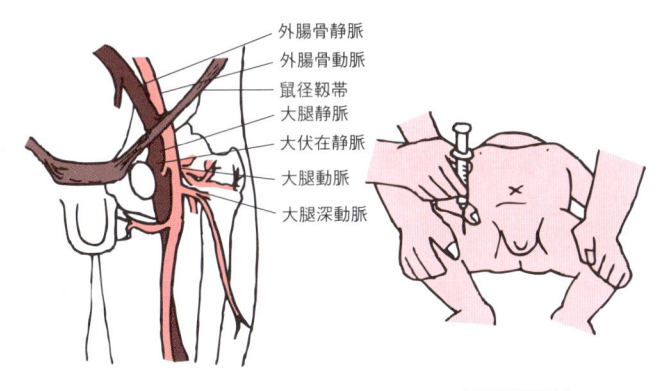

採尿

(1) 乳幼児の場合，導尿はできるだけ避けることが原則である。
(2) オムツを用いている乳幼児の場合は，男女共用の塩化ビニル性の採尿パックを用いて採尿する。
(3) 排尿の自立した児では，女児は便器を用い，男児は尿カップに直接排尿させることによって採尿する。
(4) 無菌尿が必要な場合でも乳幼児では導尿はできるだけ避け，外陰部を消毒した後，採尿パックで採尿する。

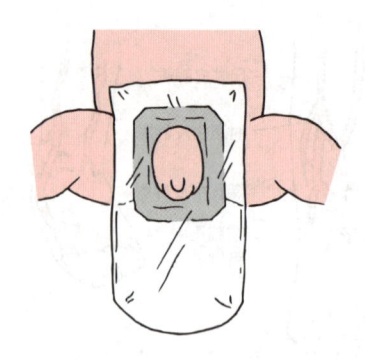

採尿パックによる一般的採尿法

骨髄穿刺

　通常，**腹臥位**にして**後上腸骨棘**を目標にして，**後腸骨稜**を穿刺する。新生児では脛骨（けいこつ）を用いることもある。

　穿刺部位の**十分な消毒**，**骨膜への十分な麻酔**，**施行後の十分な圧迫止血**が重要である。

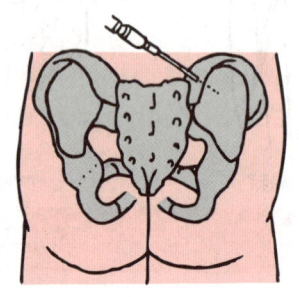

骨髄穿刺の部位（後腸骨稜）

腰椎穿刺

　側臥位として背を処置台の端に近づけ垂直に保つ。頭と肩を右腕で抱え，膝を曲げた大腿部と殿部を左腕で抱える。

　年長児の場合は「エビのように丸くなって」と説明し，協力を求めたうえでしっかり固定する。

　穿刺後はしばらく**頭を低くして安静臥床**させておく。

《禁　忌》
①脳圧亢進があるとき：脳ヘルニアを起こす。
②穿刺部が化膿しているとき：髄膜炎を惹起する。

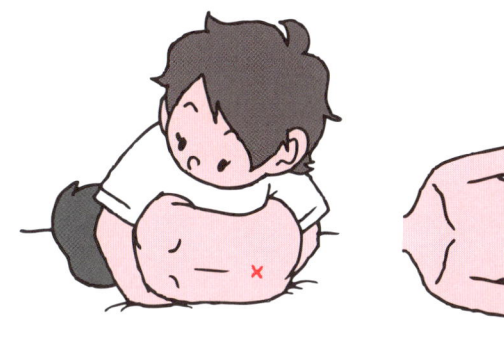

腰椎穿刺のための固定　　　腰椎穿刺施行位置

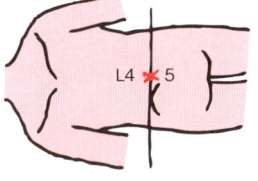

与　薬

- 原　則
  ①正しい薬剤を
  ②正しい量で
  ③正しい方法で
  ④正しい時間に
  ⑤正しい相手に
  　──飲ませること。

- 与薬の方法
  ①液　剤
  ・注射器を用いて量を正確に測定し，そのまま舌の中央から奥のほうへ入れる。
  ・薬杯の壁に付着したシロップが残ると正確な量を投与できないので，必ず湯ざましですすいで飲ませる。
  ・薬剤は薄めないで飲ませ，あとで湯ざましを飲ませる。
  ②散　剤
  ・スプーン1杯程度の少量の湯ざまし，ジュース，糖水に溶かして，スプーンまたはスポイトを用いてシロップを飲ませる要領で飲ませる。

あるいは
- 少量の水または糖水で散剤をねり，上顎部や内頬部に塗りつけて服用させる。

《禁　忌》
- **大量の水**で溶かすと全量飲まないことがあるので注意する。
- **ミルク**に混ぜて飲ませると，全量飲まずに正しい薬用量を与えられないばかりか，ミルクの味が変化して，ミルクを飲まなくなる場合があるので，**禁忌**である。

- 与薬時の注意
  - 小児を抱っこして左手で肩を抱きかかえ，顔が動かないようにして，右手で薬杯をもって飲ませる。

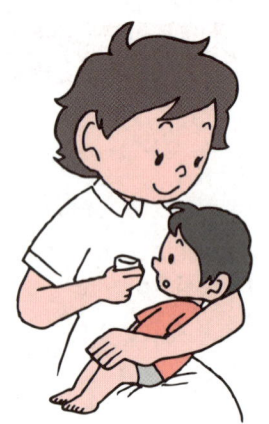

①正しい薬剤を
②正しい量で
③正しい方法で
④正しい時間に
⑤正しい相手に
飲ませる。

- 薬を飲んだらお菓子をあげるなどの条件を出すことは避け，理解できる小児であれば，薬を飲むことが必要であることをわかりやすく説明し，納得させる。
- 苦い薬を甘いといって飲ませることは避ける。
- 口内に不快な味が残ることもあり，また水と一緒に飲んだほうが吸収が速いので，服薬後は必ず**湯ざまし**を飲ませる。
- 与薬は皆が同じ方法で行うことが重要である。
- 薬を拒否する小児には，薬を難なく飲む小児をみせて徐々にいやがらない方向に向けていくことも効果がある。

注　射

- 注射の方法
  ### ①皮内注射
  - 前腕屈側（内側）に行う。
  - 抗菌薬のアレルギー反応確認やツベルクリン反応時などに用いられる。
  ### ②皮下注射
  - 上腕伸側下部に行う。
  - 刺入角度は **20〜30°**
  - 予防接種時などに用いる。
  ### ③筋肉内注射
  - 小児への筋肉内注射は原則として**避ける**。
    ＊筋肉内注射により**大腿四頭筋短縮症**が発症したため。
  - どうしても必要な場合は**殿筋後部の外上 1/4** 区画に腹臥位にして行う。
  - 刺入角度は**直角**。
  - 特殊な抗菌薬投与時などに用いる。
  ### ④静脈内注射
  - **正中皮静脈**が一般的に用いられ，その他，手背，内踵部の静脈なども用いられる。
- 注射施行時の注意
  ①「痛くないから」という嘘はつかない。
  ②注射についてよく説明した後，しっかり固定しすばやく行う。
    ＊小児は納得しても，動くことがあるので注意する。
  ③注射が終わったらねぎらい，協力したことをほめてあげ慰める。

輸液療法

- 適　応
  ①**水分補給**：脱水症／経口摂取不能時など
  ②持続的な**薬物投与**：喘息など

- 固定法
  ①通常，注射部位は**手背あるいは手首の静脈**を用いる。内顆部や足背静脈を用いることもある。
    *幼児・学童の手に点滴をする場合，点滴中の遊びを妨害しないため「きき手」に点滴することはできれば避ける。
  ②点滴針を絆創膏で固定した後，乳幼児では自然な肢位になるよう包帯と絆創膏で腕をシーネに固定する。
    *年長の幼児や学童であれば，シーネは用いなくてもよい。
- 速　度
  ①○○ mL/24時間（＝1日），○○ mL/8時間などの場合は1時間量を試算して定量筒に**目盛り**をつける。（滴数指示の場合は＊1参照）
  ②**注入量と予定量をチェック**し，少なくとも8時間ごとに集計する。これらに相違がなければ医師に報告し，指示をうける。

> ＊1　小児用輸液セットでは，1分間の滴数が1時間の液量と同じである。20滴/分＝1時間に20mL注入されることを意味する。
> ＊2　輸液ポンプを用いていても，注入量は必ず観察する。
> ＊3　少量の液量や薬剤を持続して注入する時は必ず**微量輸注ポンプ**を用いる。

- 局所の観察
  ①**針の抜け**
  ②**針と点滴セットの接続**
  ③**局所の膨隆**
  の3点を常に注意深く観察する。

> ＊＊1　小児が痛みを訴え，局所に膨隆がみられるときは点滴漏れが考えられるので，すぐに注入を中止して医師に報告する。
> ＊＊2　輸注ポンプの場合，点滴漏れがあっても液は強制注入されてしまうのでとくに注意する。

- 全身状態の観察
  ①**尿量**と**輸液量**と**水分摂取量**を計算して，**水分の出納**を必ずチェックする。
  ②体重を1日1回，定時にチェックする。

- 点滴中の小児の看護
  ① 全身の抑制はなるべく避け，局所の状態あるいは全身状態が許すかぎり，できるかぎり行動の自由を**制限しない**ようにする。
  ② 身体の**清潔**に注意し，清拭・洗髪なども普通に行ってよい。全身状態がよければ入浴も可能である。
  ③ **母親や本人に点滴の所要時間や持続期間をあらかじめ説明しておく。**
  ＊「もう少し」などといたずらに時間や期間を引きのばさない。

検査・処置における看護

既出問題チェック　一般問題

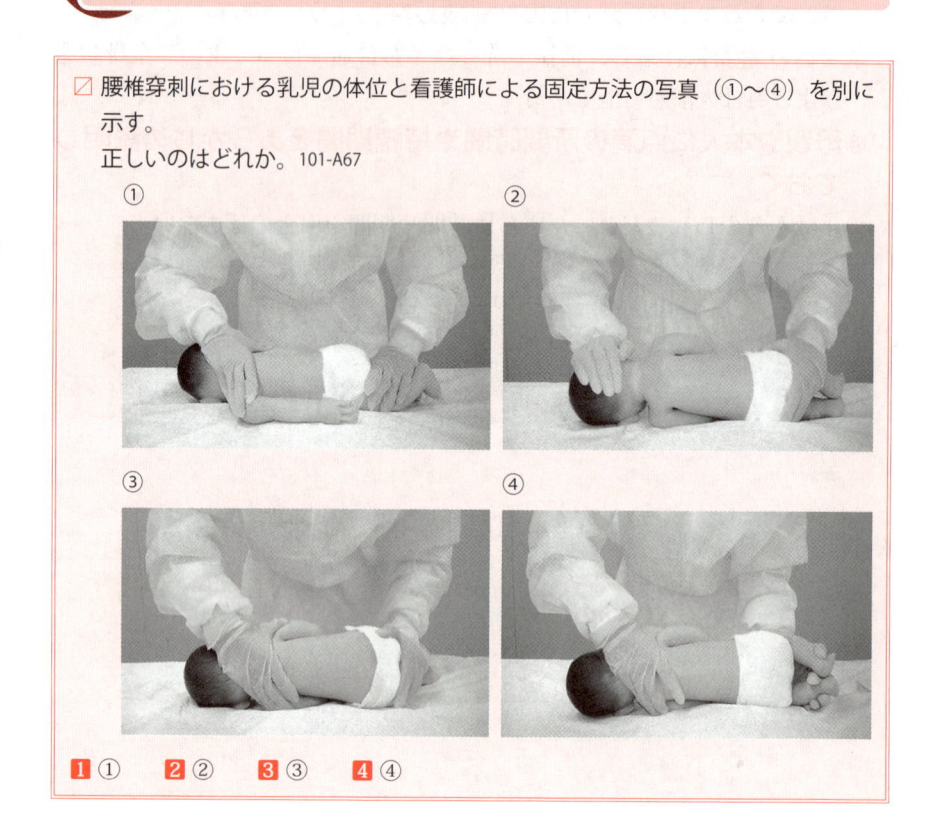

☑ 腰椎穿刺における乳児の体位と看護師による固定方法の写真（①〜④）を別に示す。
正しいのはどれか。101-A67

① ② ③ ④

■①　■②　■③　■④

解答・解説

1 ×
2 ×　側臥位にして背を垂直に保つ。頭と肩を右腕で抱え，膝を曲げた状態で大腿部
3 ○　と殿部を左腕で抱える。そして軀幹をエビのように曲げる。
4 ×

☐ 初めて腰椎穿刺の検査を受けた3歳児。検査終了直後,病室で母親の姿を見るなり強く抱っこを求めた。
母親への説明で適切なのはどれか。93-A123
1 「添い寝してあげて下さい。」
2 「しばらく部屋から出ていて下さい。」
3 「座らせて遊んであげて下さい。」
4 「抱っこしてあげて下さい。」

解答・解説

1 ○ 安静と子どもの要望の両方を満足させるのは母親による『添い寝』である。
2 × 腰椎検査のときには子どもから母親は離されるが,検査後は母親は付き添うほうがよい。
3 × 腰椎穿刺検査直後の座位は脳圧が変動し危険で,頭痛・嘔吐を生じやすいので,安静にする。
4 × 穿刺後は脳圧低下を防ぐため,しばらく頭を低くしておく必要がある。

☐ 乳児の経鼻胃管挿入の長さの目安で正しいのはどれか。94-A126
1 頭頂から剣状突起
2 眉間から剣状突起
3 口唇から剣状突起
4 オトガイ部から剣状突起

解答・解説

1 ×
2 ○ 経鼻胃管挿入の長さは,成人の場合,鼻の先端 – 耳 – 剣状突起間の距離を測った目安とする。乳幼児では,眉間から剣状突起までの距離を目安とする。
3 ×
4 ×

☐ 体重15kgの3歳児への点滴静脈内注射で**誤っている**のはどれか。91-A122
1 手術後にアミノベンジルペニシリン 300mg を30分で滴下する。
2 気管支喘息に対してテオフィリン 250mg を1時間で滴下する。
3 抗癌薬による貧血に対して赤血球濃厚液を1時間 15mL で滴下する。
4 脱水時の初期に輸液製剤 200mL を1時間で滴下する。

> **解答・解説**

1 ○アミノベンジルペニシリンの投与量は 50〜100mg/kg/日を1日3回投与である。よって，250〜500mg/回を静注あるいは1時間以内で点滴静注する。
2 ×テオフィリンの初期投与量は 4〜6mg/kg である。すなわち，本児では 60〜90mg を1時間で点滴静注しなければならない。250mg は成人量である。
3 ○赤血球輸血は最大 10mL/kg を 3〜4時間かけて行う。したがって本児では最大で 35mL/時間で輸血すればよく，1時間 15mL は適当である。
4 ○脱水症のタイプの有無を問わず初期輸液は細胞外液型（ソリタT1）を 150〜200mL/時間で点滴静注する。

> ☐ 8か月児に散剤を経口与薬する方法で適切なのはどれか。98-P67，(改変)95-A125
> **1** 糖水で練る。
> **2** ミルクに溶かす。
> **3** 離乳食に入れる。
> **4** はちみつに混ぜる。

> **解答・解説**

1 ○散剤の与薬は少量の水で溶解し，シロップと同じように服用させるか，少量の水で練り，上あごやほほに塗りつけて服用させる。
2 ×｝薬をミルクや食事に混ぜて服用させると，味が変化し，ミルクや食事を摂取し
3 ×｝なくなるので禁忌である。
4 ×はちみつは乳児ボツリヌス症の発症予防のため乳児には与えてはいけない。

> ☐ 採血を受ける5歳児への声掛けで適切なのはどれか。95-A124
> **1**「動くと1回で終わらないよ」
> **2**「この検査は痛くないよ」
> **3**「泣いちゃいけないよ」
> **4**「終わったら何をしようか」

> **解答・解説**

1 × 7〜8歳までの子どもの思考は自己中心的であり，病気による制限や検査や処置による痛みは，「自分が悪い子だから」「いたずらをした罰」と受け止めやすい。よって，このような声かけは自己否定の気持ちを強化することにつながる。
2 ×「痛くない」と嘘をつくことは，看護師や医療に対する不信感につながり，ケ

アにとって最も重要である信頼関係の形成を難しくする。「痛いけどがんばろう」と子どもの気持ちに共感し，正直に説明することが必要である。
3 ×痛みの伴う検査や処置によって子どもは大きなストレスを受けている。泣くことは，そのようなストレスへの対処方法の一つであるため，泣くことを制限せず，泣きながらもがんばっている子どもを支援することが大切。
4 ○4，5歳以下の子どもの場合，処置時におもちゃや絵本をみせたり，他に楽しいことを考えさせて気を紛らわすことも，処置中の苦痛を軽減する一つの方法である。

☑ A君（5歳，男児）は，先天性水頭症で脳室－腹腔〈V-P〉シャントが挿入されている。
congenital hydrocephalus
定期受診の際，看護師が確認する項目で優先度が高いのはどれか。104-P62
1 頭　囲
2 聴　力
3 微細運動
4 便秘の有無

解答・解説

1 ×頭蓋内圧亢進による頭囲拡大の可能性があるのは，3歳頃までなので，5歳の本児では頭囲は，頭蓋内圧亢進の指標にはならない。
2 ×脳圧亢進では聴力障害ではなく，視力障害をきたしやすいので，眼底検査と視力検査が必要である。
3 ×幼児の水頭症や脳圧亢進では頭痛，嘔吐，視力低下，歩行障害が出現しやすく，微細運動の異常は認めない。
4 ○水頭症の原因が脊髄髄膜瘤に伴う場合には，腰部脊髄神経の障害を伴うので便秘になりやすい。そのため，排便状況の確認が必要となる。

B. 健康障害と看護
第4章　隔離や活動制限が必要な小児と家族

1. 隔離の目的と方法 …………………… 154
2. 活動制限の目的と方法 ……………… 157
3. 麻疹 measles …………………………… 159
4. 風疹 rubella …………………………… 167
5. 水痘 varicella ………………………… 171
6. 流行性耳下腺炎 mumps ……………… 176
7. 髄膜炎 meningitis …………………… 179
8. 百日咳 whooping cough ……………… 186

第4章 B

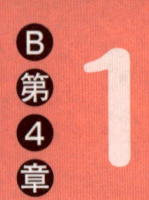

1 隔離の目的と方法

> **学習の要点**　小児病棟では患児の隔離を必要とするケースが生じてきます。それはどのような場合なのか，その方法は，また身体的・心理的影響を受けにくくするために看護師は何をすべきか，などを学びましょう。

目的と対象疾患

- **感染源隔離**：感染性疾患に罹患した子どもから他の子どもへの感染を予防する。

〈疾患〉麻疹，水痘，流行性耳下腺炎，風疹など。伝染力の強い感染症法の **1類，2類**は感染症の**専門病棟・病院**に入院する。なお，1類には，ペスト，痘そう，ウイルス性出血熱などが，2類には，ポリオ，ジフテリア，重症急性呼吸器症候群（SARS），結核などがある。

1類感染症	エボラ出血熱，クリミア・コンゴ出血熱，痘そう，南米出血熱，ペスト，マールブルグ病，ラッサ熱
2類感染症	ポリオ，結核，ジフテリア，重症急性呼吸器症候群（SARS），鳥インフルエンザ，中東呼吸器症候群
3類感染症	コレラ，細菌性赤痢，腸管出血性大腸菌感染症，腸チフス，パラチフス

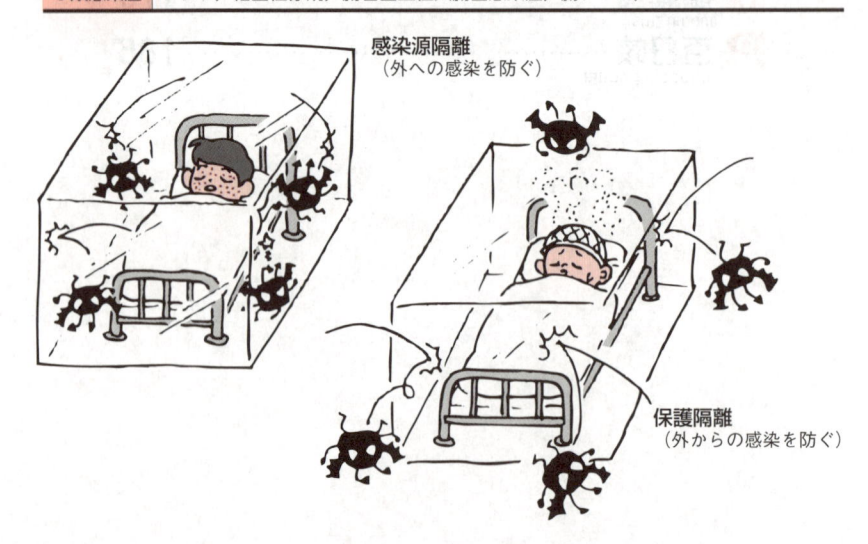

感染源隔離
（外への感染を防ぐ）

保護隔離
（外からの感染を防ぐ）

B-4 隔離や活動制限が必要な小児と家族

- **保護隔離**：感染への抵抗力が著しく低下した子どもを感染から予防する。
〈疾患〉低出生体重児，先天性免疫不全症候群，熱傷，白血病や移植による免疫不全状態。

方法

感染症対策委員会で隔離の基準を決め，**入室退室**の予防の手順，**食事**，**清掃，面会などの制限**をする。

看護

- 隔離環境による**恐怖心を最小限**にする。
- 子どもの理解力に応じて見学，説明，リハーサルをする。
- 分離不安，孤独感の緩和をはかる。
- 電話，手紙，テープによる**間接的接触**をすすめる。
- **家族とのかかわり**を多くする。

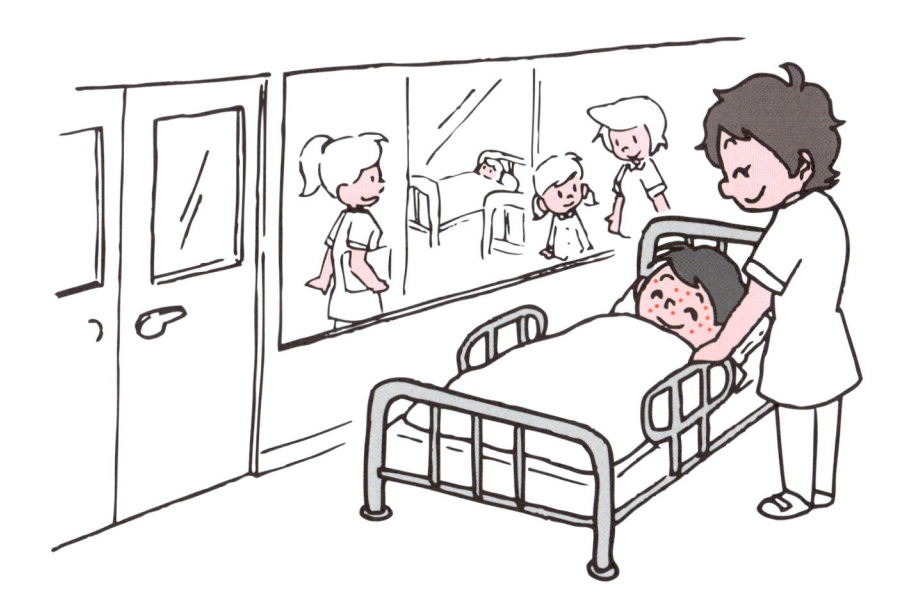

隔離室は閉鎖的にしないで，患児が疎外感・孤独感を感じないよう，外がみえるようになっていることが望ましい。また，看護師はできるだけ患児のところへ行って世話をするよう心がける。

1 隔離の目的と方法　155

隔離の目的と方法

既出問題チェック　一般問題

☑ 伝染性疾患で隔離の必要な乳幼児の両親への説明で正しいのはどれか。87-A131
1. 部屋に入ってできるだけ面会をする。
2. 抱っこやキスなど直接身体に触れることは避ける。
3. 消毒していないおもちゃは部屋に持ち込まない。
4. 果物など火を通していない物は食べさせない。

解答・解説

1. ○隔離された子どもは，「もうここから出られないのではないか」と不安になるので，両親はできるだけ面会をする。
2. ×両親は病気に対する抗体をすでに獲得していることが多いので，両親が面会時に安心させるために身体に接触したほうがよい。
3. ×患児に易感染傾向があれば消毒は必要であるが，患児が麻疹などの感染症の場合は消毒は不要である。
4. ×患児に易感染傾向があれば食事に加熱が必要であるが，患児が麻疹などの感染症の場合は消毒は不要である。

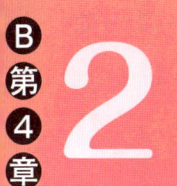

2 活動制限の目的と方法

学習の要点　小児，とくに乳幼児は活発で遊び盛りなので，活動を制限するのは至難の技です。でも，安静が治癒への最良の方法であるならば，それを納得させ，無理なく休ませる工夫も必要となります。

目的

身体の活動を**より安静にさせる**ことにより，**健康回復**への治療効果を上げる。

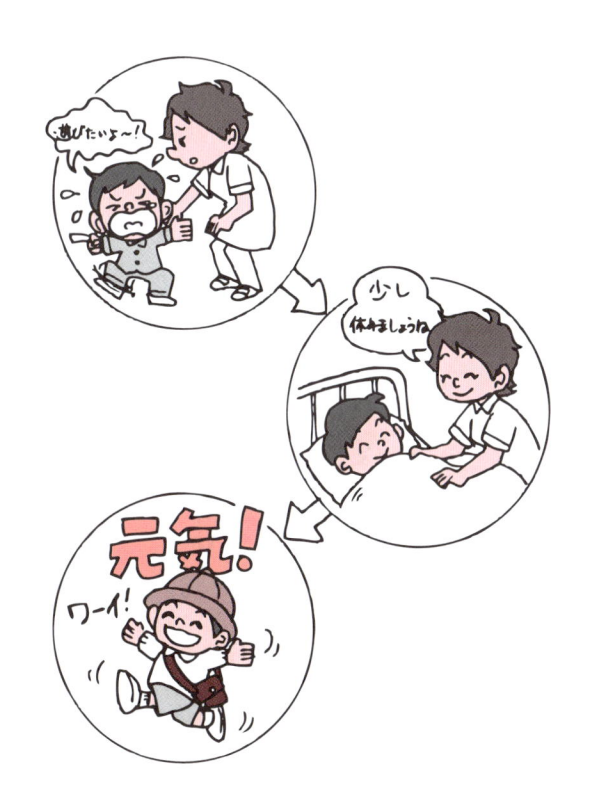

主な対象疾患

急性糸球体腎炎，ネフローゼ症候群，活動性結核，熱傷，白血病や移植による免疫不全状態．

方　法

- 乳幼児期では安静の必要性が理解できない．遊びたいという自然な欲求に対して，**静かな遊びを工夫**して安静を促す．
- **許された範囲のなかで**，遊ばせ，楽しませることも回復につながる．
- **制限の範囲を理解させる**安静度を示すカード（例：たまご⇨誕生⇨ひよこのカード）を使用する．
- 否定的・抑制的な言動を避け，**希望をもたせる**言葉で説明する．
- 子どもの状態を説明し，**信頼関係**を築き，**家族の協力**を得る．
- 活動制限や病状によるが，**病室**は**安心の場所**とし，処置はなるべく処置室で行う．
- 心臓や腎臓疾患では家庭や学校における活動制限が必要な場合があり，**心臓病・腎臓病管理指導表による制限**が学校と家庭の協力で行われる．

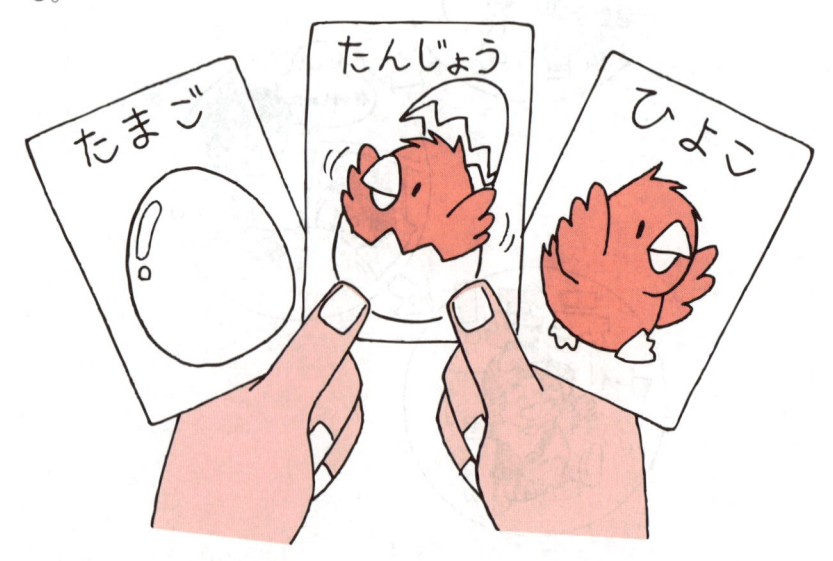

元気に育っていくために，場合によっては動かないでじっとしている必要があることを，絵を使って説明する．

3 麻疹 measles

> **学習の要点**
> ポイントは症状と予防接種です。とくに，どのような症状がどんな順序で現れるのか，特徴的な合併症は何か，などをチェックしておきましょう。

疾患概念

麻疹ウイルスの空気・飛沫感染により発症する感染性疾患であり，潜伏期は10～11日。生後6か月までは母親が麻疹に罹患したことがあれば経胎盤的にIgGが移行するため罹患しないが，母体由来のIgGが消失する乳児期後半からは感染の機会があれば発症する。好発年齢は乳児期後半から3歳頃まで。極めて感染力の強いウイルスで感染すればほとんどが発症する。

症状

以下の4期に分けられる。

①潜伏期（10～11日間）
何も症状はない。

②カタル期
第1相目の発熱（38～39℃），咳嗽，くしゃみ，鼻汁，結膜充血，眼脂を呈する。カタル期の終わりに一過性に解熱し，頬粘膜にコプリック斑がみられる。

③発疹期
第2相目の発熱（39～40℃），それとほぼ同時に鮮紅色の丘疹が耳後・頸部・顔面より出現し，2～3日のうちに体幹→四肢へ広がる。発疹は癒合傾向を示す。

④回復期
発疹は褐色の色素沈着を残し消退する。
なお，解熱後3日を経過するまでは登校させてはならない。

- 感染期間：接触後7日目から発疹出現後5日間

- 合併症：中耳炎，頸部リンパ腺炎，肺炎，熱性けいれん，脳炎（1/1,000），まれに亜急性硬化性全脳炎（SSPE）

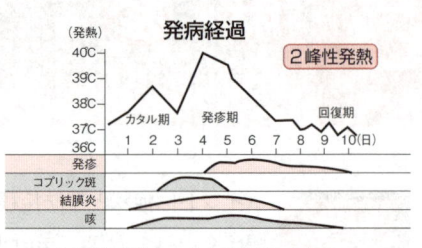

発病経過

2峰性発熱

カタル期　発疹期　回復期

＊発疹の前に発熱，カタル症状がみられる．

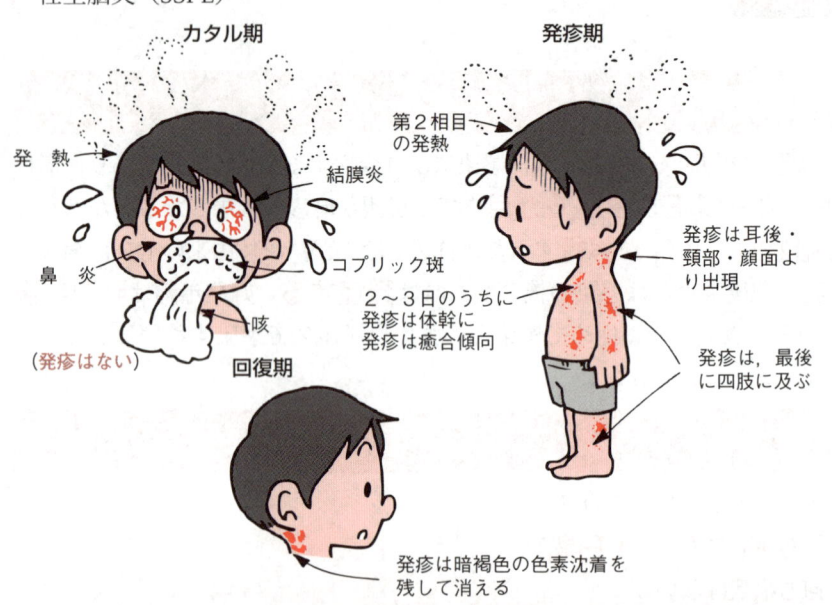

カタル期
- 発熱
- 結膜炎
- 鼻炎
- コプリック斑
- 咳
- （発疹はない）

発疹期
- 第2相目の発熱
- 2〜3日のうちに発疹は体幹に，発疹は癒合傾向
- 発疹は耳後・頸部・顔面より出現
- 発疹は，最後に四肢に及ぶ

回復期
- 発疹は暗褐色の色素沈着を残して消える

検査・診断

典型的な症状，コプリック斑より診断できる．**急性期**には特異的 **IgM** の上昇，**回復期**には特異的 **IgG** の上昇により確定診断される．発疹期には白血球は減少する．

治療

ウイルス性感染症なので対症療法（咳に対しては鎮咳薬，熱に対しては解熱薬の投与）を行う．

予　防

- 患者隔離：隔離期間は**解熱後3日目**まで。
- ワクチン

　　麻疹風疹の2種混合ワクチン（生ワクチン）を1〜2歳，5〜6歳の2回接種する。《平成18（2006）年4月より》
　　※従来は麻疹単独のワクチンを1歳以降に1回のみ接種していた。

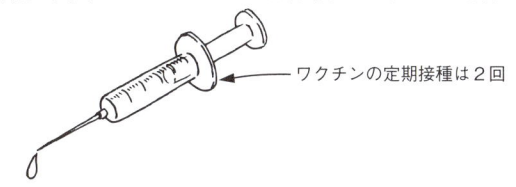

　　　　　　　ワクチンの定期接種は2回

　　副作用としては発熱が多く，生ワクチンなので接種後10〜14日に起こる。またその後**4週間**は他のワクチンは受けられない。
- 免疫グロブリン製剤

　　麻疹児に接触したら，3日以内であれば，麻疹ワクチンの接種により予防でき，6日以内であれば筋注用麻疹高力価免疫グロブリン製剤の**筋注**で発病を抑える可能性がある。ただし，受動免疫なので永久免疫は得られない。永久免疫を得るためにはワクチン接種が必要である。

看　護

- **安静，解熱**（解熱薬，氷枕など）
- 全身の**清潔**：発疹があっても清拭は行う。
- 食　事：多量の**水分**と消化のよい物を与える。
- 感染予防：**隔離**および鼻汁・眼脂のついたものの取り扱いに注意。
- 合併症の予防：口腔内の清潔（含嗽など），眼の清潔（点眼薬など）
- 出席停止期間についての説明：**解熱後3日を経過するまで**幼稚園や小学校に出席させてはいけない。

B–4 隔離や活動制限が必要な小児と家族

Pick up コラム　亜急性硬化性全脳炎（SSPE）

　麻疹ウイルスによる遅発性ウイルス感染症である。すなわち，通常の麻疹の場合，10～11日の潜伏期をもって発症するが，本症では数年の潜伏期の後に発症する。初発症状は性格変化，知能障害，けいれんなどである。次第に知能障害，運動障害が進行し，周期的なミオクローヌスがみられるようになり，ついには寝たきりとなる。予後不良の疾患である。

　診断は，これら進行性の臨床症状と血清麻疹抗体価の上昇，髄液の麻疹抗体価の上昇と脳波上の高圧徐波からなされる。

麻疹

既出問題チェック　一般問題

□ 麻疹の予防接種で正しいのはどれか。97-A52
1 3歳から接種できる。
2 不活化ワクチンである。
3 法律による定期予防接種である。
4 一度接種すると一生罹患しない。

解答・解説

1 ×対象年齢は1期が生後12～24月未満，2期が5歳以上7歳未満である。
2 ×乾燥弱毒生ワクチンである。
3 ○予防接種法に基づく，定期予防接種の一つである。
4 ×1回の接種では免疫を獲得できない人がおり，平成18年より麻疹・風疹混合ワクチンの2回接種が導入されている。

□ 麻疹の予防接種の指導で正しいのはどれか。**2つ選べ**。88-A124，75-P71
1 副作用は発熱が多い。
2 接種日から2日間は副作用に注意する。
3 2回目の接種が必要である。
4 2週後にDPT三種混合ワクチンは受けてよい。

解答・解説

1 ○副作用として最も多いのは発熱である。
2 ×副作用は接種10～14日後に起こる。
3 ○麻疹ワクチンは1回接種のみでは永久的な感染防御を得ることは困難という医学的見地から平成18年より，麻疹風疹ワクチン2回接種法に変更された。
4 ×生ワクチンなので，4週間経過しないと他のワクチンは接種できない。

3 麻疹

☐ 3日前から発熱していた2歳の兄が麻疹と診断された。生後11か月の弟の発症を予防するのに最も効果が期待できるのはどれか。90-A126
1 直ちに兄を隔離する。
2 弟に麻疹ワクチンを接種する。
3 弟に抗ウイルス薬を与薬する。
4 弟に免疫グロブリンを注射する。

解答・解説

1 ×すでにウイルスの感染を受けているので兄を隔離しても発症予防にはならない。
2 ×麻疹ワクチンを投与しても抗体産生に時間がかかるため，潜伏期のワクチン接種で発症は予防できない。
3 ×麻疹ウイルスに対する抗ウイルス薬は存在しない。
4 ○感染曝露後4日以内にγ-グロブリンを投与すれば発症は免れる。ただし，抗体は産生されないので，あとで麻疹ワクチンを接種する必要がある。

☐ コプリック斑を認めた2歳児が感染した時期はどれか。92-A123
1 1〜4日前
2 7〜10日前
3 13〜16日前
4 21〜24日前

解答・解説

1 ×
2 × 麻疹の潜伏期は10〜11日である。コプリック斑は発症後の2〜5日後の間認
3 ○ められるので，感染時期は13〜16日前である。
4 ×

麻疹

既出問題チェック　状況設定問題

　1歳の男児。4日前から鼻汁，咳および発熱が続いている。本日，コプリック斑が認められ発疹も出現したため麻疹と診断された。児は細気管支炎を併発しており，付き添い入院した。1歳6か月のいとこが近所に住んでおり1週前に児と遊んだが，現在は無症状である。

☐ 入院時，母親への説明で適切なのはどれか。97-P64
1 面会は解熱するまで制限する。
2 発疹が消失するまで清拭は控える。
3 含嗽して口腔粘膜を保清する。
4 個室に入室する。

☐ 児の母親は「私が早く病院に連れてこなかったから，子どもの病気を悪くしてしまったんです」と泣きながら看護師に話した。
　対応で最も適切なのはどれか。97-P65
5 「自宅で体を休めてください」
6 「お父さんと話してください」
7 「どうして受診が遅れたのですか」
8 「お母さんのせいではありませんよ」

☐ 「うちの子と遊んだいとこは，麻疹の予防接種をしていないのですが，大丈夫でしょうか」と児の母親から相談を受けた。
　いとこの状況についてのアセスメントで最も適切なのはどれか。97-P66
9 潜伏期にあたるので経過観察が必要である。
10 直ちに麻疹ワクチンの接種が必要である。
11 ガンマグロブリンの筋肉注射が必要である。
12 現在発症していないので感染していないと考えられる。

解答・解説

1 × 1歳という発達年齢は母親との分離不安が強い時期であり，病院環境にも不安を抱きやすい。子どもの情緒安定のためには母親の存在が必要である。感染予防を厳重に行い．母親との面会は奨励すべきである。

2 × 発疹のために皮膚は傷つきやすく，二次感染を起こす可能性がある。そのため，皮膚に過度な刺激が加わらないように清潔を保つ必要がある。

3 × 1歳の子どもは，まだ含嗽ができる発達段階にないため，柔らかいガーゼなどを使用するなどして保清する。

4 ○ 麻疹は感染力が強いので，入院させる場合は感染源隔離が必要である。隔離期間は解熱後3日目までである。また空気感染するので，ガウン，マスクのみでなく，除圧個室に収容する必要がある。

----

5 × この母親は自責の念にとらわれており，子どもに付き添っていたいという思いが強いので，この指示は不適切である。

6 × 母親が感情を表出しているにもかかわらず，それをシャットアウトしてしまっているので，この対応は問題である。

7 × 受診が遅れたことを母親自身が一番気にして，自分を責めているので，この質問は不適切である。

8 ○ 麻疹は感染性疾患であることを母親に正確に説明する。このことは母親の心理的負担を軽くして，子供に向かえるようにする。

----

9 ○ 本児に接触した児は麻疹ウイルスの感染を受けている。麻疹の潜伏期は10〜11日なので，接触した児は潜伏期にある。麻疹の発症予防は，感染を受けていない場合は麻疹ワクチンで可能である。また，感染を受けている児においては接触後6日以内であれば筋注用麻疹グロブリンで可能である。このケースの場合，感染を受けてから7日経過しており，発症を防ぐ方法はない。

10 ×
11 ×
12 ×

第4章 風疹 rubella

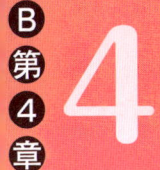

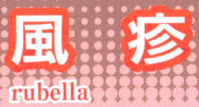

> **学習の要点**
> 風疹の症状，とくに皮疹の性状，麻疹との比較，妊婦における問題点，予防接種について学習しておきましょう。

疾患概念

風疹ウイルスの飛沫感染による感染性疾患である。麻疹様発疹，頸部リンパ節腫脹，発熱を特徴とする。好発年齢は6〜14歳。

症状

2〜3週間の潜伏期を経て，頸部，耳介後部リンパ節が有痛性に腫脹し，次いで1〜3日後に発熱と発疹が出現する。ただし，小児では発疹が初発症状となることが多い。発疹は顔面から出現し，体幹→四肢へと広がる。発疹は癒合傾向が少なく色素沈着も残さない（麻疹と異なる点）。発熱と発疹は3日間程度で軽快する。これが，三日ばしかといわれるゆえん。

風疹の症状と発病経過

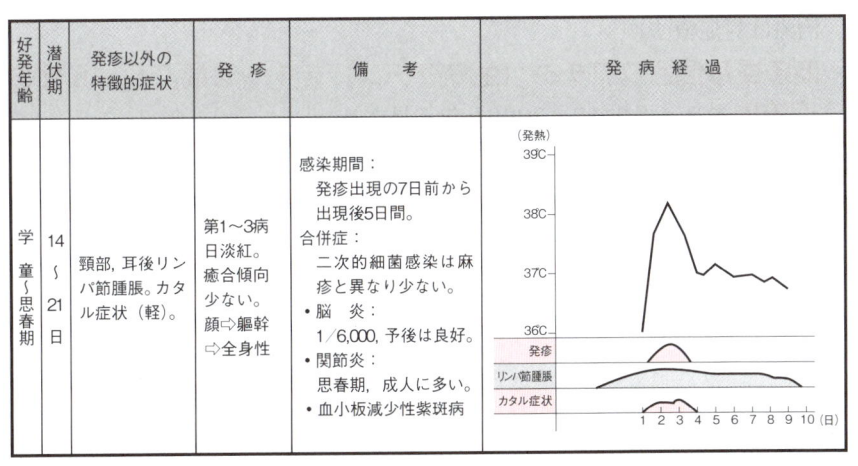

好発年齢	潜伏期	発疹以外の特徴的症状	発疹	備考	発病経過
学童〜思春期	14〜21日	頸部，耳後リンパ節腫脹。カタル症状（軽）。	第1〜3病日淡紅。癒合傾向少ない。顔⇒躯幹⇒全身性	感染期間：発疹出現の7日前から出現後5日間。合併症：二次的細菌感染は麻疹と異なり少ない。 ・脳炎：1/6,000，予後は良好。 ・関節炎：思春期，成人に多い。 ・血小板減少性紫斑病	（発熱曲線グラフ：1〜10日，発疹・リンパ節腫脹・カタル症状の経過）

＊発疹は発熱と同時にみられる。

合併症には，脳炎，関節炎，血小板減少性紫斑病などがある。また，妊婦の妊娠初期の風疹感染によって児に先天性風疹症候群が発生する。

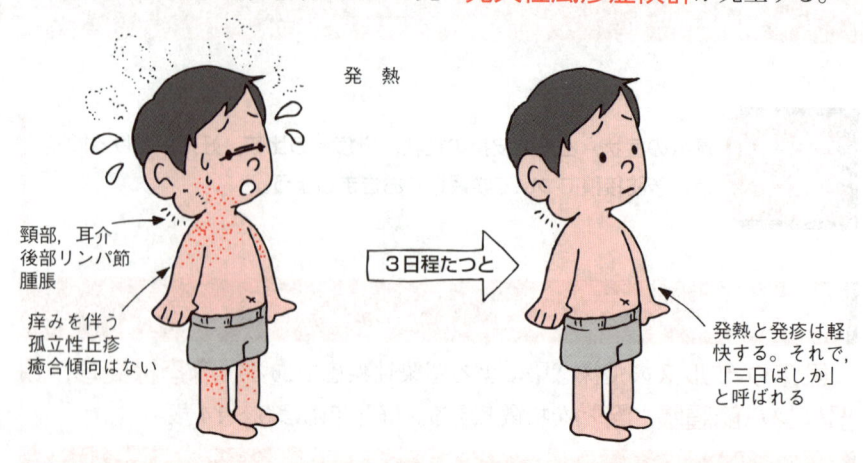

発熱

頸部，耳介後部リンパ節腫脹

痒みを伴う孤立性丘疹
癒合傾向はない

3日程たつと

発熱と発疹は軽快する。それで，「三日ばしか」と呼ばれる

検査・診断

　白血球の減少（リンパ球比率は増加）がみられ，ときに血小板が減少する。診断は臨床症状により行う。確定診断は，急性期血清で風疹特異IgM抗体の検出，急性期と回復期のペア血清で抗体価の上昇を確認することで行う。

治療・予防・看護

治療は対症療法。
　麻疹風疹混合ワクチン（生ワクチン）を1〜2歳，5〜6歳の2回接種する（平成18（2006）年4月より）。
　　※従来は風疹単独ワクチンを1歳以降に1回のみ接種していた。
　学校への出席停止期間は発疹が消えるまでである。

学校保健安全法に基づき，学校という集団のなかで感染し流行する感染症を学校感染症とよぶ。学校感染症に罹患した生徒が，治癒して再び登校することについての登校許可基準が設定されている。次の感染症は覚えておこう。

> **重要!!**
>
> 百日咳……………………特有の咳が消失するまで，または5日間の適正な抗菌性物質製剤による治療が終了するまで
> 麻疹………………………解熱した後3日を経過するまで
> 流行性耳下腺炎…………耳下腺，顎下腺または舌下腺の腫脹が発現した後5日を経過し，かつ全身状態が良好になるまで
> 風疹………………………発疹が消失するまで
> 水痘………………………すべての発疹が痂皮化するまで
> インフルエンザ…………発症した後5日を経過し，かつ解熱した後2日（幼児にあっては3日）を経過するまで
> 咽頭結膜熱………………主要症状が消息した後2日経過するまで
> 結核………………………病状により学校医その他の医師において感染のおそれがないと認めるまで

[注意]　風疹ワクチンは生ワクチンであり，また，風疹ウイルスは先天性風疹症候群を引き起こすので，妊婦への接種は禁忌であり，接種後2か月間は避妊する必要がある。

Pick up コラム　先天性風疹症候群

　妊娠早期（第5〜10週）に風疹に罹患既往のない妊婦が風疹ウイルスに罹患することによって胎児に発症する，いわゆる胎芽病の一つで，①白内障，②難聴，③心奇形を三主徴とする。よって妊婦健診には風疹抗体価の測定は必須で，もし抗体価が低いようなら風疹に罹患しないよう指導する。
※B　第6章「先天的な問題をもつ小児と家族」P.206＜胎芽病＞参照。

風疹

既出問題チェック　一般問題

一問一答（○，×を答えよ。）
- ☐ **1** 風疹ウイルスによって手足口病を発症する。86-A21
- ☐ **2** 水痘と風疹は同じウイルスによって起こる。81-A45
- ☐ **3** 風疹はアデノウイルスによって発病する。83-A80
- ☐ **4** 小児の発疹について，風疹では解熱後に色素沈着が残る。85-A128
- ☐ **5** 風疹抗体価（赤血球凝集抑制）は発病初期よりも2週間後のほうが高い。75-P46
- ☐ **6** 風疹予防のための生ワクチン接種後，2週間は妊娠を避けたほうがよい。75-P72
- ☐ **7** 予防接種で原則として2回接種を必要とする。75-P71
- ☐ **8** 風疹抗体価8以下は免疫がないので妊娠第5か月までは感染しないよう注意する。80-A4
- ☐ **9** 風疹ワクチンは予防接種法で規定されている。85-A127
- ☐ **10** 風疹による学校や幼稚園の出席停止期間は発疹消失後3日を経過するまでである。77-P71，88-A125，95-A122

解答・解説

1 ×手足口病はコクサッキーウイルス，エンテロウイルスによって起こる。
2 ×水痘と風疹はまったく異なるウイルス。
3 ×風疹ウイルスによって引き起こされる。
4 ×風疹の皮疹は色素沈着は残さない。麻疹では残る。
5 ○急性期と回復期（1〜2週後）の対血清で4倍以上の抗体価上昇があれば風疹と診断。
6 ×生ワクチンのため先天性風疹症候群の危険性があるので，風疹ワクチン接種後2か月は避妊する。
7 ○麻疹風疹混合ワクチンの導入に伴い，平成18年より2回接種法に変更。
8 ○妊娠初期に風疹ウイルスにかかると胎児に先天性風疹症候群が発症するので，抗体価が低い妊婦には感染しないよう指導する。
9 ○予防接種法では風疹，麻疹，ポリオなどについての規定がある。
10 ×風疹の出席停止期間は発疹が消失するまでである。

5 水痘 varicella

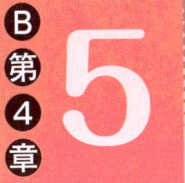

B 第4章

> **学習の要点**
> 発疹の性状，罹患すると問題となる病状，出席停止期間，予防接種，帯状疱疹との関係など，覚えることは多いですね．がんばって！

疾患概念

全身の皮膚・粘膜に**水疱**，**痂皮**を形成する感染性疾患で，**水痘・帯状疱疹ウイルス**の空気，直接接触による初感染により発症する．感染力は強い．好発年齢は乳幼児期，学童期前半．

水痘の症状と発病経過

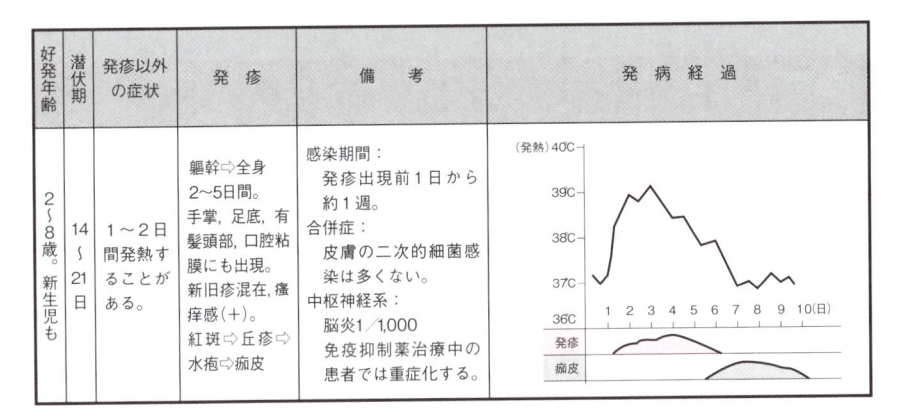

好発年齢	潜伏期	発疹以外の症状	発疹	備考	発病経過
2～8歳．新生児も	14～21日	1～2日間発熱することがある．	軀幹⇒全身 2～5日間．手掌，足底，有髪頭部，口腔粘膜にも出現．新旧疹混在，瘙痒感(+)．紅斑⇒丘疹⇒水疱⇒痂皮	感染期間：発疹出現前1日から約1週．合併症：皮膚の二次的細菌感染は多くない．中枢神経系：脳炎1/1,000 免疫抑制薬治療中の患者では重症化する．	(発熱)40℃～36℃ 1 2 3 4 5 6 7 8 9 10(日) 発疹 痂皮

症状

2～3週間の潜伏期を経て，**発熱**とともに**発疹**が出現する．発疹は**紅斑→丘疹→水疱→痂皮**へと変化するが，次々と新たな発疹が現れるので，これらの発疹が同時に混在することになる．体幹に初発し，顔面，有髪頭部，四肢へ広がる．種々の段階の発疹が混在すること，**瘙痒感が強い**ことが特徴である．

(初発)

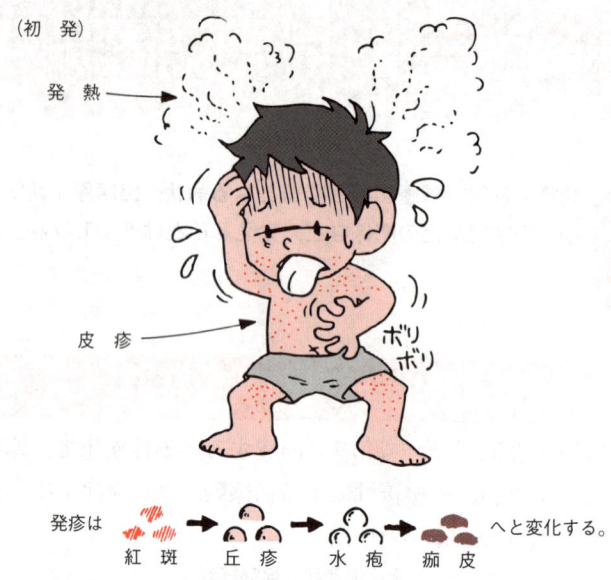

発熱

皮疹

発疹は 紅斑 → 丘疹 → 水疱 → 痂皮 へと変化する。
種々の段階の発疹が同時にみられる。

検査・診断

特徴的な皮疹の性状により診断は容易である。

治療・予防

皮疹には**カチリ軟膏**の塗布，重症例には**抗ウイルス薬**であるアシクロビルの投与が有効である。とくに**免疫抑制状態の患者（白血病やネフローゼ症候群など）**では**重篤化**し，死亡することもあるのでアシクロビルの投与は必須である。

水痘・帯状疱疹ワクチン（**生**ワクチン）は 2014 年 10 月 1 日から**定期接種**となり，かつ **2 回接種**となった。1 回目の接種から 3 か月後に 2 回目を接種することが推奨される。

看護

- 皮疹を掻きこわさないよう爪を切ったり，手袋などをはめる。
- 全身を清潔にする。
- 伝染力が強いので直ちに隔離する。
- ライ症候群との関係から解熱薬としてアスピリンは使用禁忌。
- 出席停止期間についての説明：発疹がすべて痂皮になるまで。

> **Pick up コラム　帯状疱疹**
>
> 　宿主の免疫低下により神経根に潜んでいた水痘・帯状疱疹ウイルスが再活性化することによって発症する疾患である。肋間神経に沿う局限された皮膚に痛みを伴う水疱を呈する。

水痘

既出問題チェック　一般問題

□ 水痘の患児が入院した。
対処で適切なのはどれか。93-A127
1 隣のベッドとの距離を2mとする。
2 水痘抗体のない看護師はマスクを着用する。
3 患児が使用した食器は消毒する。
4 痂皮形成したらプレイルームで遊ばせる。

解答・解説

1 × 水痘の感染様式は空気感染と接触感染である。よって，患児は陰圧装備のある個室に収容する。ベッドの間を空けるだけでは院内感染は予防できない。
2 × 接触感染があるので抗体陰性の医療従事者は患者と接触することによって感染する。マスク着用では感染予防はできない。
3 × 食器にウイルスが付着することはなく消毒は無意味である。
4 ○ 発疹が痂皮化すれば感染力はないので隔離は解除してよい。感染力があるのは発疹出現2日前から痂皮化するまでである。

□ 水痘罹患児で集団生活を休ませる期間はどれか。99-P65，83-A128
1 新たな水疱が生じなくなるまで
2 発疹が痂皮になるまで
3 咳嗽が消失するまで
4 解熱するまで

解答・解説

1 ×
2 ○
3 ×
4 ×

水痘の病原体は水痘・帯状疱疹ウイルスで潜伏期間は10〜21日であり，発疹が出現する1〜2日前から，すべての発疹が痂皮化するまで他者に感染する可能性がある。したがって，二次感染予防のためにすべての発疹が痂皮化するまでは登園・通学はさせない。発疹は全身に現れてかゆみを伴い，紅斑，丘疹を経て水疱となり，さらに痂皮となる。急性期には，紅斑，丘疹，水疱，痂皮などが混在するのが特徴である。

□ 体幹部の写真を別に示す。
最も疑われるウイルス感染症はどれか。102-A75
1 伝染性軟属腫
  molluscum
2 伝染性紅斑
  erythema
3 水　痘
  varicella
4 風　疹
  rubella

解答・解説

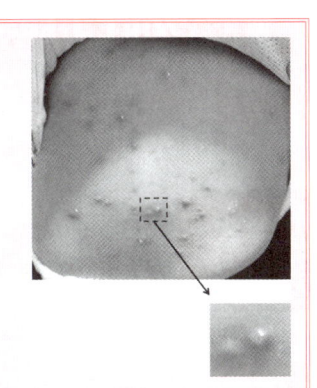

1 ×伝染性軟属腫ウイルスの接触感染による皮膚感染症で，俗に水いぼとも呼ばれる。臨床像は常色から紅褐色の小丘疹，小結節で単発あるいは多発し，中心臍窩を有することが多い。幼小児期によくみられる。

2 ×通称・りんご病。ヒトパルボウイルスB19感染によるウイルス性発疹症で，小児に多くみられ，顔面を平手で打ったような紅斑で始まり，後に四肢に網状紅斑がみられる。骨髄無形成発作が溶血性疾患患者に，また妊婦では，胎児に起こり，胎児水腫で死産することがある。

3 ○水痘・帯状疱疹ウイルスの初感染による感染で，本症は幼児に多い。自然感染により終生免疫を獲得する。潜伏期は14〜16日。軽い発熱，倦怠感，発疹で発症。発疹は紅斑から始まり2〜3日のうちに水疱，膿疱，痂皮の順に急速に進行する。3日ほど発疹が新生するため，病期の異なった発疹が同時に存在する，新旧疹混在が特徴である。好発部位は体幹，顔面で四肢には少ない。発疹は頭部有髪部位にも出現し，口腔には粘膜疹も認められる。発疹は瘙痒感が強い。治療には抗ヘルペス薬のアシクロビル，予防には水痘生ワクチンを用いる。

4 ×発疹，耳介後部のリンパ節腫脹，発熱を3主徴とするウイルス性疾患。潜伏期は16〜18日間，好発年齢は5〜15歳，発疹は3〜5日で消退し，発熱は発疹とともに出現。合併症は関節炎，脳炎，紫斑病がある。妊婦の初感染により胎児が感染し奇形児が生まれる（先天性風疹症候群）。予防に生ワクチンを用いる。

6 流行性耳下腺炎
mumps

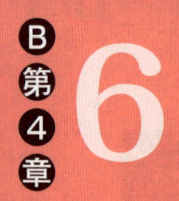

> **学習の要点**
> いわゆる，おたふくかぜですね。本症は，症状，合併症，予防接種が大事になります。

疾患概念

　流行性耳下腺炎（**ムンプス**）**ウイルス**の直接接触や飛沫感染により発症する感染性疾患である。感染率は高いが30〜40％は不顕性感染のため症状は発現しない。**唾液腺**のみならず**内分泌腺**（膵，精巣，卵巣など）や**神経系**（脳，髄膜など）などを侵す**全身感染症**である。好発年齢は5〜10歳。

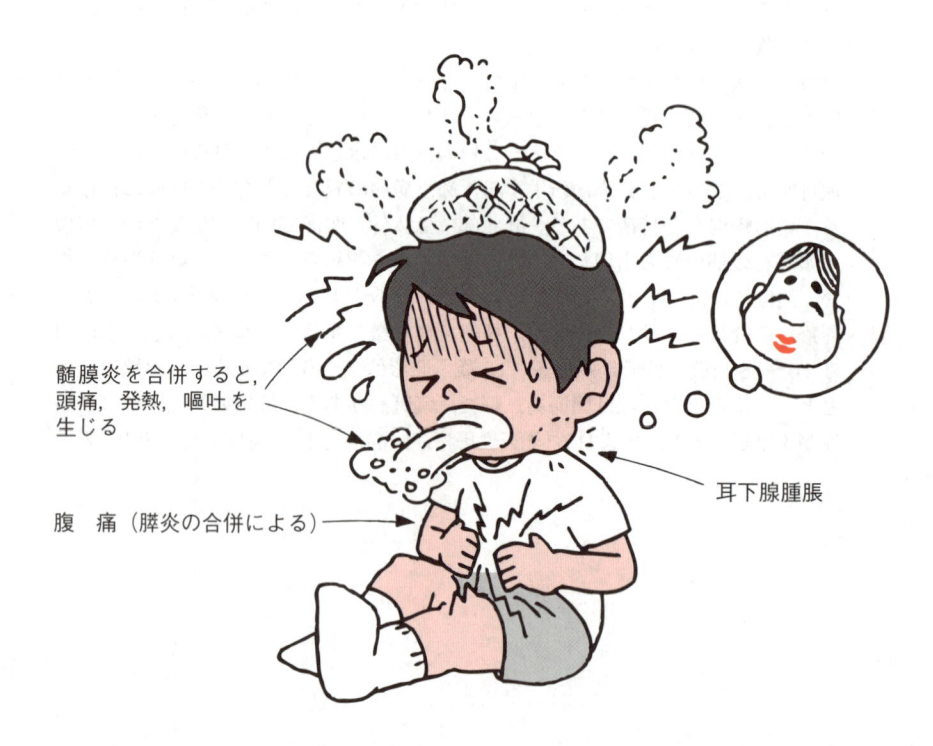

髄膜炎を合併すると，頭痛，発熱，嘔吐を生じる

腹　痛（膵炎の合併による）

耳下腺腫脹

症　状

　2〜3週の潜伏期を経て，発熱とほぼ同時に片側あるいは両側の耳下腺が腫脹する。びまん性で疼痛があるが，発赤は伴わない。

　合併症は，①髄膜炎，②難聴，③精巣炎，卵巣炎（成人に多い），④膵炎など。

検査・診断

　特有な症状により診断できる。血清アミラーゼおよび尿アミラーゼの高値を呈する。

治療・予防

- 治療は対症療法のみ。
- 予防は，生ワクチンであるムンプスワクチンの1回接種で可能である。ムンプスワクチンは任意接種。

看　護

- 安静・解熱
- 局所への冷湿布（有熱時）⇨その後は温湿布
- 出席停止期間についての説明：耳下腺，顎下腺または舌下腺の腫脹が発現した後5日を経過し，かつ全身状態が良好になるまで。

流行性耳下腺炎

既出問題チェック　一般問題

一問一答（○，×を答えよ。）
- ① ウイルスは飛沫感染により鼻腔，咽頭から侵入する。78-P74
- ② 潜伏期間は長くても1週間以内である。78-P74
- ③ 小児では，精巣炎，卵巣炎が頻度の高い合併症である。78-P74
- ④ 流行性耳下腺炎の出席停止は腫脹消失後7日経過するまで。83-A128
- ⑤ 両側の耳下腺が同時に腫脹するのが特徴である。78-P74
- ⑥ 耳下腺の腫脹は同部の皮膚発赤を伴う。78-P74
- ⑦ おたふくかぜワクチンは任意接種である。81-A137
- ⑧ おたふくかぜ（ムンプス）は原則として2回の予防接種を必要とする。75-P71
- ⑨ おたふくかぜワクチンは不活性ワクチンである。74-P71

解答・解説

① ○流行性耳下腺炎は唾液-上気道を介する飛沫感染により感染する。
② ×流行性耳下腺炎の潜伏期は2〜3週間である。
③ ×流行性耳下腺炎の小児の合併症で最も多いのは髄膜炎である（成人では精巣炎が多い）。
④ ×流行性耳下腺炎の出席停止期間は「耳下腺，顎下線，または舌下線の腫脹が発現してから5日を経過し，かつ全身状態が良好になるまで」である。
⑤ ×両側が同時に腫脹することが多い（80％）が，片側のみの腫脹もある（20％）。
⑥ ×腫脹はびまん性で疼痛があり，咀嚼により増強するが，発赤は認めない。
⑦ ○おたふくかぜワクチンは任意予防接種である。
⑧ ×おたふくかぜワクチンは1回接種である。
⑨ ×おたふくかぜワクチンは生ワクチンである。

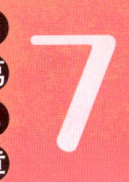

7 髄膜炎
meningitis

> **学習の要点**
> 髄膜炎には細菌性と，ウイルスなどの無菌性があることに注意しましょう。その鑑別をはじめ，特徴的な症状，看護，腰椎穿刺の手技などについておさえておきましょう。

疾患概念

細菌やウイルスが血行性に髄腔内に侵入したため起こる髄膜の炎症性疾患である。ごく一部の例では，中耳炎や外傷により直接的に侵入して起こる。

- 病因となる細菌：大腸菌，B群レンサ球菌，インフルエンザ桿菌，肺炎球菌など。髄膜炎菌は減少している。
- 病因となるウイルス：ムンプスウイルス，コクサッキーウイルス，エコーウイルスなど。

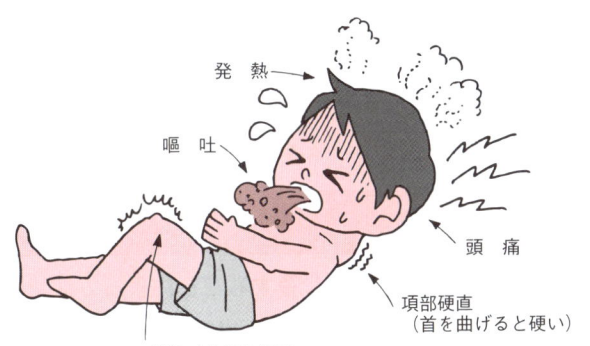

発熱
嘔吐
頭痛
項部硬直（首を曲げると硬い）
ケルニッヒ徴候（大腿を股関節で屈曲させて，膝を伸ばそうとすると伸びにくい）

症　状

- **発　熱** ⇨ まず最初に出現する。
- 頭　痛
- 嘔　吐
- けいれん
- **項部硬直**
- **ケルニッヒ徴候**

}この二つを**髄膜刺激症状**を呼ぶ。

　ただし，新生児，乳児では発熱，不機嫌，哺乳力不良などの非特異的症状を呈するのみである。大泉門が膨隆するのが髄膜炎を示唆する所見となる。

検査・診断

　腰椎穿刺にて**髄液**を採取して検査する。**髄液細胞数の増加**を認めれば髄膜炎と診断できる。細菌性か無菌性（ウイルス性）かの鑑別は髄液の性状でなされる。

	細菌性	無菌性（ウイルス性）
髄液の外観	混　濁	透　明
白血球数	高度増加	軽度増加
増加する髄液細胞の種類	好中球	リンパ球
髄液糖	低　下	正　常
髄液蛋白	増　加	正常～軽度増加

治　療

　無菌性髄膜炎の場合は，**髄液を排液**することによって症状は軽減する。そして**安静**にすれば治癒する予後良好の疾患である。

　細菌性（化膿性）髄膜炎の場合は髄液移行性のよい**抗菌薬**を**静脈注射**にて投与する（髄腔内投与はほとんど行われない）。

　けいれんがあれば抗けいれん薬の投与，脳圧上昇があれば脳圧降下薬などを用いる。抗菌薬の進歩により予後は大分改善したが，**約50％前後**は**死亡**ないし**後遺症**を残す。とにかく早期発見，早期治療が重要となる。

看護

- 安静が第一で，外界からの刺激を極力避ける。したがって，看護行為は最小限に，かつ静かに行わなければならない。
- 病室はできるだけ直接日光を避け，室内を暗くして静かにする。

Pick up コラム　腰椎穿刺

　髄液を採取するために行う手技であるが，頭蓋内圧亢進のある患者では禁忌である。

　患者を側臥位にし，エビのように体を曲げしっかり固定する。この固定がしっかりと行われることが成功の秘訣である。次にJacoby線（両側腸骨稜を結ぶ線のことで，第4腰椎間に相当する）と椎骨が交わる部位を中心に厳重に消毒する。穿刺針をほぼ垂直に棘突起間（第4～5腰椎間）に刺入する。髄液が漏出してきたら圧を測定し，次いで無菌的に髄液を採取し，終圧を測定し終了する。穿刺後は患者の頭を低くして安静臥床させておく（「検査・処置における看護」p.142参照）。

ウォーターハウス・フリードリヒセン症候群

　髄膜炎菌性敗血症，髄膜炎の電撃型を呈するものを指す。皮膚出血，虚脱を特徴とし副腎出血による急性副腎不全により急激に死に至る。その後，髄膜炎菌以外のグラム陰性菌による敗血症でも発症することがわかってきた。

髄膜炎

既出問題チェック　一般問題

□ 髄膜炎の7か月児でケルニッヒ徴候と考えられるのはどれか。92-A125
1 大きな音に上肢を広げて驚く。
2 おむつ交換時に下肢を挙げると嫌がる。
3 抱き上げると反り返る。
4 寒冷刺激でけいれんを起こす。

解答・解説

1 ×
2 ○ ）髄膜炎の身体所見として重要なのは年長児では項部強直とケルニッヒ徴候である。ところが，乳児ではこれら所見が極めてとりにくく，重要なサインは大泉門膨隆とオムツ交換時の下肢の挙上による啼泣（＝年長児におけるケルニッヒ徴候）である。
3 ×
4 ×

□ 4歳の男児。流行性耳下腺炎による髄膜炎の疑いで入院した。入院時の看護で**適切でない**のはどれか。80-P44
1 予防接種歴について確認する。
2 鳥，犬，猫などのペットを飼っているかを尋ねる。
3 病室は個室にしてガウンテクニックを励行する。
4 カーテンを閉じ日光が直接顔に当たらないようにする。

解答・解説

1 ○ 流行性耳下腺炎に対する予防接種は任意接種なので，接種歴を確認することは重要である。
2 × 流行性耳下腺炎はオウム病，トキソプラズマ症などのようにペットを媒介として感染する疾患ではない。
3 ○ 流行性耳下腺炎は飛沫感染するので個室隔離が必要である。
4 ○ 外界からの刺激をできるだけ避ける。病室は暗くして静かな環境をつくるようにする。

□ Aちゃん（3歳0か月）は，午後から38.0℃の発熱があったが，食事は摂取でき活気があった。夜間になり，3回嘔吐したため救急外来を受診した。来院時，Aちゃんは傾眠傾向にあった。診察の結果，髄膜炎が疑われ，点滴静脈内注射を開始し入院した。入院時，Aちゃんは，体温38.5℃，呼吸数30/分，心拍数120/分，血圧102/60mmHgであった。
入院時のAちゃんへの対応で最も優先度が高いのはどれか。103-P61
1 冷罨法を行う。
2 水平仰臥位を保つ。
3 意識レベルを観察する。
4 大泉門の状態を観察する。

解答・解説

1 ×急性期は易刺激性の状態であるので，冷罨法には注意が必要。もし希望があれば実施し，無理に行う必要はない。
2 ×けいれんや嘔吐による吐物の誤嚥のおそれなどを考慮し，また，本人が安楽な側臥位などの体位をとらせる。
3 ○細菌性髄膜炎は，急激な発症が特徴で，けいれんや意識障害を伴うため，これらの症状を観察することが必要である。
4 ×大泉門の観察は，髄膜炎や脱水の有無など，乳児の健康状態を知ることに役立つ。しかし，大泉門は1歳6か月で閉鎖するので，3歳の本児では評価できない。

髄膜炎

既出問題チェック　状況設定問題

　4歳の男児。5日前から咳嗽と鼻汁とが出現し，食事摂取量が減っていた。本日，起床時から機嫌が悪く38.9℃の発熱がみられた。水分を与えようとしたところ突然全身がガクガクするけいれんを起こしたため，救急搬入された。

☐ 髄膜炎が疑われた。
　男児にみられる可能性が高いのはどれか。**2つ選べ**。99-A109
1. 大泉門の膨隆
2. 項部硬直
3. 眼瞼下垂
4. 嘔　吐
5. 黄　疸

☐ 髄膜炎の確定診断のため腰椎穿刺を行うこととなった。
　検査の介助を行う際の対応で適切なのはどれか。99-A110
6. 男児に腹臥位になってもらう。
7. 「痛くないから大丈夫」と説明する。
8. 穿刺する前に「チクっとするよ」と声をかける。
9. 穿刺時の抑制を家族に任せる。

☐ 母親は来院時から動揺しており，診察室の中で「もっと早く病院に来れば良かった。ごめんね，ごめんね」と言って泣いている。
　母親への対応で最も適切なのはどれか。99-A111
10. けいれんを止める方法について説明する。
11. 今回の受診は決して遅くはないと伝える。
12. 子どもの前で母親が泣いてはいけないと伝える。
13. 気持ちが落ち着くまで子どものケアへの参加は勧めない。

解答・解説

1 ×大泉門膨隆は乳児期の髄膜炎の重要な所見であるが，大泉門は1歳半で閉鎖するので，症例の4歳では大泉門は閉鎖し触知できない。

2 ○項部硬直は髄膜刺激徴候の一つである。仰臥位の患者の頭部を被動的に持ち上げると，項筋群の異常緊張，収縮を触診，また患者は苦悩状表現を示す。

3 ×眼瞼下垂の原因は，先天性と後天性に分けられる。後天性のものでは，加齢によるもの，動眼神経麻痺，ホルネル症候群，重症筋無力症，眼筋ミオパチーがある。

4 ○髄膜炎では，頭痛・羞明・嘔吐などの自覚症状と，項部硬直，ケルニッヒ徴候（患者の大腿を伸展したまま被動的に股関節を屈曲させると，膝関節が屈曲する現象），ブルジンスキー徴候（仰臥位で首を屈曲させると膝関節，股関節で脚の屈曲が起こる現象）などを認める。

5 ×黄疸は全身の組織，体液がビリルビン貯留のために黄染する病態をいう。柑皮症などの他の皮膚黄染とは眼球強膜の黄染で鑑別できる。血清ビリルビンが2〜3 mg/dL以上にならないと顕性黄疸とならない。

6 ×腰椎穿刺は側臥位で行う。

7 ×検査と処置が痛みを伴うときに子どもにしてはいけないことは痛くないとうそをつくこと，動くと痛いよと脅すこと，泣かないとおもちゃを買ってあげるといって物でつることである。

8 ○検査は痛いけれどがまんできる範囲の痛みであることを説明し，穿刺直前に「チクッとするよ」といって穿刺する。

9 ×検査に家族が同席することは勧められるが，抑制などの対応を依頼してはいけない。

10 ×看護師は治療や現在の状態について，必要があれば医師からの説明が受けられるように配慮する。けいれんを止める方法について説明するのは医師の役割である。

11 ○自分の責任と泣く母親に，今必要なことはだれの責任でもないこと，受診が遅くないことを繰り返して伝えることが大切である。

12 ×つらい，悲しいときに「泣いてはいけない」といってはいけない。子どものいない病室の外へ母親とともに移動してから，母親の手を握って「ここで泣いていいですよ」と伝え，母親が不安を表出できる環境をつくる。

13 ×なるべく母親には子どもの傍らにいられるようにするが，母親の健康にも十分配慮する。また，父親の面会時間も多くするようにし，入院が長期間になるときは健康な兄弟への配慮も必要である。

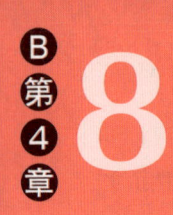

8 百日咳
whooping cough

> **学習の要点**
> 百日咳の臨床症状の特徴は発熱を伴わないひどい咳とレプリーゼ，検査所見の特徴はリンパ球増多と胸部エックス線で異常のないこと。このあたり重要ですよ。

疾患概念

百日咳菌の飛沫感染によって起こる感染性疾患である。気管支に付着した百日咳菌が百日咳毒素を放出して特有の臨床症状を起こす。長期間（約100日），咳嗽が持続することから"百日咳"の病名がある。予防接種の普及によって患者数は激減している。

症　状

①カタル期：咳，くしゃみ，鼻汁のみであり感冒と区別できない。
②痙咳期：4～6週間続く特徴的な咳嗽を呈する。咳は夜間に多く，短く連続した咳が5～10回，発作性にみられ，呼吸を止め続いてヒューというかん高い笛吹様の深い吸気が現れる。これをレプリーゼという。このような発作性咳嗽を繰り返す。咳発作のため顔面の静脈圧が上昇し，

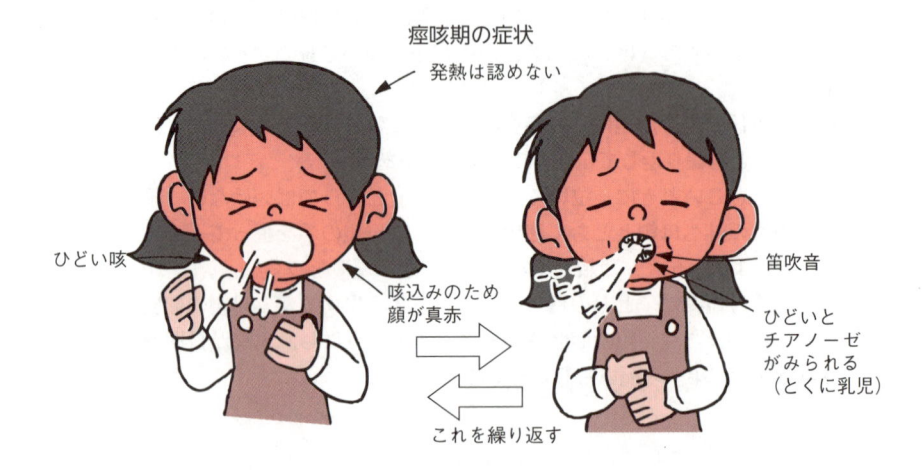

痙咳期の症状
← 発熱は認めない
ひどい咳
咳込みのため顔が真赤
→ これを繰り返す ←
笛吹音
ひどいとチアノーゼがみられる（とくに乳児）

顔が赤く腫れる。乳児では，咳発作が重篤になるとチアノーゼやけいれんを起こすことがある。
③**回復期**：咳の程度が弱まり，回数も次第に減って，軽快する。

検査・診断

特徴的な咳嗽発作で臨床診断は容易である。**リンパ球増加**（70％以上）を伴う**白血球増加（2万～10万/μL（mm^3））** がみられる（赤沈，CRPなどは正常）。胸部エックス線写真も正常である。菌の証明は鼻腔スワブで行う（生理食塩水をつけた綿棒を鼻腔に入れて検体を採取する）。

治療

- 除菌には**クラリスロマイシンとエリスロマイシン**が有効
   ただし，特徴的な咳嗽発作は百日咳菌の毒素によって生じているため**咳嗽発作**には抗菌薬は**無効**である。
- 予防は三種混合ワクチン（**百日咳，破傷風，ジフテリア**）の**定期接種（不活化ワクチン）**
   このワクチンは**3か月以上**の児を対象とし，Ⅰ期は**4回**の接種を必要とする。※（次ページ参照）

看護

看護の目標は咳嗽発作時の小児の安楽を図ること，長期の経過をとることから栄養状態が低下しないよう努めること，他児への感染を防ぐこと，などである。

咳嗽を誘発しないようにするため，興奮させない，粉のついた食物や散薬などは与えない。咳嗽発作が出現したら座位にして背中を軽くたたき，気分を和らげて，吐物を誤飲しないようにする。

出席停止期間：**特有の咳が消失するまで，または5日間の適正な抗菌性物質製剤による治療が修了するまで。**

百日咳

既出問題チェック　一般問題

一問一答（○，×を答えよ。）
- ☐ **1** 血液像ではリンパ球の減少がある。80-A140
- ☐ **2** 新生児期には発病しない。80-A140
- ☐ **3** カタル期には高熱がでる。80-A140
- ☐ **4** レプリーゼが特有である。80-A140
- ☐ **5** 百日咳は予防接種法に規定されていない。85-A127
- ☐ **6** 百日咳ジフテリア破傷風混合ワクチンは任意接種である。70-P70

解答・解説

1 ×百日咳ではリンパ球優位の白血球増多が特徴である。
2 ×百日咳菌に対する抗体はIgMなので胎盤は通過しない。よって新生児でも発症する。
3 ×百日咳はどの時期でも発熱を伴わないのが特徴である。
4 ○発作性に咳をし，呼吸を止め，続いてヒューというかん高い笛吹様の深い吸気を繰り返すこと（レプリーゼ）が百日咳の特徴である。
5 ×百日咳ワクチンは三種混合ワクチン（DPTワクチン）に含まれている。DPTワクチンは予防接種法で定められている定期接種である。
6 ×三種混合ワクチンは定期接種である。

※ 2015年12月厚生労働省より，三種混合ワクチン（DTPまたはDPT）の販売終了が通達された。2012年8月以降に誕生した赤ちゃんや三種混合とポリオワクチンを一度も接種していない場合には，原則として四種混合（DPT-IPV）ワクチンを接種することとなった。
　＊DPT：百日咳・ジフテリア・破傷風
　＊IPV：不活化ポリオワクチン

百日咳

既出問題チェック　状況設定問題

　生後3か月の男児。10日前から咳をするようになった。次第に夜間に咳込むようになったが，発熱はなく，昼間は元気で哺乳力もよかった。昨夜から夜間睡眠中に咳が出始めると，顔を真っ赤にして咳込み，呼吸が止まってしまうこともあった。今朝咳込んで嘔吐し，また笛声の吸気音を発するようになったので入院した。検査では，白血球35,000/mm^3，赤沈3mm/1時間，CRP（−），胸部エックス線写真に異常はない。

☐ 原因菌として考えられるのはどれか。88-P43
1 マイコプラズマ
2 百日咳菌
3 ブドウ球菌
4 肺炎球菌

☐ 入院時の対応で正しいのはどれか。88-P44
5 咳発作を観察する。
6 咳発作時は臥位にする。
7 他の乳児と同室にする。
8 禁食にする。

☐ 治療について正しいのはどれか。88-P45
9 定期的に咽頭分泌物を吸引する。
10 咳発作時に気管支拡張薬の吸入を行う。
11 持続酸素吸入を行う。
12 エリスロマイシンを与薬する。

> **解答・解説**

1 × ┐ 咳はひどいが，発熱を認めないこと，また笛声の吸気音があること，昼間は元
2 ○ │ 気で夜咳込むことなどは百日咳の臨床症状の特徴である。さらに白血球増多が
3 × │ あるのに CRP，赤沈などの炎症反応が陽性でない，咳がひどいのに胸部エッ
4 × ┘ クス線で異常がないことより百日咳が考えられる。

5 ○咳発作がひどくチアノーゼを呈するようなら，酸素テントに収容する。
6 ×咳発作時は座位にして，タッピングして痰の排出を促す。
7 ×感染性疾患なので隔離の必要がある。
8 ×食事が摂れるならその必要はない。

9 ×咽頭吸引は刺激となり，咳発作を誘発するので，**禁忌**である。
10 ×咳発作は百日咳毒素により起こるので気管支拡張薬の吸入は無効である。
11 ×咳発作がひどくチアノーゼ（無酸素発作）を起こすようなときのみ，酸素吸入を行う。
12 ○百日咳菌にはペニシリン系，セファロスポリン系の抗菌薬は無効でエリスロマイシンやクラリスロマイシンなどのマクロライド系抗菌薬が有効である。

B. 健康障害と看護
第5章 ハイリスク新生児と家族

1 ハイリスク新生児の集中治療と看護……192
2 親子・家族関係の促進……………………198

1 ハイリスク新生児の集中治療と看護

> **学習の要点**
> ハイリスク要因を理解し，それに伴って発症する種々の病態を理解しましょう。さらに，ハイリスク新生児への一般的な対応および集中治療の実際について学びましょう。

ハイリスク新生児の定義

出生時や出生後早期に児が死亡したり，重篤な疾患を合併する危険性が高いと予想される新生児である。

ハイリスクの要因と予想される病態

A．母体因子
① 母体合併症
　ⓐ 甲状腺機能亢進症：甲状腺機能異常
　ⓑ 特発性血小板減少性紫斑病：血小板減少
　ⓒ 全身性エリテマトーデス：房室ブロック
② 子宮・胎盤・産道異常：新生児仮死，分娩外傷
③ 高齢初産：染色体異常症

B．胎児・新生児因子
① 多　胎：双胎間輸血症候群
② 子宮内発育異常：低血糖
③ 子宮内感染症：TORCH症候群（p.206参照）

C．分娩に関連した因子
① 早　産：呼吸窮迫症候群（p.45参照）
② 前置胎盤・胎盤早期剝離：出血性ショック，新生児仮死
③ 胎位の異常（骨盤位・足位）：新生児仮死
④ 胎盤機能不全：新生児仮死，神経障害後遺症（脳性麻痺など）

ハイリスク新生児への対応

A．妊娠・分娩経過の情報収集——予想される病態の把握
B．胎児発育や胎盤機能，胎児心拍モニター，胎児成熟度などで胎児の状態を評価
C．蘇生の準備＋小児科医の分娩立会い
D．児の診療・処置・観察
E．異常症状や病態に応じてNICU（Neonatal Intensive Care Unit：新生児特定集中治療室）などに入院

看　護

A．出生時
　①**ラジアントウォーマー**（保育器）上で清潔テクニックに留意した処置
　②蘇　生
　　・**吸　引**
　　・**Apgarスコア判定**および**バイタルサイン測定・身体計測**
　　・保　温
　　・必要に応じて**酸素投与**，気管内挿管による**気道確保**，バッグ・マスク換気
　　・重症例では**点滴確保，薬剤投与**
B．NICUへの搬送
　①**保育器**に収容して保温，早産児では加湿
　②**呼吸・心拍モニター**装着
　③**パルスオキシメーター**装着
C．NICU収容後
　①バイタルサイン・酸素飽和度のモニターチェック
　②予想される病態のチェック
　　・新生児仮死：けいれん，腎不全
　　・早産児：呼吸窮迫症候群による呼吸障害，低血糖，低体温
　③病態に対する対応
　　・呼吸窮迫症候群：サーファクタントの気管内投与
　　・低血糖：グルコースの静注と点滴

- けいれん：抗けいれん剤投与

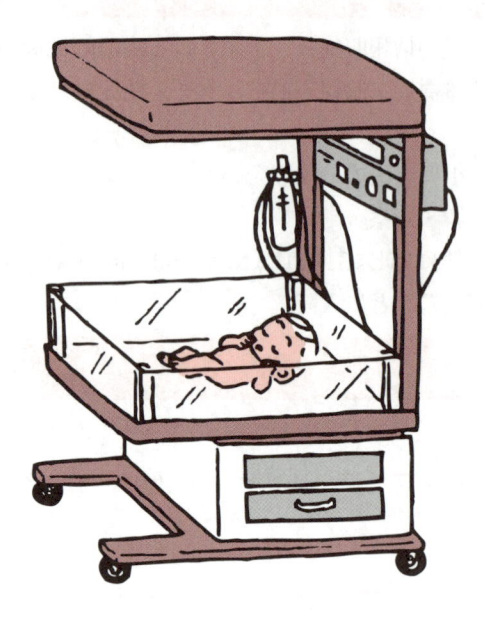

出生時にラジアントウォーマー上で
清潔テクニックに留意した処置を行う。

> **Pick up コラム　ハイリスク新生児の看護**
>
> 　看護では，とくに重要なのは適切な蘇生，保温・加湿・酸素投与などによる全身状態の維持およびモニタリングや注意深い観察による異常の早期発見と早期対応である。ハイリスク新生児は不安定な状態なので，**非侵襲的な診察・検査・治療**を考慮することも重要である。

ハイリスク新生児の集中治療と看護

既出問題チェック　一般問題

☐ 正期産の低出生体重児に起こりやすいのはどれか。98-A82
1 高血糖
2 溶血性貧血
3 新生児メレナ
4 高ビリルビン血症

解答・解説

1 ×低出生体重児は，肝臓のグリコーゲンや糖の貯蔵が少ないため，低血糖を起こしやすい。
2 ×溶血性貧血は Rh 式血液型不適合妊娠などの血液型不適合妊娠の場合に起こる。
3 ×新生児メレナとは，新生児のビタミン K 欠乏による血液凝固障害を伴った消化管出血のことである。母乳にはビタミン K が少ないので，出生後に新生児の腸管内にビタミン K を産出する細菌が常在するまで，潜在性にみられる。
4 ○低出生体重児は，肝機能が未熟なため，高ビリルビン血症となりやすい。なお，早産での低出生体重児のほうが正期産の低出生体重児よりも，高ビリルビン血症になりやすい。早産の低出生体重児に起こりやすい疾患には，ほかに，無呼吸発作や呼吸窮迫症候群などの呼吸障害がある。

☐ 妊娠 37 週で出生した新生児。身長 48cm，体重 2,100g。アプガースコアは 1 分後 8 点，5 分後 9 点であった。
出生後 3 時間ころに出現しやすいのはどれか。97-A139
1 低血糖
2 脳室内出血
3 高カルシウム血症
4 代謝性アシドーシス

解答・解説

1 ○新生児の血糖値は生後 2～4 時間に最低値となる。とくに，本児のような small for date の児では，低血糖は頻度の高い合併症である。
2 ×脳室内出血を起こしやすい児は早産児である。
3 ×低出生体重児で起こりやすいのは低カルシウム血症である。

4 ×新生児では呼吸障害のため，呼吸性アシドーシスを合併することはあるが，代謝性アシドーシスを合併することはまれである。

☑ Aちゃんは，在胎32週，体重1,800gで出生した。Apgar〈アプガー〉スコアは1分後8点，5分後9点であった。出生後30分，体温36.7℃，心拍数150/分，呼吸数70/分である。保育器に収容されている。
出生から24時間の看護として適切なのはどれか。101-P75
1 衣類を着せて保温する。
2 面会時に母親に抱っこを促す。
3 心拍・呼吸を持続モニタリングする。
4 出生6時間後から経口栄養を開始する。

解答・解説

1 ×早産児なので，体温が安定するまで保温のために保育器に収容する。
2 ×愛着形成のためには抱っこは大切であるが，現時点では保育器に収容中のため，保育器に手を入れて体に触ってもらう。
3 ○早産児は呼吸や心拍数が不安定なため，モニターで継続的に観察し，無呼吸発作や心拍数の低下などを早期発見することが必要である。
4 ×哺乳反射が完成し経口哺乳が可能となるのは少なくとも34週以降である。本児は在胎32週なので，経口哺乳は，現時点では無理である。

☑ 生後4日の新生児の状態で正常を逸脱しているのはどれか。102-A85，（改変）97-A118
1 臍帯が乾燥している。
2 体重減少が7％である。
3 黒緑色の便が排泄されている。
4 排気とともに少量の母乳を吐く。
5 皮膚が乾燥し一部がはがれている。

解答・解説

1 ×出生直後の臍は太くてみずみずしい。しかし，その後，徐々に乾燥し，約1～2週で脱落する。よって，乾燥していてよい
2 ×正期産正常新生児の生理的体重減少は，出生体重の5～10％の範囲であり，生後3～5日前後がそのピークである。よって，生後4日目の体重減少7％は正常といえる。

3 ◯ 出生直後の便は胎便といわれ，黒緑色で粘稠性がある。授乳がはじまると徐々に便の中には黄色味のあるものが混入し，生後4日間頃に黒緑色の便が排出されることはない。

4 × 新生児は，下部食道括約筋が未発達で胃の形態も縦型であることから嘔吐をきたしやすい。哺乳後の嘔吐は空気嚥下などが誘因となることも多く，排気とともに少量吐くことは問題ない。

5 × 出生直後の新生児の皮膚は湿潤でみずみずしいが，正期産児の場合，皮膚は生後2～3日頃には乾燥気味となる。落屑がみられるようになることがあるが，これは正常である。

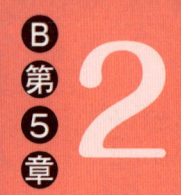

2 親子・家族関係の促進

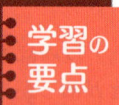

> **学習の要点**
> ハイリスク新生児をもった母親は罪悪感をもつことが多く，また，出生後の親子関係が入院により十分に確立されないケースもよくみられます。さらに，後遺症を残すこともあり，不安な心理状況に陥ることも十分考えられます。これらに対して配慮し，看護という側面から親子・家族関係を築くようサポートしていくことが重要です。

早産親子の心理状態

A．母 親

(1) 心に思い描いてきた普通に出産できるという思いが突如中断され，お腹のなかにいるはずの子どもがいなくなってしまったという**中断感**，**喪失感**，**失敗感**に苛まれる。

(2) NICU で対面する我が子は弱々しい外見とともに，気管チューブ，カテーテル，モニターの電極が貼られており，自分の赤ちゃんとしての実感を感じることができない。さらに，保育器に収容され，これは親子の間を遮る壁のようにも感じてしまう。

⇨この結果，母親は我が子を生んだという喜びよりも「**母親失格**」という感情が先行してしまう。

B．父 親

(1) 想像上の我が子と心の準備も十分でないまま対面し，自分の妻を案じながら，**突然出現した父親の役割**，**意思決定者としての役割**を果たさなければいけないという重圧を感じる。

(2) 医師からの説明を妻に伝えるという役割も果たすという責任感に**ストレス**を感じる。

⇨この結果，我が子に対して喜びの気持ちはわかず，現実感もなく，自分た

ち家族の将来設計が崩壊していくのではないかと怯えることになってしまう。

NICU 入院中の両親，そして母親への基本的対応

(1) 親子関係を促進させるため，状況を無視して叱咤激励することは逆効果になるので，個々の親子としての個性ある関係性の発達を個人のものとして受け入れる態度をとる。
(2) 児が示す「手足を動かす」「眉をひそめる」などのわずかな表情についても生命徴候であることを話し，"我が子である"と実感をできるだけ与え，母子関係の構築に努力する。
(3) 母親が入院中はなるべく多く NICU に面会に来るよう勧めるが，前述したように，早産児を生んだ母親は罪悪感が強く，傷つきやすいので，強制的にとられることを避ける。
(4) 上記の理由から，面会は子どもに会いたいと思ったらいつでも，子どものことが心配になったらいつでも面会に来てよいことを伝えることが重要である。また，面会中はスタッフがつねに温かく見守り，ときにはスタッフから話しかけることも重要である。

カンガルーケア

1. 目的
児と母親とが直接皮膚を接触し，また母親が児を抱っこすることにより，母親は児の存在を認識し，愛情を感じるようになる。その結果，母親のもっていた妊娠の中断感，満期までお腹に入れておいてあげられなかった罪悪感を消失させることで女性としての自己感の消失を癒していくことを目的とする。

2. 実際の方法
呼吸・循環動態が安定し，ある程度自力での体温調節が可能となった児（少なくとも出生 30〜32 週以降）を対象とし，母親は約 60°の座位をとり，母親の裸の胸とおむつをつけた児の胸腹部が密着するように抱き，その上をブランケットで覆う。モニターを装着して児の状態を観察するよりも，スタッフが母親に声かけして児の状態を把握するほうが望ましい。

この方法は，その格好が子どもを胎嚢に入れて育てるカンガルーの母子に似ているためカンガルーケアと呼ばれる。

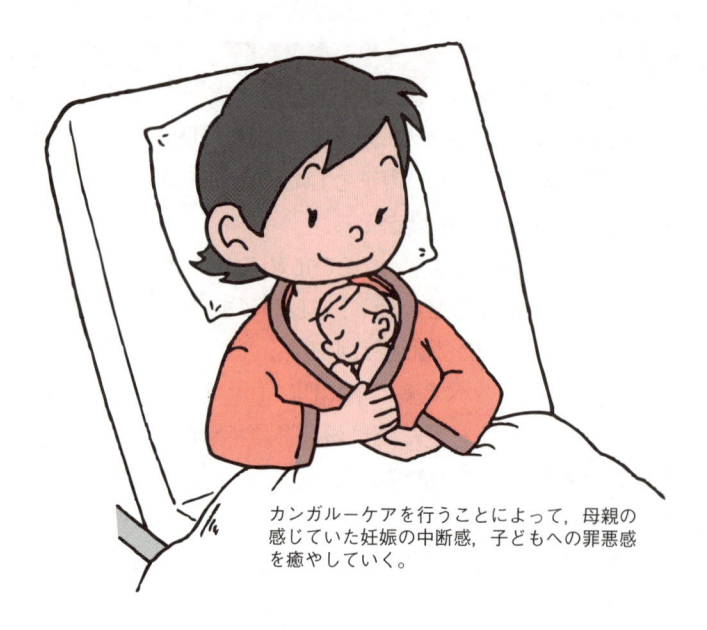

カンガルーケアを行うことによって，母親の感じていた妊娠の中断感，子どもへの罪悪感を癒やしていく。

GCU 入院中，そして退院後の看護

(1) 退院日の予定がたったら，入院中に沐浴，授乳などの育児ケアの練習を行い，退院後も自信をもって育児ができるよう両親に指導する。
(2) 早産児を産んだ母親は，マタニティブルーや被虐待児症候群のリスクが高いので外来看護師と緊密に連絡をとり，退院後の十分なフォローアップ体制を構築しておく。
(3) 医学的には身体発育や精神運動発達に特に注意して定期的検診を行う。

　　※ GCU（Growing Care Unit：継続保育室）

親子・家族関係の促進

既出問題チェック　状況設定問題

Aちゃん（1歳2か月，女児）は，在胎38週2日，2,300g，新生児仮死状態で出生し，NICUで全身管理が行われた。人工呼吸器は3週後に離脱できたが，咳嗽反射が弱く嚥下障害がみられた。追視がなく，痙直性の四肢麻痺がみられるようになり，生後8か月で脳性麻痺と診断された。1歳の時点で小児病棟へ転棟し，退院に向けた準備を行っている。現在，身長と体重は年齢相当で，鼻腔から経管栄養を行っており，日常的に口腔内吸引が必要である。Aちゃんは第1子で，父親は会社員，母親は専業主婦である。

☐ Aちゃんへの経管栄養法で適切なのはどれか。102-P118
1 胃管挿入の長さは，鼻尖から胸骨剣状突起までの直線距離とする。
2 胃管挿入後は，注射器で空気を1mL注入して気泡音を確認する。
3 栄養剤を注入する前には毎回，胃内容物が吸引できるか確認する。
4 栄養剤を注入する際の姿勢は，仰臥位とする。

☐ 退院に向けて，自宅でのケアを習得するために母親が付き添うことになった。母親は，看護師と一緒にAちゃんの沐浴を行うことを楽しみにしているが，眠っているAちゃんの頭をなでながら，「Aがこんなことになったのは私の責任だと思う。家で世話をするのは自信がないけど頑張るしかない。この先，どの様に育っていくのだろう」と話す。父親は仕事が忙しいが家事を行い，週末は必ず面会に訪れている。
家族への看護で適切なのはどれか。102-P119
5 父親への沐浴指導は母親に任せる。
6 面会を増やせば母親が楽になると父親に伝える。
7 将来のことは考えても仕方がないと母親に話す。
8 Aちゃんのケアについて母親ができていることを認める。

☐ 母親は経管栄養と口腔内吸引とを1人で実施できるようになったが，「退院したら，昼間，Aと2人だけで過ごすのは心配です。Aの具合が悪いときにはどうしたら良いのでしょう」と話す。
Aちゃんが在宅療養に移行するために検討する内容で優先度が高いのはどれか。102-P120

> 9 保育所への入所
> 10 訪問看護の依頼
> 11 家事支援のヘルパーの依頼
> 12 地域の子育てグループへの参加

解答・解説

1 ×胃管挿入の長さは，経鼻挿入の場合，耳朶～鼻尖～胸骨剣状突起の長さであり，経口挿入の場合は，眉間～胸骨剣状突起までである。

2 ×胃管が胃内に挿入されているのを確認する方法として，空気を注入して気泡音を確認する。新生児は1～2mLの空気でよいが，それ以上の乳幼児には5mL程度の空気の注入が必要。

3 ○胃管の確認方法として，2以外に，胃内容物が吸引できるかを確認する方法がある。

4 ×栄養剤を注入する際に，やや上体を挙上した姿勢にすることで，注入液の逆流や嘔吐時の誤嚥予防につながる。

5 ×養育が母親だけに任せっきりにならないよう，両親が協力して養育するといった心構えをもってもらえるような支援が必要であり，可能であれば父親への直接指導も看護師が行うべきである。

6 ×母親を中心に考えると，父親に面会を増やしてもらうことが必要であるが，看護師は家族全体の状況をアセスメントし，最善の方法を考えなければならない。

7 ×子どもの将来を考えることは母親として当然のことであり，その気持ちを否定するような発言は，母親の受容過程の促進を阻害しかねない。

8 ○将来への不安をもつ母親のありのままを受け止め，現在できている部分を認めることが，母親の養育への自信につながっていく。

9 ×初めて在宅療養へ移行するということで，Aちゃんの状態が在宅で安定してから保育所への入所を考えるほうが，Aちゃんの負担も最小限にできる。

10 ○「昼間，2人で過ごすことが不安」「具合が悪いときにはどうしたらよいか」という不安が最も大きいため，日中，訪問看護師の指導や見守りが受けられる環境をつくることが最優先である。

11 ×負担の軽減という意味では，家事支援のヘルパーが必要になる場合もあるが，現時点では優先度は高くない。

12 ×地域の子育てグループは健康な子どもを対象としていることが多く，そこに参加することは，かえって母親を落ち込ませる危険性がある。

B. 健康障害と看護
第6章　先天的な問題をもつ小児と家族

1. 先天異常 ………………………… 204
2. ダウン症候群 …………………… 212
   Down's syndrome
3. フェニルケトン尿症 …………… 217
   phenylketonuria
4. 進行性筋ジストロフィー ……… 220
   progressive muscular dystrophy

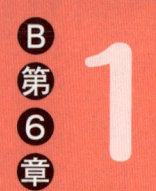

第6章 先天異常

> **学習の要点**
> 先天異常の分類をしっかり理解しましょう。そうすれば各々の原因も自然とわかってくるはずです。

先天異常の分類

先天異常の原因・発生時期による分類と主な疾患

原因による分類	発生時期による分類	疾　患
単一遺伝子病	遺伝子病	先天性代謝異常症　など
染色体異常症	配偶子病	ダウン症候群 ターナー症候群 クラインフェルター症候群　など
多因子遺伝病	多因子遺伝病	先天性股関節脱臼 口蓋裂 肥厚性幽門狭窄症　など
外因における先天異常	胎芽病	TORCH症候群 サリドマイド奇形
	胎児病	先天梅毒 胎児性アルコール症候群

単一遺伝子病

ただ1個の遺伝子の異常によって生じる疾患。

- 先天性代謝異常症：ほとんどが**常染色体劣性遺伝**。遺伝子の異常により，**代謝にかかわる酵素が欠損**してさまざまな代謝異常をきたす疾患。主なものは以下の通り。
  (1) アミノ酸代謝異常症（**フェニルケトン尿症，メープルシロップ尿症，ホモシスチン尿症**など）
  (2) 糖代謝異常症（**糖原病，ガラクトース血症**など）
  (3) 脂質蓄積症（ガングリオシドーシスなど）
  (4) ムコ多糖体蓄積症（ハンター症候群，ハーラー症候群など）

単一遺伝子病

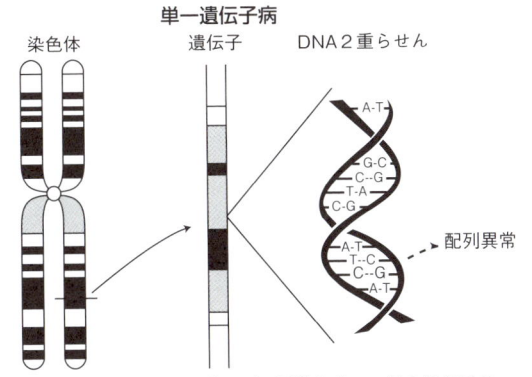

DNA上の塩基配列の異常など，1個の遺伝子の異常が発症に関与している。

染色体異常症

染色体の数的異常と構造異常によって起こる疾患。

- トリソミー：染色体が**1本余計にある**。**ダウン症候群**（**21番**染色体過剰），**クラインフェルター症候群**（**男性**におけるX染色体過剰）など。
- モノソミー：染色体が**1本少ない**。**ターナー症候群**（**女性**でのX染色体欠如）など。
- モザイク：細胞によって染色体の**構成が違う**。
- 欠　失：染色体の**一部が欠けている**。猫鳴き症候群（5番短腕部分欠失）など。
- 転　座：染色体の一部が他の染色体に**乗り移ってしまう**。

染色体異常症

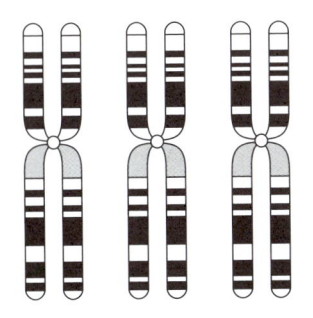

染色体の数の異常と構造の異常に分けられる。
イラストは，染色体が1本多いトリソミー。

多因子遺伝病

多数の遺伝子が関与し，さらに環境との相互作用もからんでいる疾患。主な多因子遺伝病には以下のものがある。

- **先天性股関節脱臼**
- **口唇・口蓋裂**
- 水頭症
- 無脳症
- ヒルシュスプルング病
- **先天性幽門狭窄症**
- てんかん

胎芽病

胎盤が完成し器官形成が行われる**受精後3か月**までに外因による作用が及び異常をきたした場合，これを胎芽病とよぶ。胎芽期は**催奇形作用**に対する感受性が最も高い。胎芽病としては次のものを覚えておく。

- **先天性風疹症候群**などの **TORCH 症候群**（母体の妊娠中の感染症によって奇形を生じる胎内感染症のこと。原因ウイルスの頭文字を並べると TORCH となる【T：トキソプラズマ症，O：その他〈B型肝炎ウイルス，コクサッキーウイルス，EBウイルス，水痘・帯状疱疹ウイルスなど〉，R：風疹，C：サイトメガロウイルス，H：単純ヘルペスウイルス】）。
- **サリドマイド**による四肢奇形

胎芽病

受精卵がまだ着床したばかり

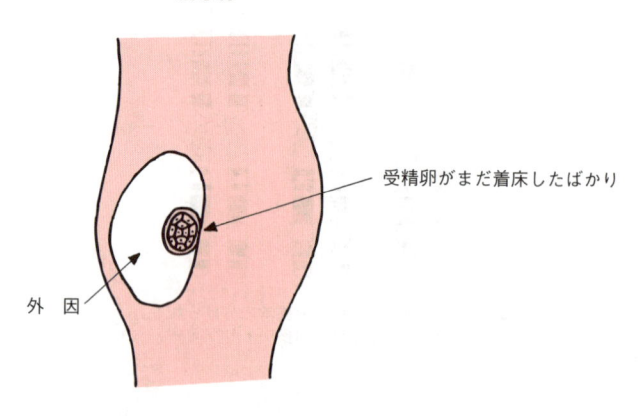

外因

胎児病

胎芽期を過ぎ出生までの**妊娠後期**に異常が生じるのが胎児病である。

母体の梅毒トレポネーマが血行性に胎児に感染するために発症する**先天梅毒**や，妊娠中に母親がアルコールを飲用したことにより起こる**胎児性アルコール症候群**などがある。

胎児病

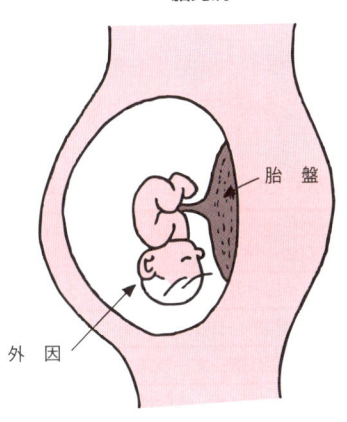

胎盤

外因

Pick up コラム　遺伝形式

遺伝子病の場合，原則として以下の3つのいずれかの遺伝形式にしたがい発症する。遺伝形式は次子の発症頻度（＝再発危険率）や家系図上の発症パターンや発症の性差などに影響を及ぼすので重要である。

1．常染色体優性遺伝形式
　（1）再発危険率は50％
　（2）性差は存在しない。
　（3）患者は上位世代から下位世代へ連なる。

2．常染色体劣性遺伝形式
　（1）再発危険率は25％
　（2）性差は存在しない。
　（3）患者は上位世代から下位世代へ連ならない。
　　＊両親は必ず保因者である。よって血族結婚があると，この遺伝形式をとる疾患の頻度は高くなる。

3．X連鎖劣性遺伝形式

(1) 再発危険率
　①父親が罹患者の場合：0％
　②母親が保因者の場合：子ども全体で25％
　　　　　　　　　　　　男児に限ると50％
(2) 男性のみに発症する（＝性差が存在する）。
(3) 患者は保因者を通じて一世代おきにみられる。

　なお，ほとんどの疾患は常染色体劣性遺伝形式をとるので常染色体優性遺伝形式，X連鎖劣性遺伝形式をとる疾患を表にまとめておく。

常染色体優性遺伝形式をとる疾患

神経・皮膚症候群	結節性硬化症，フォン・レックリングハウゼン病，フォン・ヒッペル・リンドウ病
腸管ポリポーシス	ポイツ・イエーガー症候群，ガードナー症候群
頭蓋骨早期癒合症	アペール症候群，クルーゾン病
結合織異常	マルファン症候群，エーラス・ダンロス症候群
その他の重要疾患	ハンチントン舞踏病，遺伝性球状赤血球症

X連鎖劣性遺伝形式をとる疾患

血液疾患	血友病A，血友病B，グルコース-6-リン酸脱水素酵素欠損症（G-6-PD欠損症）
免疫不全症	ウィスコット-アルドリッチ症候群，慢性肉芽腫症，無ガンマグロブリン血症（ブルトン型）
代謝異常症	ハンター症候群，ファブリー病，レッシュ-ナイハン症候群，副腎白質ジストロフィー
その他の重要疾患	進行性筋ジストロフィー（デュシェンヌ型），色盲

先天異常

既出問題チェック　一般問題

☐ 先天異常はどれか。101-A7
1. 尋常性白斑
vitiligo vulgaris
2. 急性灰白髄炎
poliomyelitis
3. 重症筋無力症
myasthenia gravis
4. 心房中隔欠損症
atrial septal defect

解答・解説

1. ×完全または不完全な脱色素斑で，後天性に出現し，大小形状多様で，進行性に拡大する。病因として，汎発型は自己免疫機序，分節型はメラノサイトの自己破壊が考えられている。治療はステロイド内服・外用，PUVA療法など。
2. ×別名ポリオ。ポリオウイルスにより弛緩性麻痺をきたす感染症。経口感染し咽頭や腸管上皮細胞で増殖するが，一部は中枢神経系の主に運動神経細胞である脊髄前角細胞に感染し弛緩性麻痺をきたす。
3. ×神経筋接合部の後シナプス膜にあるアセチルコリン受容体に対する自己抗体ができる自己免疫疾患で，神経伝達の障害により筋肉の易疲労性や日内変動を特徴とした筋力低下を呈する。眼瞼下垂や複視など眼症状で発症することが多い（眼筋型）。
4. ○先天性心疾患の一つで，右心房と左心房を隔てている心房中隔が欠損している疾患。心房レベルで左右短絡をきたし右心系の負荷を伴う。聴診上，肺動脈領域の駆出性収縮期雑音，II音の固定性分裂，心電図で右脚ブロックが特徴である。

☐ 伴性劣性遺伝病〈X連鎖劣性遺伝病〉はどれか。100-A5
sex-linked recessive disease
1. 血友病
hemophilia
2. ダウン症候群
Down's syndrome
3. 先天性風疹症候群
congenital rubella syndrome
4. フェニルケトン尿症
phenylketonuria

解答・解説

1. ○血液凝固の酵素の欠損により起こる遺伝性疾患で，反復性出血症状を特徴とする。X染色体を2本もつ母親を介し男児に現れる。女児は保因者となり無症状であることが多い。

2 ×染色体異常のうちの常染色体異常であり，21番目の染色体が1本多い21トリソミーをダウン症候群という。染色体異常のなかでは最も発生頻度が高い。

3 ×妊婦が風疹に罹患すると風疹ウイルスが経胎盤的に移行する。そして，発育途上の胎児に影響を及ぼし，難聴・先天性心疾患・白内障・網膜症などを認めることがある。これは外因による異常であり予防接種で防ぐことができる。

4 ×フェニルアラニンの先天代謝異常で起こる遺伝性疾患で，新生児代謝異常スクリーニング検査に含まれている。

□ 先天異常と症状の組合せで正しいのはどれか。99-A79，（改変）96-A125
1 18トリソミー—————————巨　舌
2 クラインフェルター症候群———多　毛
3 ターナー症候群————————高身長
4 マルファン症候群———————低身長
5 ダウン症候群—————————筋緊張低下

解答・解説

1 ×第18番染色体が1本過剰である。特異顔貌（前頭部が長く平坦，短い眼瞼裂），特徴的な手指の握り（第2・5指が第3・4指を覆う）を認める。予後不良で知的障害は重度である。

2 ×代表的核型は47，XXYであり，正常男性よりX染色体が1本多い。高身長で手足が長い。思春期に精巣の発育が起きず，女性乳房，第二次性徴が遅延する。

3 ×代表的核型は，45，X染色体が1本のみである。低身長，翼状頸，手背・足背の浮腫，心奇形などがある。卵巣機能不全があり，第二次性徴を欠く。

4 ×常染色体優性遺伝病で，フィブリン1遺伝子の変異より，結合組織の異常をきたす。高身長，細長い体型，クモ状指，大動脈弁の異常，側弯等を主徴とする。

5 ○21番染色体が1本過剰である。扁平後頭，特異顔貌（眼瞼裂斜上・鼻根部平坦，舌の突出），筋緊張低下などを主症状とする。心疾患の合併率が高い。

☑ 先天奇形の子どもを出産した母親が，医師から説明を受けた。翌日看護師が「昨日の説明でわからないところはありましたか」と尋ねたところ，母親は「え，別に。何か問題がありましたか」と何事もなかったかのように言った。
母親の心理的反応はどれか。93-A124
1 ショック
2 取り引き
3 否　認
4 怒　り

解答・解説

1 × 精神的な大きな動揺をいい，児が先天性疾患であることを告げられたときに受けるもので，一日経った現在の心理的反応とは言いがたい。
2 × 困難な状況より助けを求める状態で，致死的な疾患で終末期を迎えた患者が死を受容する際の心理プロセスの一つである（キューブラ・ロスの理論）。
3 ○ ドローターは親の心理的過程をショック→否認→悲しみと怒り→受容と規定した。『否認』は，病気や予後不良である事実を認めたくない状態で今回の例である。
4 × 『否認』の次の段階で，医療関係者や周囲の人々に対して感情的に対応してくる状態。

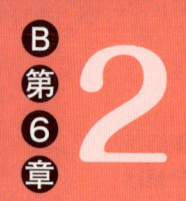

2 ダウン症候群
Down's syndrome

> **学習の要点**
> ダウン症候群は常染色体異常症の代表的疾患です。発症頻度，病因，特徴的な臨床症状，合併症について整理しておきましょう。

疾患概念

特異な顔貌，多発奇形，筋緊張低下，発育・発達遅滞を特徴とする<u>常染色体異常症</u>である。<u>21番染色体の過剰</u>が主な原因である（21トリソミー）。トリソミー型（95％），転座型（3〜4％），モザイク型（1〜2％）に分類される。出生頻度は1人/1,000人であるが，<u>母親の年齢が高くなると多くなる</u>（40歳で1人/100人）。診断は臨床症状と染色体検査による。

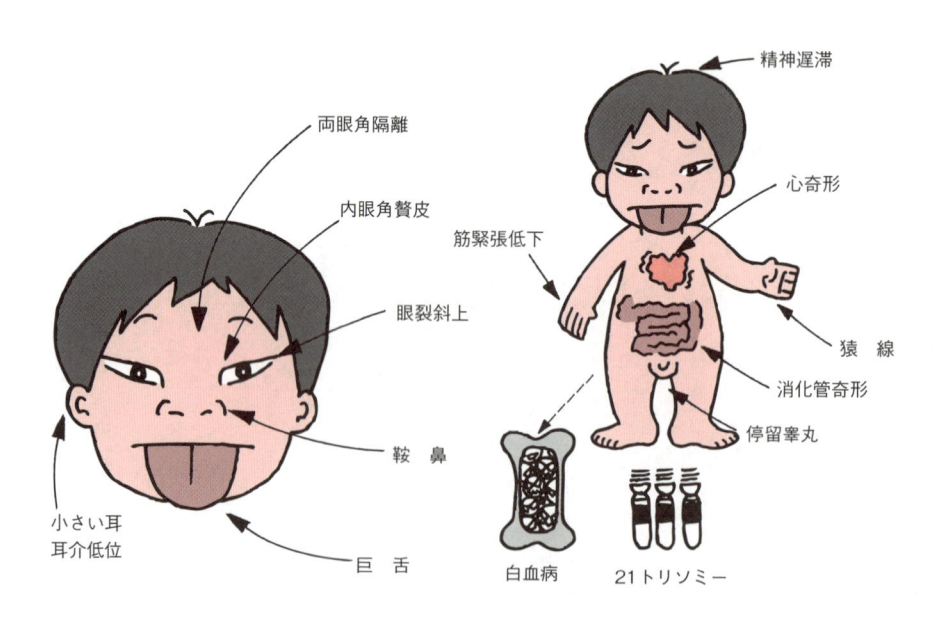

症　状

- **特異顔貌**（前頁のイラストのような感じ）
- **精神運動発達遅滞**
- **筋緊張低下**
- 低身長
- 合併症
  ① **心血管奇形**（50％）：**心内膜床欠損症**（最多），心室中隔欠損症，心房中隔欠損症，ファロー四徴症など
  ② 消化管奇形（20％）：十二指腸狭窄症，食道狭窄症，鎖肛など
  ③ 白血病，類白血病反応

看　護

- 染色体異常症なので母親への精神的サポート
  ① 母親がまず事実を正確に理解し，それをしっかり受け止め，我が子を受け入れる過程を助ける。この過程をドローターは「**ショック**」→「**否認**」→「**悲しみと怒り**」→「**受容**」と規定した。
  ② 母親を説得するのではなく，母親と話し合うなかで，その児を我が子として受け入れ，少しずつ考えを変えていく過程を見守る。
- 精神運動発達遅滞があるので発達促進を促す療育

ダウン症候群

既出問題チェック　一般問題

一問一答（○，×を答えよ。）
- **1** ダウン症候群は第 18 番常染色体のトリソミーである。（改変）102A-6，86-A134
- **2** 出生 2,000 人に対し 1 人の割合である。85-A132
- **3** 大部分は 21 トリソミーの染色体を示し，その約 80％に先天性心奇形が合併している。77-P73
- **4** ダウン症と妊婦の年齢とは関係がある。83-A147
- **5** メラニン色素の欠乏がみられる。85-A132
- **6** 類白血病変化による白血球の異常増加がみられる児もいる。78-P73
- **7** 21 トリソミーがあり全身の筋緊張低下が軽度にみられ，いつも開口し巨舌のある生後 4 か月の乳児は，うつぶせに寝かせても呼吸障害が改善しない。80-A129

解答・解説

- **1** ×ダウン症候群は第 21 番常染色体のトリソミーである。
- **2** ×出生 1,000 人に対し 1 人の割合である（母体の年齢が上がると発症頻度は増加する）。
- **3** ×ダウン症の約 50％に心血管奇形が認められる。
- **4** ○全体の発症頻度は 1 人/1,000 人であるが母親の年齢が 40 歳以上だと 1 人/100 人と 10 倍に増加する。
- **5** ×メラニン色素の欠乏は認められない。
- **6** ○合併症として白血病や類白血病反応を起こす例がある。
- **7** ×巨舌のため仰臥位にすると舌根沈下のため呼吸障害を呈するが，腹臥位にすると改善する。

ダウン症候群

既出問題チェック　状況設定問題

Aちゃんは39週0日に体重3,000gで出生した。両親との3人家族である。顔貌などの特徴や心室中隔欠損があることからダウン症候群が強く疑われた。

☐ 出生当日，医師は，両親に染色体検査の必要性と，検査の結果が出てから詳しい話をすることを説明した。両親は大きなショックを受けていたが，検査に同意をした。
Aちゃんの入院中における両親への看護師の対応で最も適切なのはどれか。

100-A109

1. 早期療育の必要性を説明する。
2. ダウン症候群の親の会への入会を勧める。
3. ダウン症候群の治療について説明をする。
4. 一緒にAちゃんの世話をすることを提案する。

☐ 出生8日目，Aちゃんの体重は2,990gになった。母親は「初めての子どもで不安でしたが，少しずつ育児に慣れてきました。でも，うまく抱っこができません」と訴えた。
母親がAちゃんをうまく抱けない理由で考えられるのはどれか。100-A110

5. 母親の愛着不足
6. Aちゃんの筋緊張の低下
7. Aちゃんの心室中隔欠損症
8. Aちゃんの体重の増加不良

☐ その後，Aちゃんはダウン症候群であると診断された。7か月児健康診査のためにAちゃんと母親が来院した。Aちゃんは常に口を開け，舌を出している。乳歯はまだ生えていない。首はすわっているが，お座りはできない。体重6,850g，哺乳量は650～700mL/日である。
Aちゃんの離乳食の開始時期で適切なのはどれか。100-A111

9. これからすぐに
10. 乳歯が生え始めてから
11. 体重が7,500gになってから
12. お座りができるようになってから

解答・解説

1 ×障害を受容していない時期に早期療育の必要性を説明しても療育に参加できないし，できない親は自分自身を責めることになる。

2 ×障害を受容していない時期に親の会に入会を勧めても，入会できないし，できない親は自分自身を責めることになる。

3 ×治療についての説明は一般に医師から患者家族にされる。看護師の責務は医師の説明に対する家族からの疑問質問の聞き役である。

4 ○どの親でも子どもにするような世話（抱っこ・清拭・授乳・おむつ替え・入浴など）を母親と一緒にすることが，障害児を受け入れることにつながる。

5 ×前問で赤ちゃんの世話をし，8日目までに母子を接触させ，皮膚の触れ合い，目と目を合わすなど相互の愛着行動を通じて，精神的だけでなく生理的にも母子相互作用・愛着が確立できている。

6 ○ダウン症では新生児期に筋緊張が低下し，フニャフニャになるので，母親は抱くことで子どもに不都合が生じるのではと心配になり，うまく抱っこができない。

7 ×体重は出生時に回復してきたため，心室中隔欠損症による心臓への負担・心不全は軽症と思われるので抱くことは可能である。

8 ×出生8日目に体重が生下時の体重にほぼ復帰してきたので体重増加は正常範囲である。

9 ○健常児は5か月から離乳食を開始するので，お座りはできないが首がすわっているので，離乳前期食は開始することは可能である。

10 ×乳歯の萌出は個体差が大きく，摂食嚥下機能とも一致しないので，乳歯が生えるまで待つ必要はない。

11 ×体重増加と摂食嚥下機能とは相関しないので，体重は指標とならない。

12 ×首がすわれば離乳食を食べられるので，お座りができるまで待つ必要はない。

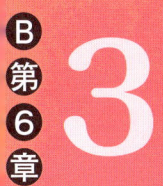

3 フェニルケトン尿症
phenylketonuria

> **学習の要点**　本症については，マススクリーニング対象疾患であること，遺伝形式，治療法をおさえておけば大丈夫でしょう。

疾患概念

フェニルアラニンをチロシンに変える酵素であるフェニルアラニン水酸化酵素が先天的に欠損し，体内にフェニルアラニンが蓄積することによって起こる**常染色体劣性遺伝性疾患**である。

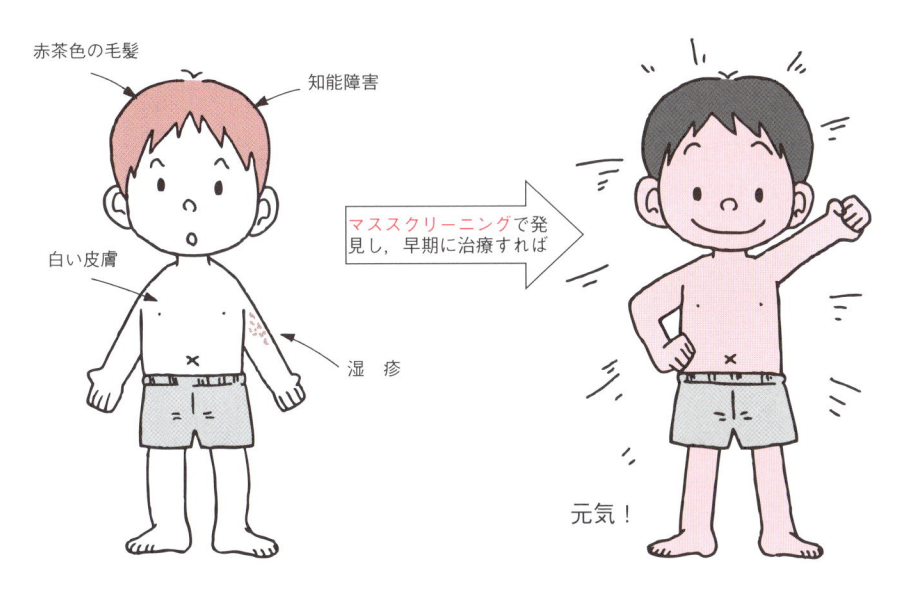

- 赤茶色の毛髪
- 知能障害
- 白い皮膚
- 湿疹

マススクリーニングで発見し，早期に治療すれば

元気！

症　状

新生児期には何も症状がない⇨だから**マススクリーニング**を行う。
　　　　　　　　　　　（生後5日目に足底から採血し，フェニルアラニン値を調べる）

⇩　放置すると

- 知能障害
- 白い皮膚，湿疹
- 赤茶色の毛髪

検査・診断

血中フェニルアラニンが高値を示す（ガスリー法）。
※ p.35の「Pick up コラム　新生児マススクリーニング」参照。

治　療

　新生児期に発見し，低フェニルアラニンミルク（フェニルアラニン含有量を減らした特殊調製粉乳）で治療する。

フェニルケトン尿症

既出問題チェック　一般問題

一問一答（○，×を答えよ。）
- **1** 我が国の先天代謝異常のマススクリーニング普及率は米国に次ぐ。　81-A131
- **2** 我が国では，フェニルケトン尿症のマススクリーニングは行われていない。　82-A137
- **3** 常染色体劣性遺伝である。84-A128
- **4** フェニルケトン尿症は常染色体優性遺伝を示し，新生児期に遷延性黄疸，臍ヘルニア，巨舌がみられる。76-P73

解答・解説
- **1** ×我が国のマススクリーニング普及率は米国に比較し，かなりよい（ほぼ100％）。
- **2** ×フェニルケトン尿症はマススクリーニング対象疾患である。
- **3** ○フェニルケトン尿症は常染色体劣性遺伝疾患である。
- **4** ×常染色体劣性遺伝であり，新生児期には症状はない。だからマススクリーニングをする。

- ☑ 先天性疾患で正しいのはどれか。99-P66
- **1** フェニルケトン尿症は遺伝病である。
- **2** 口唇口蓋裂は単一遺伝疾患である。
- **3** 近親婚はターナー症候群の発生頻度を高くする。
- **4** ダウン症候群は13番染色体のトリソミーである。

解答・解説
- **1** ○フェニルケトン尿症は単一遺伝子病で常染色体劣性遺伝病である。
- **2** ×口唇口蓋裂は単一遺伝子病ではなく，多数の遺伝子と環境の相互作用による多因子遺伝病である。心奇形，アレルギー，糖尿病も多因子遺伝病である。
- **3** ×ターナー症候群は染色体異常症である。近親婚は単一遺伝子病と多因子遺伝病の発生頻度を高くするが，染色体異常症の頻度には影響を与えない。
- **4** ×ダウン症候群は21番染色体のトリソミーである。

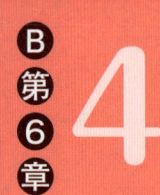

4 進行性筋ジストロフィー
progressive muscular dystrophy

> **学習の要点**　デュシェンヌ型とはどういうものなのか，病態と症状を覚えておきましょう。

疾患概念

遺伝性の筋肉の変性疾患で，筋蛋白のジストロフィンなどの先天性欠損が原因である。ジストロフィンは筋肉の保持・強化に重要な役割を担っている。小児では**デュシェンヌ型**進行性筋ジストロフィーが重要。**X連鎖劣性遺伝**なので**男児**のみ発症し，突然変異率が高い。女児は発症しないで保因者になる。

症　状

2～5歳で発症し，転倒しやすいことで気づかれる。最初に腰帯筋が，次いで肩帯筋が左右対称に侵され筋力が低下する。早期から腓腹筋の**仮性肥大**が認められる。

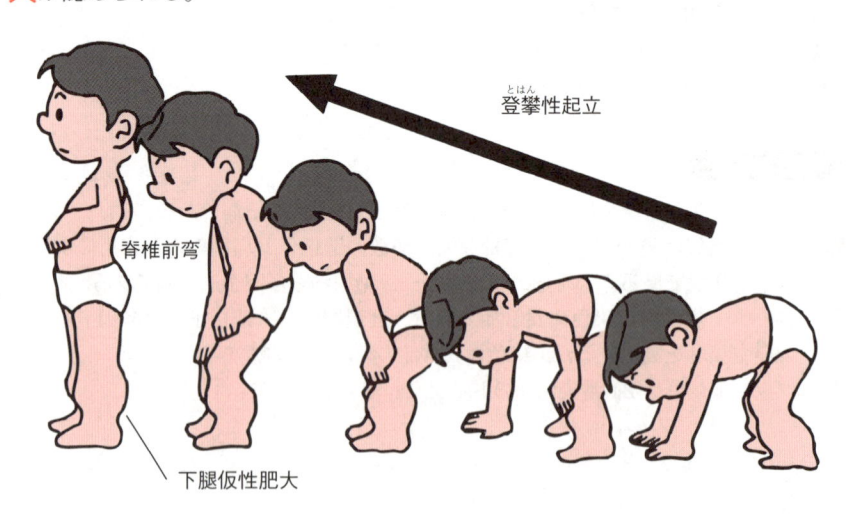

登攀性起立（とはん）

脊椎前弯

下腿仮性肥大

学童期前半には腰帯筋の筋力低下のために安定した片足立ちができなくなり，その後，**動揺性歩行**⇒**腰部前弯**⇒**登攀性起立**（ゴワーズ徴候），と進行していく。さらに，学童期後半になると，**歩行不能**⇒**寝たきり**，と進んでいき，最後には呼吸不全か心不全で**死亡**する（20歳までが多い）。

機能障害段階分類

筋ジストロフィー症の機能障害段階分類

1	歩行可能	階段昇降可能，手すり不要 　a．手の介助なし 　b．手の膝おさえ
2	歩行可能	階段昇降可能，手すり要 　a．片手手すり 　b．片手手すり・ひざ手 　c．両手手すり
3	歩行可能	いすから起立可能
4	歩行可能	歩行可能
5	歩行不能	四つばい可能。車いす上 ADL（含移動動作）
6	歩行不能	四つばい不能・いざり可。車いす上 ADL 介助要
7	歩行不能	座位保持可能。車いす作動可なるも姿勢わるく，背部支持要
8	歩行不能	座位保持不能。寝たきり全介助

（厚生労働省研究班による）

検査・診断

- 血液検査：血清 **CK** 高値，血清 AST・ALT 高値
- 筋生検：筋原性萎縮を証明⇒確定診断

治療・看護

- 根本的治療法はない。
- 看護の目標は，確実に失われていく運動機能を訓練によって可能なかぎり少しでも長く保持し，本人が病状を受容する過程を援助することである。

進行性筋ジストロフィー

既出問題チェック　一般問題

☐ 車椅子で通学している進行性筋ジストロフィーの小学5年生。最近，気管支炎に罹患し軽快したが，常に喘鳴が残っている。
母親への指導で正しいのはどれか。90-A72
1 体位ドレナージを行う。
2 家庭訪問による授業に切り替える。
3 夜間睡眠中はファウラー位にする。
4 経管栄養に切り替える。

解答・解説

1 ×気管支炎による喀痰分泌が多く，吸引器が必要な場合には体位変換をしてドレナージが必要な場合もあるが，現在はその状態ではない。
2 ×本人の進行する病状を支えるのには同じ疾患をもつ同級生の存在が大切である。可能なかぎり学校への通学を行う。
3 ○睡眠中は舌根が沈下し喘鳴は増加し，低酸素血症・閉塞性呼吸困難となるので上半身を挙上するファウラー位にする。
4 ×今後，誤嚥性肺炎などにより経口摂取が危険になる可能性がある。しかし，その前に経管栄養にすることは重要な機能を失うことになる。

一問一答（○，×を答えよ。）
☐ 1 デュシェンヌ型筋ジストロフィーは常染色体劣性遺伝である。84-A128
☐ 2 四肢の近位部や肩腰の筋が萎縮する。84-A13
☐ 3 デュシェンヌ型筋ジストロフィーは筋仮性肥大を起こす。85-A134

解答・解説

1 ×病的遺伝子が性染色体の上に座を占めるX連鎖（伴性）劣性遺伝のため男児のみ発症。
2 ○腰帯筋から萎縮が始まり，躯幹に近い肩，腰の筋肉が萎縮する。
3 ○筋肉は萎縮するが，下腿の腓腹筋の仮性肥大を認めるのがデュシェンヌ型進行性筋ジストロフィーの特徴である。

B. 健康障害と看護
第7章　手術を受ける小児と家族

1 小児の手術の特徴 …………………… 224
2 二分脊椎 …………………………… 230
　spina bifida
3 肥厚性幽門狭窄症 ………………… 236
　hypertrophic pyloric stenosis〈HPS〉
4 ヒルシュスプルング病 …………… 243
　Hirschsprung's disease
5 先天性胆道閉鎖症 ………………… 247
　congenital bile duct atresia〈CBA〉
6 心室中隔欠損症 …………………… 250
　ventricular septal defect
7 ファロー四徴症 …………………… 257
　tetralogy ot Fallot

1 小児の手術の特徴

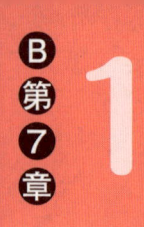

学習の要点　小児の手術は，成人の手術と異なるいくつかの特徴をもっています。また，看護においても，小児特有の術前・術後看護が重要ですので，これらのポイントをおさえてください。

小児の手術の特徴

- 手術の適応となる病気は**先天奇形**や**先天異常**が多い。
- **新生児**や**乳児**が対象となることが多い。
- **緊急手術**の頻度が高い。

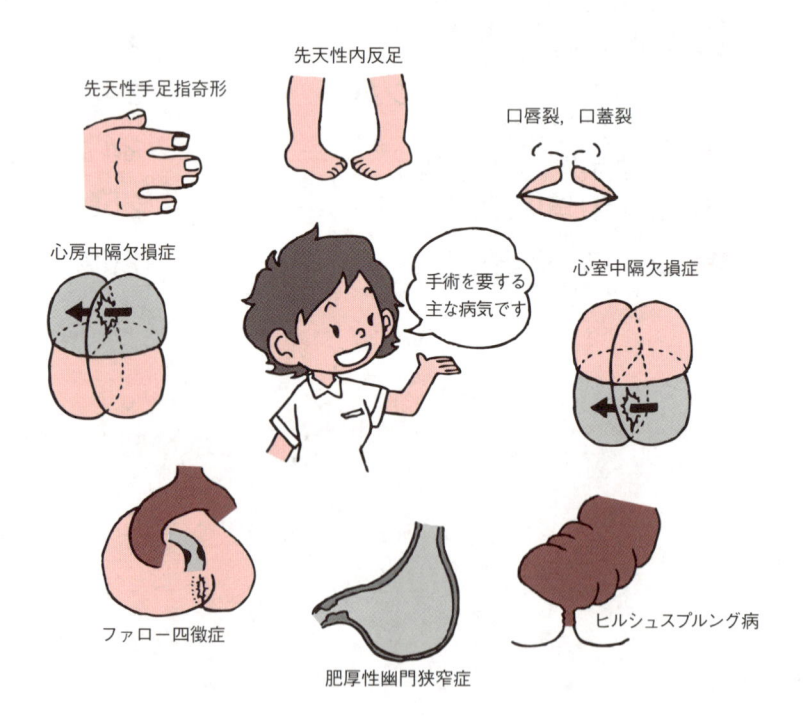

手術を要する主な病気です

- 先天性手足指奇形
- 先天性内反足
- 口唇裂，口蓋裂
- 心房中隔欠損症
- 心室中隔欠損症
- ファロー四徴症
- 肥厚性幽門狭窄症
- ヒルシュスプルング病

- 1回の手術では完治せずに，成長を待って**最もよい時期**に計画的に手術が行われることがある。
- 手術後も**長期の機能訓練**を必要とすることがある。
- 手術を承諾するのは本人ではなく**両親**である。
- 疾患や手術に対する本人の理解が乏しく協力が得られにくい。

手術前の看護

- 術前オリエンテーションと不安の軽減
  子どもの理解度に合わせて，手術の説明をして手術を**納得させる（インフォームドアセント）**べきで，嘘をついたり黙って手術室へつれていかないようにする。両親，とくに母親に精神的な動揺があると，子どもの不安が強まるので，**母親の不安**を受け止め，手術への希望をもたせるようにする。
- 全身状態の把握と術前の処置
  術前の診察と検査により子どもの状態を正確に把握し評価する。手術前は絶飲食とするが，**脱水**を防ぐ目的で術前3時間に**糖液**を飲ませる。術中に排便しないために術前に**浣腸**をするが，腸閉塞や消化管穿孔の術前の浣腸は**禁忌**である。

手術後の看護

- 必要器具の準備
  麻酔覚醒時に嘔吐や興奮がみられやすいので，吸引器や抑制帯を用意する。
- 術後合併症の予防
  気管支が細く分泌物で閉塞し**無気肺**や**肺炎**になりやすい。腹部の手術では**術後イレウス**になりやすく，**感染**も受けやすい。

《疾患別の術後の観察・看護のポイント》
- 急性虫垂炎⇒腸閉塞・創感染・腹腔内膿瘍
- 鼠径ヘルニア⇒陰嚢・鼠径部のしこり・腫脹，反対側の鼠径部の観察
- 肥厚性幽門狭窄症⇒胃吸引量と性状・腸閉塞

小児の手術の特徴

既出問題チェック　一般問題

☐ 術前の検査値で創傷治癒の遅延因子となるのはどれか。102-A72,（改変）92-A124
1. 血清アルブミン低値
2. 血清総ビリルビン低値
3. 糸球体濾過値〈GFR〉高値
4. 動脈血酸素分圧〈PaO₂〉高値

解答・解説

1. ○低栄養状態の指標となる低蛋白血症，低アルブミン血症，ビタミン欠乏症は創傷治癒の遅延因子である。肉芽組織の段階で，蛋白質，ビタミンC，亜鉛が消費される。
2. ×黄疸は創傷治癒の遅延因子になる。体内のビリルビンが過剰になり，皮膚や眼球に黄疸が出現するため，血清ビリルビンは高値を示す。
3. ×循環障害や浮腫を併発する尿毒症は創傷遅延因子になる。腎機能の指標となる糸球体濾過量や推定糸球体濾過量（eGFR）は，腎不全で尿毒症が起こっている場合に数値が低下する。
4. ×低酸素血症は創傷治癒の遅延因子になる。呼吸不全や低酸素状態により全身の酸素分圧が低くなった状態では，肉芽形成が遅延し，治癒過程が遅れる原因となる。

☐ 先天奇形と初回手術時期との組合せで正しいのはどれか。94-A127
1. 口唇裂────2週〜1か月
2. 口蓋裂────1〜1歳半
3. 合指症────2〜2歳半
4. 胆道閉鎖───3〜3歳半

解答・解説

1. ×生後3か月前後，体重6kg前後が一般的に初回手術が行われている時期である。
2. ○1〜1歳半に初回手術が行われることが多い。早期の手術は顔面の成長への影響が大きく，手術時期を遅くすると言語発達への影響が大きい。
3. ×一般的に生後6か月〜1年の間に初回手術が行われることが多い。
4. ×肝実質病変，肝内胆管の荒廃が進展するので，できるだけ早期（60日以内）に手術が行われるべきである。

☑ 5歳児。幼稚園に通っている。鼠径ヘルニアの日帰り手術を受けた。2日後に外来を受診する予定である。
外来受診までの母親への指導で適切なのはどれか。96-A126
1 固形物は摂取しない。
2 シャワーは浴びてよい。
3 幼稚園に行ってよい。
4 発熱時は病院に連絡をする。

解答・解説
1 ×経口摂取に制限はない。
2 ×次回の外来まではシャワー浴は禁止される。
3 ×登園は，次回の外来を過ぎてからとなる。
4 ○発熱があった場合は，創部からの感染が考えられるため，病院に連絡をするよう指導する必要がある。

☑ 手術後に抗癌化学療法が予定されている4歳児が「おなかの悪いものを取ったら，おうちに帰れるの」と尋ねてきた。
対応として最も適切なのはどれか。100-P69
1 そのとおりであると伝える。
2 話題を変えて気をそらせる。
3 手術の後に化学療法を行うことを伝える。
4 親からどのように説明されているかを尋ねる。

解答・解説
1 ×倫理原則（自律，善行，正義，誠実，忠誠）における誠実に反する言動であり適切ではない。
2 ×気をそらせるような情緒的対処は，避けられない苦痛や制限がある場合に，苦痛そのものに向かい合わなくてもよいようにするのに有効であるが，子どもが質問を投げかけている状況では適切ではない。
3 ×子どもの言葉の真意がわからないままに事実だけを伝えることは，不安を増強させたり治療への拒否的な態度につながる可能性もある。「そう聞いているの？」などの言葉かけにより子どもの思いを引き出していく。
4 ○子どもに対しどのように説明されているのか，また，それを子ども自身がどのように理解しているかを確認することで，子どもへのかかわりの手がかりとする。

小児の手術の特徴

既出問題チェック　状況設定問題

　39週2日，体重2,800gで出生した乳児。出生時のアプガースコアは9点であった。日齢1で，中位鎖肛の診断を受け，S字状結腸に2連銃型人工肛門が造設された。術後1週で母乳の経口摂取が可能になり，人工肛門にはパウチが装着された。診断や今後の経過について説明があった際，両親は動揺したが，児の出生については非常に喜んでいた。母親は積極的に児に関わり，退院に向けた指導をよく理解し，人工肛門を管理する手技は十分獲得できていた。人工肛門周囲に軽度の発赤は生じたが，炎症は悪化することなく，1か月後に退院することになった。

☐ 手術直後の便の性状はどれか。91-P34
1. 粘性黒緑色便
2. 黄色顆粒便
3. 白色水様便
4. タール便

☐ 退院指導で適切なのはどれか。91-P35
5. つなぎ型のベビー服を用いる。
6. パウチは折りたたんでおむつに入れる。
7. 入浴時は腹部をラップでカバーする。
8. うつぶせにしないよう注意する。

☐ 退院し，その後児は5か月になり，離乳食が開始された。外来に児を連れてきた母親は「離乳食はまだそれほど多く食べないのですが，最近，便が緩めなんです。母乳はこのまま続けていこうと思っているのですが，離乳食を進めていくときに，下痢気味になったらどんな食事にしたらいいのでしょう」と質問してきた。児は7,200gになっている。
　指導内容で正しいのはどれか。91-P36
9. 「これからは母乳ではなく，粉ミルクに変えましょう」
10. 「魚はイワシやサンマのすり身がいいでしょう」
11. 「大根やニンジンを軟らかく煮てあげましょう」
12. 「マカロニのクリーム煮などをあげましょう」

> **解答・解説**

1. ○ S状結腸部で，人工肛門を造設しているので，水分の多い（粘性），ビリルビンの酸化が不十分な（黒緑色）便になる。
2. × 健康な母乳栄養児の便である。
3. × ウイルス性胃腸炎，とくにロタウイルス感染の下痢便である。
4. × 消化管出血の便である。

5. × この人工肛門では排泄口が腹部の臍の左やや下になり，便で下着が汚れやすいのでベビー服は上下が分かれるタイプがよい。
6. × 排泄物を受けるパウチを折りたたむと，すぐに便があふれて汚すので，パウチはたたまずに，少し膨らませるのがよい。
7. × 人工肛門周囲は汚物で汚れやすいので，入浴時に洗うほうが皮膚炎を予防できる。
8. ○ 人工肛門の状況でうつ伏せにすると汚れを増加させるので不可。うつぶせ寝は乳幼児突然死症候群の要因であるので，自由に寝返りができるまでうつぶせ寝させないのは看護の常識。

9. × 母乳栄養は1歳頃まで続ける。軟便や下痢には母乳栄養のほうが人工栄養より優れている。
10. × 離乳初期食では米やパンなどのでんぷん食品と野菜の裏ごしを主に与える。
11. ○ 大根やニンジンを煮て，裏ごし状態にした物は初期食で消化もよく，便性も改善する。
12. × クリーム煮は牛乳を使用するので初期食としては早すぎる。

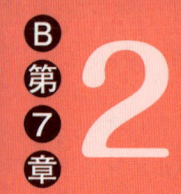

2 二分脊椎
spina bifida

> **学習の要点**
> 二分脊椎は出生児の感染症（新生児科），手術後の水頭症（脳外科），下肢麻痺（整形外科），膀胱直腸障害（泌尿器科）があり，複合的な診断・治療・リハビリ・看護が必要な特殊な疾患です。

疾患概念

脊髄は胎生期に神経組織の原基である神経管が正常に閉鎖されることにより形成される。この神経管の**閉鎖不全**のために，これを覆う椎弓の**形成不全**とあいまって脊髄が椎骨や皮膚に覆われることなく露出した**先天奇形**の一種。腰部に露出した**脊髄髄膜瘤**など。感染を防止する目的での**早期**手術が必要であるが，対麻痺，膀胱直腸障害などが残ることが多い。経過中に，脳脊髄液の通過異常をきたし，**水頭症**などを合併することが多い。

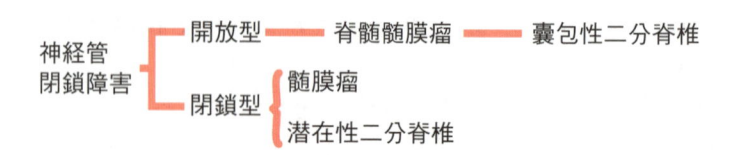

```
神経管    ┬ 開放型 ─── 脊髄髄膜瘤 ─── 囊包性二分脊椎
閉鎖障害  └ 閉鎖型 ┬ 髄膜瘤
                    └ 潜在性二分脊椎
```

症状

二分脊椎（脊髄髄膜瘤）の障害は**中枢神経**障害・**脊髄神経**障害（下肢の運動知覚麻痺）・**膀胱直腸**障害（**排尿**障害，**排便**障害）である（次頁の図参照）。膀胱直腸障害は腎機能障害による生命予後に関係するリスクをもつので，早期から泌尿器科の評価を行い，腎機能低下防止のため間欠導尿を行う。

検査・診断

- 胎児診断で二分脊椎が疑われた場合：妊娠中の胎児超音波検査で腰部に腫瘤が認められ，脊髄髄膜瘤が予想され，自然分娩では髄膜瘤が破裂して**細菌感染**（**髄膜炎**）を起こすので，安全のため**帝王切開**で分娩する。
- 出生して腰仙部脊髄髄膜瘤（二分脊椎）と診断された場合：新生児の腰部に髄膜瘤を認め，小児外科で緊急手術を行う。腰部に薄い膜で脊髄神経が覆われている状況なので，**細菌感染**が心配である。

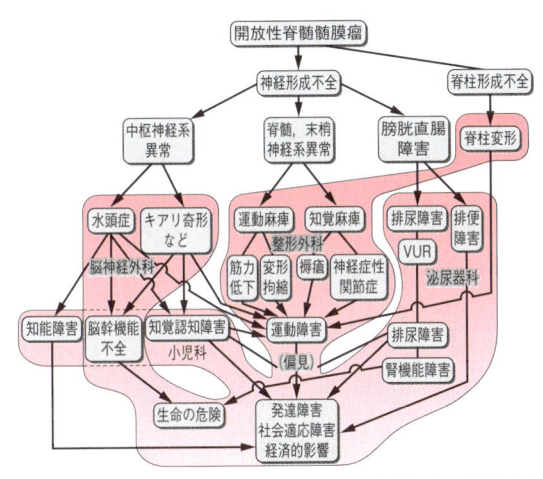

二分脊椎児の障害構造──機能低下と活動障害の視点から

岩谷　力：二分脊椎の包括的治療の考え方．月刊『Clinical Rehabalition』2巻，969〜971，1993，医歯薬出版

治　療

- 脊髄再建術：髄膜瘤の皮膜を除去し，神経を保護する硬膜を縫合し，皮下に埋没する手術。
- 脳室腹腔短絡術：脊髄髄膜瘤は髄液の産生が過剰なので，水頭症を合併する。水頭症を予防するため脳室腹腔短絡術を行う。
- 短絡術を行わないと徐々に水頭症が発症し**脳圧亢進症状**（嘔吐・頭痛・不機嫌・頭囲拡大）が出現する。
- 脳圧亢進症状がなく，術後の突然の発熱の場合には，**髄膜炎**を疑って採血・ルンバールを行い，起炎菌を同定し有効な抗菌薬を投与して治療する。

看　護

《術前看護で重要な点》
　硬い脊椎のなかに覆われているはずの神経の脊髄が，薄い皮膜でプヨプヨして露出している。薄い膜から脊髄液のなかに細菌が侵入したら，重症感染症の**髄膜炎**になる。感染症の予防に有効な看護は何かを考え行動する。**排尿訓練**に並行して**排便訓練**も行う。水分・食物繊維摂取，腹部のマッサージ，緩下剤の使用などを行う。

二分脊椎

既出問題チェック　一般問題

☐ 二分脊椎(spina bifida)の子どもに特徴的な症状はどれか。104-P63
1. 排泄障害
2. 体重増加不良
3. 言語発達の遅延
4. 上半身の運動障害

解答・解説

1. ○ 二分脊椎は腰仙部に発症するので、両下肢の運動・知覚障害、膀胱直腸機能障害（神経因性膀胱・便秘症）などの脊髄神経の機能障害を認める。神経因性膀胱の症状として、蓄尿障害（尿失禁・頻尿）、排尿障害（排尿困難）、尿意の障害がみられる。
2. × 頑固な便秘を伴うので食思不振になることもあるが、体重増加は通常正常範囲である。
3. × 脊髄髄膜瘤で水頭症を合併した場合でも、適切な治療を行えば言語発達は正常である。
4. × 腰仙部の脊髄神経が病変部位なので、上半身ではなく両下肢の運動障害と知覚障害を認める。

二分脊椎

既出問題チェック　状況設定問題

生後0日の新生児。39週に3,200gで出生した。胎児診断で二分脊椎が疑われていたが，腰仙部脊髄髄膜瘤と診断され手術をすることになった。

☐ 手術前の看護で適切なのはどれか。96-P67
1. 腹臥位の保持
2. 脊髄髄膜瘤部の乾燥
3. 下肢変形に対する予防
4. 上肢運動障害の早期発見

☐ 脊髄再建術と脳室腹腔短絡術（シャント術）が施行された。術後2日の体温39.0℃。呼吸数46/分，脈拍数130/分。脳圧亢進症状はない。
最も考えられるのはどれか。96-P68
5. 髄膜炎
6. 悪性高熱
7. 脳ヘルニア
8. シャント閉塞

☐ その後，児は順調に回復し退院に向けて母親に導尿の指導を行うことになった。適切なのはどれか。96-P69
9. 導尿は朝晩2回行う。
10. 導尿前後に手洗いをする。
11. カテーテルを毎回煮沸消毒する。
12. 陰部をアルコール綿で消毒する。

解答・解説

1. ○仰臥位では出生直後より排泄物で髄膜瘤が汚染されるので，術直前まで腹臥位を保持して髄膜瘤への感染症を防止する。
2. ×髄膜瘤が乾燥すると，皮膚が破れて感染症・髄膜炎になるので，術直前まで髄膜瘤を滅菌生食水で湿らせたガーゼで覆う。
3. ×脊髄神経の損傷のために下肢の麻痺変形拘縮が将来予想される。今回の手術終了後リハビリを開始する。現時点では不要。
4. ×腰仙部脊髄髄膜瘤（二分脊椎）では上肢の神経は正常であるので，早期発見は不要である。

5. ○術後2日目の発熱は肺炎，髄膜炎といった感染症を疑う。脊髄再建術では脊髄を処理するので，髄膜炎を合併する可能性がある。肺炎は多呼吸と胸部XPで判定する。
6. ×ハロタンなどの麻酔関連薬剤によって骨格筋における代謝が異常に亢進した状態。高熱（40℃以上）と筋硬直（特に咬筋）を特徴とする。手術中に発症する。
7. ×脊髄髄膜瘤では脳ヘルニアのキアリ奇形を合併する。キアリ奇形は無呼吸発作と吸気性喘鳴が主症状だが発熱はない。
8. ×シャント閉塞では脳圧亢進症状（嘔吐・頭痛・不機嫌・頭囲拡大）を示す。発熱はない。

9. ×間欠導尿は導尿間隔をあけないことが原則で，2～3時間ごとに行う。
10. ○手指の清潔操作は普通に行う程度，石けん・水道水の手洗いで十分である。
11. ×雑菌の存在する尿を扱うので，厳密な煮沸は不要である。
12. ×陰部を2～3時間ごとの導尿時にアルコール消毒すると皮膚炎を生じて，逆に不潔になる。

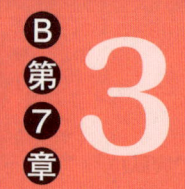

3 肥厚性幽門狭窄症
hypertrophic pyloric stenosis 〈HPS〉

> **学習の要点**　本症も看護が大切となります。症状は特徴的なので覚えやすいですね。

疾患概念

胃の**幽門部の肥厚**が原因の通過障害である。第一子で男児に多くみられ，**生後3週**ぐらいに起こることが多い。

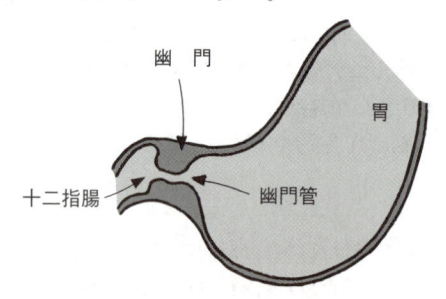

幽門／胃／十二指腸／幽門管

症　状

- **噴水状嘔吐**（無胆汁性）⇨回数・量ともに次第に増加していく。
- 上腹部が膨隆し，右季肋部に**オリーブ大の腫瘤**を触知する。
- 嘔吐を繰り返すと，**脱水，体重増加不良**をきたす。

噴水状の嘔吐

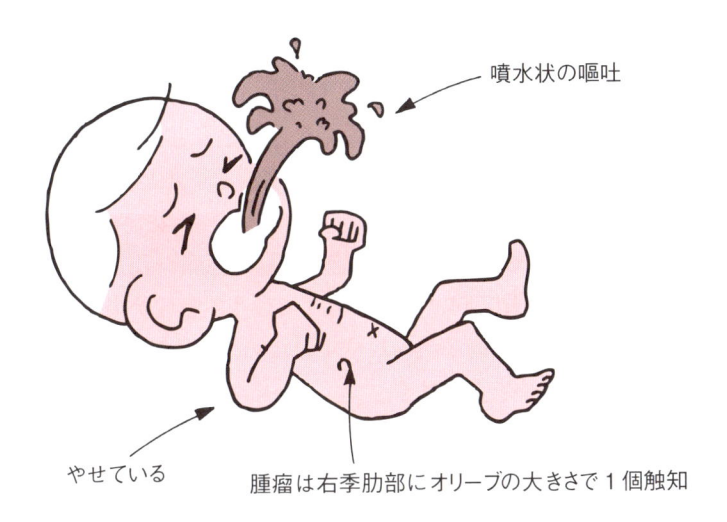

やせている

腫瘤は右季肋部にオリーブの大きさで1個触知

検査・診断

- **低クロール性アルカローシス**（嘔吐を繰り返すと，胃液中の H^+ と Cl^- が喪失して HCO_3^- が増え，クロール，ナトリウム，カリウムが減少する）
- 超音波検査で幽門部の筋層が厚く長くなる。
- 胃十二指腸造影で，**胃の拡張**と**幽門管の狭窄**

治　療

　肥厚性幽門狭窄症では繰り返す嘔吐のため，脱水と低クロール性アルカローシスになるので，入院後輸液療法にて治療し，全身状態が改善したら，まず薬物療法の硫酸アトロピン静注療法を行い，嘔吐の改善のないときは，外科手術を行う。

〈硫酸アトロピン静注療法〉

　点滴を確保し，哺乳は10～15mL/回の少量から開始，1日6回とし，アトロピン硫酸塩を哺乳10分前から5分くらいかけて静注する。徐々に哺乳量を150mL/kg/日まで漸増して，嘔吐が1日2回以下にコントロールされたら硫酸アトロピン内服療法に切り替える。

〈硫酸アトロピン内服療法〉

　硫酸アトロピン末を1日6回，哺乳30分前に2週間経口投与し，嘔吐の増悪がなければ，その後1週間ごとに1回投与量を漸減し中止する。

〈肥厚性幽門狭窄症の外科治療〉

　全身麻酔下で，粘膜外幽門筋切開術（Ramstedt 法）が行われる。最近は，腹腔鏡下で行われることが多く，手術創はほとんど目立たない。経口摂取は術後 6〜12 時間から可能で，2 日以内で補液も不要となることが多い。

看　護

- 上体を**高く**して顔を**横に**向ける。⇦嘔吐に伴う誤嚥性肺炎を防ぐため
- 左側臥位では噴門側に食物が流入しやすいため，右側臥位にさせて逆流予防を行い，排気をしやすくさせる。
- 授乳は**少量ずつ**回数を増やして与える。
- 体重を毎日測る。

肥厚性幽門狭窄症

既出問題チェック　状況設定問題

2か月の男児。2週前から嘔吐があり頻回になった。昨日，噴水様嘔吐が5回あったため外来を受診し，緊急入院した。体重4,200g。体温35.5℃。眼球結膜に黄染は認めない。上腹部に腫瘤を触知する。血液検査の結果，赤血球540万/μL，白血球10,100/μL，血小板58.6万/μL。Ht45.0%，アルブミン4.4g/dL，Na140mEq/L，K3.5mEq/L，Cl092mEq/L，動脈血pH7.48であった。

☐ 入院時の観察で最も注意する症状はどれか。97-P67
1 大泉門の陥没
2 眼瞼結膜の蒼白
3 哺乳力の低下
4 胃蠕動の低下

☐ 超音波検査および上部消化管造影検査の結果，幽門狭窄が確認された。腹腔鏡下で粘膜外幽門筋切開術を行うことになり胃管が挿入された。胃管は胃内に確実に挿入されているが胃部膨満が軽減しなかった。
対応で最も適切なのはどれか。97-P68
5 腹部温罨法
6 腹部マッサージ
7 胃内容物の吸引
8 胃内の気泡音の確認

☐ 手術後1日から授乳が開始され，経過が順調で手術後3日に退院予定となった。授乳後に嘔吐があったため母親は不安を訴えた。
退院時の説明で最も適切なのはどれか。97-P69
9 「授乳中も排気させてください」
10 「授乳の回数を少なくしてください」
11 「粉ミルクを薄めて飲ませてください」
12 「授乳後はあおむけで寝かせてください」

解答・解説

1 ○ 肥厚性幽門狭窄症では嘔吐が持続するため，体重増加不良，脱水，低栄養，電解質の異常が予想される。脱水の評価としては皮膚のツルゴールの低下，大泉門の陥没，尿量の減少，体重減少を認める。

2 × 赤血球540万・Ht45%で貧血は認めない。結膜の蒼白は貧血の所見であるが，このケースでは貧血はない。

3 × 肥厚性幽門狭窄症の嘔吐の特徴は噴水状嘔吐，嘔吐直後も哺乳力良好，無胆汁性の嘔吐である。

4 × 幽門が狭窄しているので胃の蠕動は亢進し，哺乳直後には痩せた腹部で上腹部から心窩部に向う蠕動波を観察できる。

5 × タオルや布を温水（45～50℃）にひたし，絞って局所に当てて，痛みを軽減する療法。適応として慢性的な疼痛，神経痛，胃腸の運動亢進による疼痛などがあげられている。

6 × 腹部マッサージは便秘のときに結腸の蠕動を亢進させて排便させる方法をいう。

7 ○ 手術時に胃部が膨満していると，内視鏡の視野が狭くなり危険になるので，胃内容物を吸引して，胃内の空気・胃液を排出して胃を小さくして手術を開始する。

8 × 気泡音の確認により，胃管が確実に挿入されているかを判断する。問題文に『胃管は胃内に確実に挿入されている』と記載されているので，気泡音の確認は不要とした。

9 ○ 肥厚性幽門狭窄症では哺乳力良好で哺乳時に空気を嚥下しやすく，腹部膨満になりやすい。積極的にげっぷをさせて，胃から排気・脱気させると，嘔吐しにくくなる。

10 × 授乳回数を少なくすると，1回哺乳量は増加し，腹部は膨満し嘔吐しやすくなる。

11 × ミルクを薄めても哺乳量は変化しない，カロリーは減少するので肥厚性幽門狭窄症に伴う低栄養状態は改善しない。

12 × 授乳後嘔吐をしにくい体位は右側臥位である。仰向け・仰臥位は嘔吐したとき気管支にミルクが入る可能性があるので，右側臥位を勧める。

Aちゃん（生後1か月，男児）は，2日前から嘔吐があり，昨日は噴水様嘔吐が5回あったため外来を受診し入院した。Aちゃんは体重4,200g，体温36.8℃，呼吸数36/分，心拍数120/分である。眼球結膜に黄染を認めない。上腹部に腫瘤を触知する。Aちゃんの血液検査データは，赤血球540万/μL，Ht45％，白血球10,100/μL，血小板58.6万/μL，アルブミン4.4g/dL，Na140mEq/L，K3.5mEq/L，Cl92mEq/L，動脈血pH7.48であった。

☐ Aちゃんは入院時にも胃液様の嘔吐がみられた。
　Aちゃんの現在の状態で考えられるのはどれか。103-P100
1. 代謝性アシドーシス
2. 呼吸性アシドーシス
3. 代謝性アルカローシス
4. 呼吸性アルカローシス

☐ 超音波検査と上部消化管造影の結果，Aちゃんは肥厚性幽門狭窄症(hypertrophic pyloric stenosis)と診断された。硫酸アトロピンによる保存療法で効果がなければ手術の予定である。硫酸アトロピンの静脈内注射を開始後，Aちゃんの嘔吐が消失したため，授乳を再開した。
　授乳の方法で適切なのはどれか。103-P101
5. 自律授乳にする。
6. 授乳前後に排気する。
7. 水平に抱いて授乳する。
8. 授乳後は左向きに寝かせる。

☐ その後もAちゃんは嘔吐はなく体重も増加したため，硫酸アトロピンの投与方法を静脈内注射から内服に変更することになった。
　母親に説明する内容で最も適切なのはどれか。103-P102
9. 「授乳後に飲ませてください」
10. 「内服後に顔が赤くなることがあります」
11. 「3日間嘔吐がなければ内服は中止になります」
12. 「便に血が混じることがありますが心配はありません」

> 解答・解説

1 × pH＜7.35（血液が酸性に傾いた状態）をアシドーシスといい，代謝性アシドーシスは血漿中 HCO_3^- 濃度が低下する病態で，腎不全，糖尿病性ケトアシドーシス，重症下痢症などがある。

2 × pH＜7.35（血液が酸性に傾いた状態）をアシドーシスといい，呼吸性アシドーシスは $PaCO_2$ の上昇による病態で，肺気腫・慢性気管支炎などの慢性閉塞性肺疾患（COPD），重症気管支喘息発作などで起こる。

3 ○ pH＞7.45 の状態（血液がアルカリ性に傾いた状態）をアルカローシスといい，血漿中 HCO_3^- 濃度が上昇する代謝性アルカローシスは，持続する嘔吐により Cl が異常喪失する肥厚性幽門狭窄症と，尿に Cl が異常喪失する Bartter 症候群がある。

4 × pH＞7.45 の状態（血液がアルカリ性に傾いた状態）をアルカローシスといい，$PaCO_2$ の低下による呼吸性アルカローシスは過換気状態で起こる。

---

5 × 健康乳児では自律授乳にするが，幽門狭窄症では哺乳量が多いと嘔吐しやすいので，1回授乳量を少なめに設定し，嘔吐がないときに漸増していく。

6 ○ 哺乳時に空気を嚥下することがあるので，授乳前後に排気することで嘔吐を少なくできる。

7 × 一般に授乳時の姿勢は水平ではなく，誤嚥や空気を飲み込まないために上体を軽度起こした姿勢で，抱いて授乳する。

8 × 胃の噴門と幽門の関係は左上方に噴門があり，右下方に幽門があるので，授乳後は右向きに寝かせると嘔吐をしにくい。

次のように説明するべきである。

9 × 「必ず授乳 30 分前に薬を飲ませてください」

10 ○ 「薬が少し多すぎると，内服後に顔が赤くなることがありますので，教えてください」

11 × 「2 週間嘔吐がなく体重も増加してきたら，少しずつ薬を少なくして，最後に内服を終了できます」

12 × 「便に血が混じることはありません」

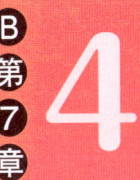

4 ヒルシュスプルング病
Hirschsprung's disease

> **学習の要点**
> 本症は，病態がわかれば症状も思いつくはずです。治療は人工肛門造設術を行いますので，術後の看護が大事になります。

疾患概念

腸管壁に存在する**神経細胞が欠如**しているために腸蠕動が起こらず，**腸管の狭窄**を生じ便の通過が悪くなる疾患。これにより下記のような症状をきたす。**男児**に多くみられ，好発部位は**直腸・S状結腸**。

症　状

- **胎便排泄遅延**
- **便秘**（浣腸で悪臭のある便が排泄される）

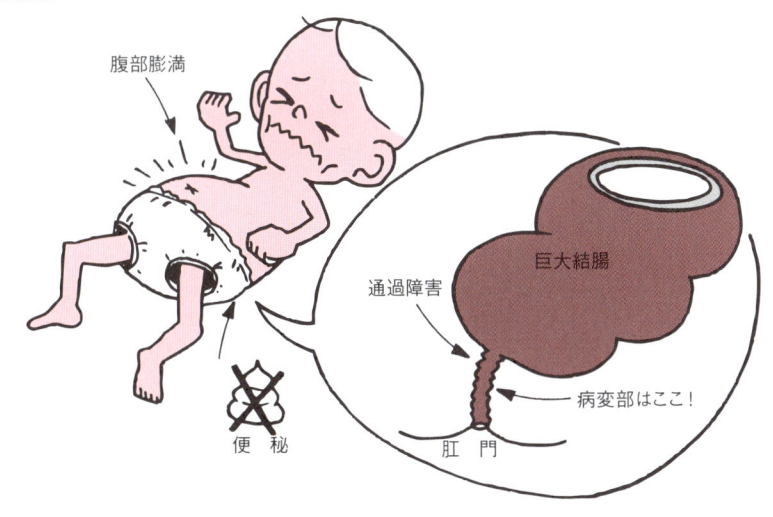

（図：腹部膨満、便秘、巨大結腸、通過障害、病変部はここ！、肛門）

- **腹部膨満**
- **胆汁の混じった嘔吐**
- **体重増加不良**

検査・診断

- 注腸造影（狭窄部とそれより口側の拡大部がみられる）
- 直腸肛門内圧測定（正常では直腸圧を上げると内括約筋は弛緩するが，本症では収縮したまま）
- 直腸生検（腸管壁の神経細胞の欠如が証明される）

治療

- まず，**人工肛門**造設術
- 6か月～1年後，スウェンソン法（根治手術）で治療

看護

人工肛門患児の管理が大切になる。

- **術後イレウス**の予防
- **創部感染**予防
- **電解質異常**の予防

ヒルシュスプルング病

既出問題チェック　状況設定問題

　生後4日の新生児。在胎39週5日に3,100gで出生した。胎便の排泄遅延，腹部膨満，嘔吐，黄疸および体重減少がみられた。検査の結果，ヒルシュスプルング病と診断された。

☐ 現在みられる症状のうち本症に直接**関係ない**のはどれか。86-P37
1. 腹部膨満
2. 嘔　吐
3. 黄　疸
4. 体重減少

☐ 2日後，人工肛門造設術が行われた。
　術後の看護で最も優先度が**低い**のはどれか。86-P38
5. 肺合併症の予防
6. 術後イレウスの予防
7. 電解質の管理
8. 創部の感染予防

☐ 術後の経過も順調で，退院に向けて両親への指導が開始された。看護師は「人工肛門から腸液がたくさん出て，ただれやすいので，注意してください」と説明している。
　人工肛門の部位で最も考えられるのはどれか。86-P39
9. 十二指腸
10. 回　腸
11. 下行結腸
12. S状結腸

解答・解説

1 ○結腸の通過障害のため，イレウスとなり腹部膨満が認められる。
2 ○結腸の通過障害のため，イレウスとなり哺乳後に嘔吐する。
3 ×生後4日の黄疸は生理的黄疸。本症では哺乳量が少なく黄疸はやや増強するが直接関係はない。
4 ○通常，生後4日では生理的体重減少がみられる（出生体重の10％以内）。症例文のなかに体重の数値が記載されていないので回答に困る。しかし，この問題は四肢択一なので，出題者は本疾患＝体重減少という理解の有無を問うていると推測し，一応「関係する」としておく。

---

5 ×新生児の術後合併症では術後肺炎・無気肺が重要で，予防のため体位交換，口腔吸引などを行う。ただし，これだけが人工肛門に関する看護ではないので，これを正解とする。
6 ○本症では拡張した腸管が術後癒着性麻痺性のイレウスを発症しやすい。
7 ○術後人工肛門から腸液が流出するため，哺乳量が少ないので電解質異常になりやすい。
8 ○手術部位の肉芽が形成されるまで創部の感染予防は重要である。

---

9 ×
10 ○
11 ×
12 ×

ヒルシュスプルング病の人工肛門は下行結腸に造設されることが多い。しかし，設問の「腸液がたくさん出る」という表現から，本症例では腸液の多い回腸に造設されたと考えられる。

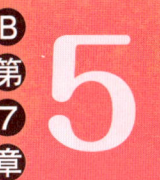

5 先天性胆道閉鎖症
congenital bile duct atresia 《CBA》

> **学習の要点**
> 本症は，その病名から病態がすぐわかると思います。症状は黄疸と灰白色の便。これをおさえておけばいいでしょう。

疾患概念

発生過程で胆道が閉鎖する疾患。

症　状

1か月健診で
- 黄疸遷延
- 便灰白色（無胆汁便）

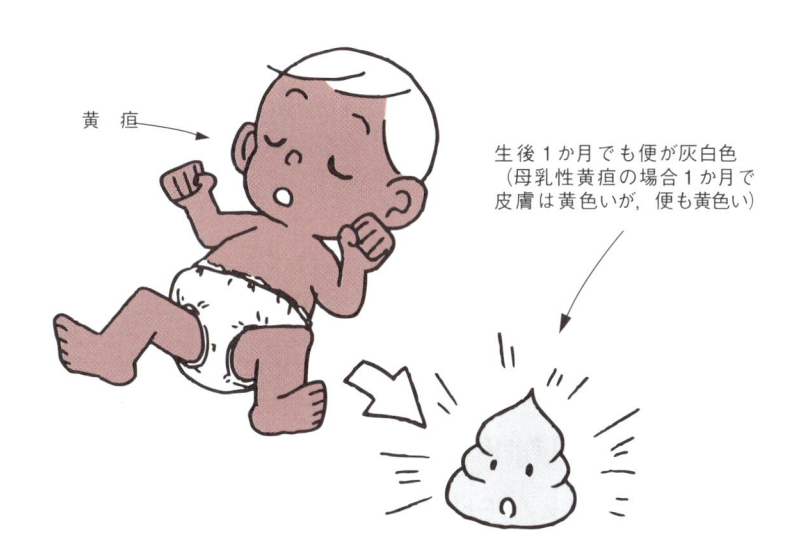

黄疸 →

生後1か月でも便が灰白色
（母乳性黄疸の場合1か月で皮膚は黄色いが，便も黄色い）

検査・診断

- 直接ビリルビン上昇
- 肝胆道シンチで異常（胆汁排泄がない）

治　療

- 小児外科で胆道再建術⇨不可能な場合は肝移植

看　護

- 難治性疾患のため家族らの精神的ケアが大切。

Pick up コラム　先天性胆道閉鎖症と肝移植

　先天性胆道閉鎖症は生後60日以内に手術すると80％成功する。長期の予後は不良で，術後10年以内に半数は肝硬変，門脈圧亢進症となり，肝移植の対象となる。日本の場合，小児では脳死の判定基準があいまいなため，親族からの生体肝移植や外国での移植に頼ることがまだまだ多いのが現状である。

先天性胆道閉鎖症

既出問題チェック　一般問題

☐ 胆道閉鎖症の乳児の便の色はどれか。99-P77
1 緑　色
2 黒　色
3 暗赤色
4 黄土色
5 灰白色

解答・解説

1 ×
2 ×
3 × 生後早期の便は黄色のことも少なくないが，全例でクリーム色から灰白色便になる。緑色便は新生児期の胎便でみられる。黒色便は上部消化管出血でみられる。1か月健診で灰白色便は胆道閉鎖症の精査が必要である。
4 ×
5 ○

一問一答（○，×を答えよ。）
☐ 1 先天性胆道閉鎖症――黄疸――白色便 77-P74
☐ 2 先天性胆道閉鎖症――便秘 88-A131

解答・解説

1 ○先天性胆道閉鎖症では出生直後の黄疸は認めないが，生後2週ぐらいから黄疸が徐々に強くなり，便も胆汁のない灰白色便になる。
2 ×本症の便性は無胆汁性の灰白色便。

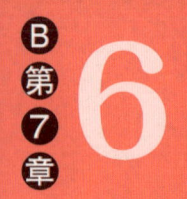

6 心室中隔欠損症
ventricular septal defect

> **学習の要点**
> 欠損口の位置・大きさによって予後と治療方針が異なること，乳児期心不全の症状などがポイントになります。

疾患概念

左右の心室を隔てる心室中隔に欠損口があるために左→右シャントが生じる疾患で，先天性心疾患のうち最も頻度が高い。

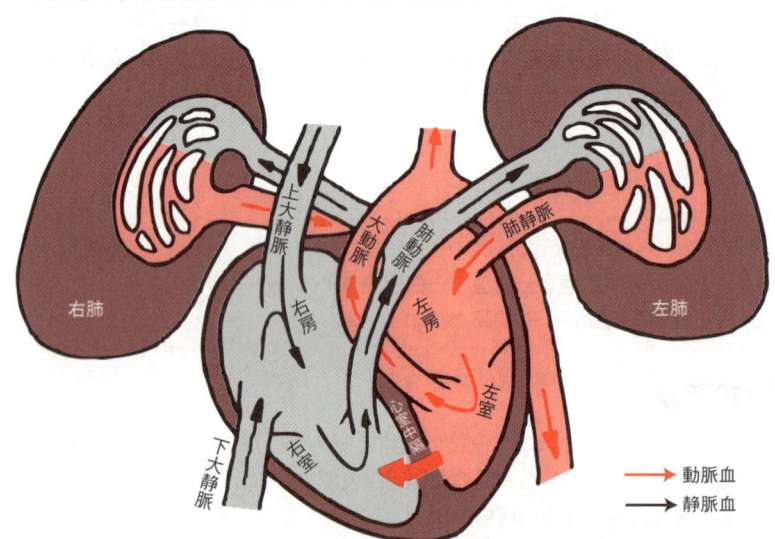

→ 動脈血
→ 静脈血

右室と左室の間の心室中隔に穴（欠損口）がある。左室圧のほうが高いので，シャント血流（酸素化された血流）は，左室から右室へ流入し，肺へと流れ込む。この結果，肺血流量は増加し，左房・左室への還流も増加する。このため左房と左室の拡大・肥大が起こる。欠損口を通しての左→右シャント量は欠損口の大きさ，肺血管抵抗の程度により左右される。シャント量が多いと心不全を起こすので乳児期での手術が必要となる。

欠損口の位置により以下の4型に分類される。
(1) 漏斗部型：大動脈弁閉鎖不全を起こしやすいので手術適応がある。
(2) 膜様部型：最も頻度が高い。
(3) 流入部型
(4) 筋性中隔型

症　状

(1) 胸骨左縁第**3～4肋間**の**汎収縮期雑音**
　　・肺血管抵抗が高い新生児期には聴取しにくい。欠損口が**小さいほど**ジェット流が速くなり雑音の大きさは**顕著**になる。
(2) シャント量が多い症例では**心不全**症状
　　・逆にシャント量が少ない小欠損口では無症状。

〈乳児期の心不全の症状〉
　a．**多呼吸**
　b．**哺乳力不足**
　c．**体重増加不良**
　d．**多　汗**
　e．**頻回の呼吸器感染症**

心不全症状の乳児

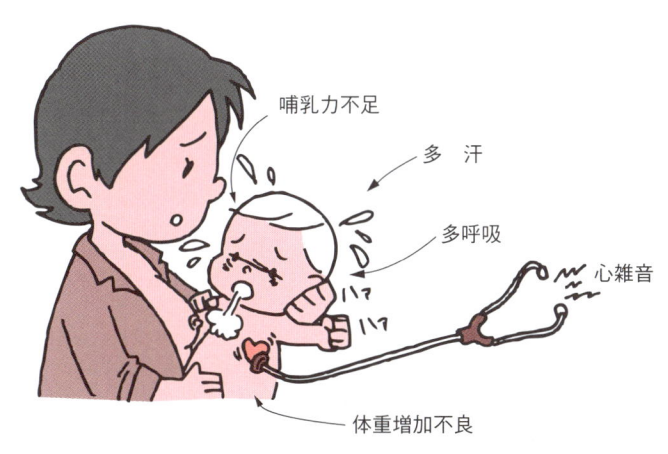

哺乳力不足
多汗
多呼吸
心雑音
体重増加不良

検査・診断

心雑音，心エコーで欠損口を証明することでなされる。シャント量が多い中〜大欠損口では胸部エックス線で肺うっ血像を示す。

治療

(1) 小欠損口のものは治療の対象にならない。1歳までに自然閉鎖傾向があるので観察のみで十分である。
(2) 中等度以上の欠損口で乳児期に心不全症状を呈するものはジギタリスなどの強心薬や利尿薬による治療を行う。
(3) 内科的治療によっても心不全が改善しない症例では外科手術を考慮する。

手術は前方開胸による心内手術で，欠損口をパッチで閉鎖するので人工心肺が必要である。

注）心室中隔欠損症では抜歯などにより感染性心内膜炎を起こすので，十分な注意（抗菌薬投与）が必要である。漏斗部型では心不全の有無にかかわらず，大動脈弁閉鎖不全をきたす前に手術を考える。

看護

脈拍，呼吸数，体重増加，哺乳力などによって心不全の状態にあるかどうか判定する。心不全がなければまったく普通の児と同じ扱いをする。心不全があれば安静*，水分の出入り，バイタルサインの動きに十分注意する。

　*安静は主に次のような方法で行う。
　　①上体を高くして臥床させる。
　　②啼泣を避ける。
　　③必要であれば鎮静薬を投与する。

Pick up コラム　アイゼンメンジャー症候群
Eisenmenger syndorome

　心室中隔欠損症においては左→右シャントの存在のため肺血流が増加する。この状態が持続すると肺血管抵抗が増加するため右室圧が徐々に増加してくる。そして，ついには右室圧が左室圧を凌駕し，右→左シャントとなりチアノーゼを呈する状態になったものをアイゼンメンジャー症候群とよぶ。この場合手術適応はない。

心室中隔欠損症

既出問題チェック　一般問題

☐ 肺高血圧が長期に持続し，肺血管抵抗が上昇することにより，短絡血流が主に左右短絡から右左短絡になった状態はどれか。104-A61
1 拡張型心筋症
　dilated cardiomyopathy
2 総肺静脈還流異常症
　total anomalous pulmonary venous return
3 Fallot〈ファロー〉四徴症
　tetralogy of fallot
4 Eisenmenger〈アイゼンメンジャー〉症候群
　Eisenmenger syndrome

解答・解説

1 ×
2 ×　心室中隔欠損症の児において，肺血管抵抗の上昇の結果，左→右短絡から右→
3 ×　左短絡が優位となり，チアノーゼを呈すると Eisenmenger 症候群とよばれる。
4 ○

一問一答（○，×を答えよ。）
☐ 1 自然閉鎖によって治癒する例がしばしばみられる。79-A136
☐ 2 自然予後には欠損の大きさと位置が関係する。81-A142
☐ 3 手術では一般に後側方開胸を行う。79-A98
☐ 4 肺動脈絞扼術によって心室中隔欠損症を治療する。80-A94

解答・解説

1 ○小欠損口では1歳までに50〜60％が自然閉鎖する。
2 ○欠損口が大きいほど心不全を生じやすく，また，漏斗部型では大動脈弁閉鎖不全を起こし予後不良である。
3 ×手術は開心術によるパッチ閉鎖のため前方開胸である。
4 ×肺動脈絞扼術は肺血流量の多い心内膜床欠損症に対して行う姑息的手術である。

心室中隔欠損症

既出問題チェック　状況設定問題

　Aちゃん（生後3か月）は，体重2,850gで出生した。Aちゃんは，出生直後から心雑音を認め，中等度の心室中隔欠損症（ventricular septal defect）と診断された。強心薬と利尿薬との内服で経過観察していた。昨日から喘鳴と哺乳力低下とがみられるようになり，心不全の治療のため入院となった。入院時，Aちゃんは体重5,050g，体温37.6℃，呼吸数52/分，発汗が著明である。チアノーゼはみられない。ミルクは約100mL/回を1日6，7回哺乳している。

☑ Aちゃんの血行動態で正しいのはどれか。101-A109
1. 肺血流量の増加
2. 右心室から左心室への短絡
3. 大動脈から肺動脈への短絡
4. 大静脈から還流する血液量の増加

☑ Aちゃんの看護計画で適切なのはどれか。101-A110
5. 1日2回沐浴する。
6. 毎朝授乳前に体重測定をする。
7. 啼泣時はミルクを追加して与える。
8. フォローアップミルクを飲ませる。

☑ 入院後5日の朝，看護師が病室に行くと母親は疲れた顔をしてAちゃんを抱いていた。母親は「この子は泣いたら泣き止まないんです。オムツを替えても抱っこしてもだめなんです。この子は私を責めているんです。私は母親失格です」と涙を浮かべて話した。
　母親の話を傾聴した後の対応で最も適切なのはどれか。101-A111
9. 精神科の受診を勧める。
10. 親がしっかりしなければと励ます。
11. 泣き止むまで泣かせて良いと伝える。
12. 母親の対応が悪いのではないと伝える。

> **解答・解説**

1 ○ Aちゃんが示している喘鳴は，左→右短絡による肺血流量増加のための心不全症状である。

2 × 右心室から左心室への短絡があれば静脈血が全身に循環するためチアノーゼが出現するはずである。

3 × 胎生期に大動脈と肺動脈をつなぐ動脈管は，出生後，肺呼吸開始とともに動脈血酸素飽和度が上昇すると収縮し，数週間以内で器質的閉鎖する。

4 × 左→右短絡が起こっているため，本来全身に送る血液の一部が肺動脈に流れ込んでおり，むしろ全身の血液量は減少している。

---

5 × 乳児期の子どもにとって，最も身体や心臓に負担をかける日常生活動作は沐浴である。乳児は新陳代謝も激しく，毎日の沐浴は必要であるが1日2回は心臓への負担を増強させてしまう。

6 ○ 現在Aちゃんは，臨床症状から肺血液量が増加し，心不全状態であると考えられる。心不全の程度を理解するために体重増加は一つの指標であるため，毎日条件を一定にして測定する。

7 × 現在1日の摂取量が600〜700mLで1日に約400〜450kcal摂っており，必要カロリーを満たしていないが，摂取する水分量が増加すると心負荷がかかるため，むやみやたらに追加してはならない。

8 × 子どもの成長とともに，母乳だけからでは十分吸収できない鉄分やミネラルなどが不足してくる。そのため，それらの栄養素が添加されているミルクをフォローアップミルクといい，少なくとも生後9か月以降に与える。

---

9 × 母親の精神状態は不安定ではあるが精神疾患ではない。まずは母親の気持ちを理解することを優先する。

10 × 現在，母親はひどく落ち込んでいるため，励ましはかえって逆効果となる危険性がある。

11 × 泣くことは酸素消費量を増加させ心負荷を増大させてしまう。心疾患の子どもの場合，できるだけ泣かせないケアを工夫する必要がある。

12 ○ 母親は健康な子どもに産んであげられなかったことや上手く泣き止ませることができないことに自分を責め，育児に自信を失いつつある。子どもの泣きの原因は身体の不調によるところが大きいことを説明する必要がある。

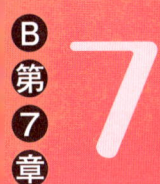

第7章 ファロー四徴症
tetralogy of Fallot

> **学習の要点**
> チアノーゼ型心疾患の代表ですが，まずこの四徴を覚えてください。次に血行動態，治療法について学習しておくとよいでしょう。

疾患概念

　ファロー四徴症の本質は，肺動脈狭窄による肺動脈血流の減少，肺動脈狭窄による右室圧の上昇および心室中隔の存在による**右→左シャント**によるチアノーゼである。

　四徴は，①**肺動脈狭窄**，②**心室中隔欠損**，③**大動脈騎乗**，④**右室肥大**。

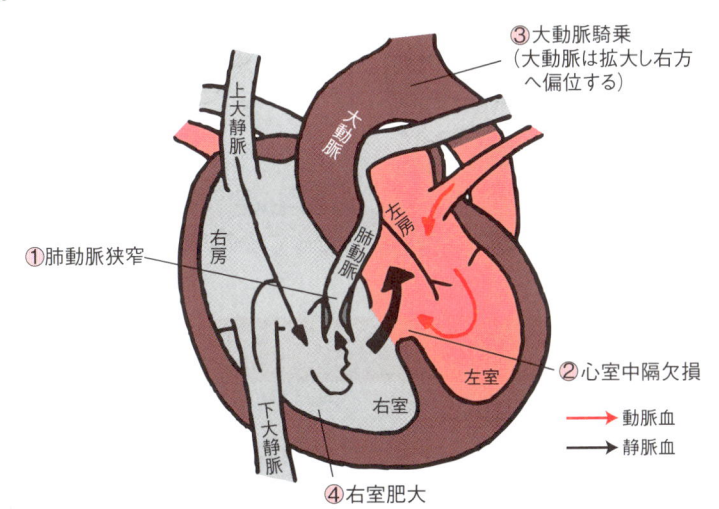

図：ファロー四徴症の心臓の構造
- ③大動脈騎乗（大動脈は拡大し右方へ偏位する）
- ①肺動脈狭窄
- ②心室中隔欠損
- ④右室肥大
- 上大静脈，下大静脈，右房，右室，左室，大動脈，肺動脈
- → 動脈血
- → 静脈血

　肺動脈（漏斗部）の狭窄のために右室圧は上昇し，肺動脈への血流量は低下する。この右室から静脈血は（左右両心室の上にまたがっている）大動脈へ直接駆出される（太い黒矢印）。こうして，大動脈へは体静脈血が直接流入することになるので，身体はチアノーゼを示す。

症　状

- 成長するにしたがって増強する**チアノーゼ**（**新生児期にはないことが多い**）
- チアノーゼ発作（無酸素発作）：突然呼吸困難，チアノーゼを起こし，ひどいと意識消失をきたす。
- 運動時の**呼吸困難**と運動後の**蹲踞**（イラスト参考）

　ファロー四徴症の無酸素発作は主として乳児期にみられ，**啼泣，哺乳，排便**などが誘因となり朝に起こりやすい。

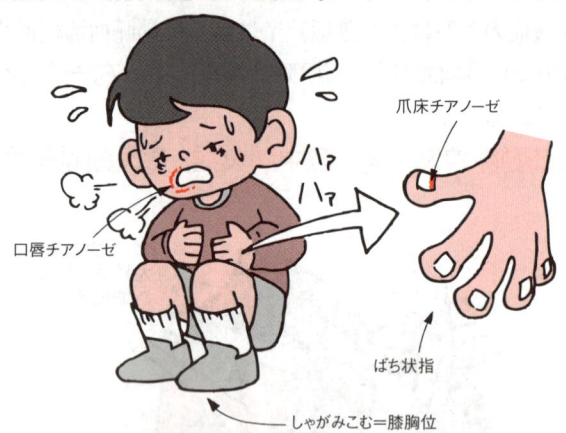

しばらく歩いたあと，しゃがみこみ，少したってから再び歩きだす。これを繰り返すことを蹲踞という。

検査・診断

- 心電図：**右軸偏位，右室肥大**
- 胸部レントゲン：肺野は明るく**木靴心**を呈する。
- 心エコー，心血管造影
- 赤血球増加症（ただし相対的鉄欠乏性貧血）

治　療

(1) 内科的治療：肺動脈狭窄を増悪させるので**ジギタリスは禁忌**
　a．チアノーゼ発作の予防：安静，**β遮断薬**プロプラノロール内服など
　b．鉄欠乏に対し**鉄剤**投与（赤血球増加症＝相対的鉄欠乏性貧血のため）
　c．無酸素発作の治療：**モルヒネ**皮下注，**膝胸位**をとらせる。
　d．感染性心内膜炎の予防：抜歯時抗菌薬投与，**ただし根治術を行い心室中隔が閉鎖されれば，この必要はない。**

(2) 外科的治療
　a．**短絡術（姑息的手術）**：肺血流を増加させるため**体循環と肺循環を吻合**する。
　・ブラロック手術（鎖骨下動脈-同側肺動脈吻合）
　・ウォーターストン手術（上行大動脈-右肺動脈吻合）
　・ポッツ手術（下行大動脈-左肺動脈吻合）
　　発作の予防にβ遮断薬プロプラノロールを内服してもチアノーゼ発作を繰り返す乳児に対して，肺血流を増加するために短絡術が行われる。
　b．**根治術**：**肺動脈狭窄解除**および**心室中隔欠損の閉鎖**。従来は3〜4歳で行われてきたが，最近は乳児期に行う。

看　護

(1) 心疾患に対する看護
　a．**安静**：できるだけ啼泣を避け，不穏状態が続くときは鎮静薬の投与（負担をできるだけ避ける）
　b．**バイタルサイン**の測定
　c．**チアノーゼ**および顔色のチェック：チアノーゼ発作（無酸素発作）に対する対処法を知っておく。→**膝胸位**をとらせる。

(2) 外科手術に対する看護
　a．チアノーゼ発作を予防するために，入院中は安静にし，できるだけ啼泣することを避け，手術に備える。
　b．術式を熟知し術前のオリエンテーションができるようにする。
　c．母親の不安を除去する。　など

> **Pick up コラム　チアノーゼ**
>
> 　還元型ヘモグロビンが増加し，口唇，爪床などが紫色にみえる状態をいう。
> 　心疾患では右→左短絡がある場合にみられ，また肺疾患でも認められる。両者の鑑別は，100％酸素投与で改善すれば後者が，改善しなければ前者が考えられる。
> 　代表的なチアノーゼ性心疾患は完全大血管転位（生下時から）とファロー四徴症（乳児期から）である。
> - チアノーゼ型心疾患：ファロー四徴症，完全大血管転位，肺動脈閉鎖，総肺静脈還流異常など
> - 無チアノーゼ型心疾患：心室中隔欠損症，動脈管開存症，心房中隔欠損症など

ファロー四徴症

既出問題チェック　一般問題

> ☑ 先天性疾患はどれか。100-A14
> **1** インフルエンザ脳症
>   influenza encephalopathy
> **2** ファロー四徴症
>   tetralogy of Fallot
> **3** 気管支喘息
>   bronchial asthma
> **4** 腎結石
>   renal stone

解答・解説

1 ×
2 ○
3 ×
4 ×

インフルエンザ脳症は感染症，気管支喘息はアレルギー要因，腎結石は大多数は特発性であり，いずれも後天性発症である。ファロー四徴症は先天性心疾患である。

> ☑ ファロー四徴症の乳児。無酸素発作を繰り返すようになり手術を受けることになった。
> 手術前の看護で**適切でない**のはどれか。94-A124
> **1** 腹臥位にする。
> **2** おむつを緩めにする。
> **3** 泣いたらすぐ抱っこする。
> **4** 乳首の穴を大きいものにする。

解答・解説

1 ×チアノーゼ発作を見逃さないためには，顔色・表情・チアノーゼの変化に注意が必要である。腹臥位では看護師から子どもの顔がみえず，発作時には呼吸が腹臥位ではさらに苦しくなるので，仰臥位がよい。
2 ○腹圧が急に上昇すると，チアノーゼ発作が誘発されるので，きついオムツよりもゆるめのオムツがよい。
3 ○啼泣はチアノーゼ発作を誘発させるので，術前には泣いたらすぐに抱っこして，泣き止むようにする。
4 ○乳児は哺乳中に呼吸と嚥下を同時に行っているので，哺乳はチアノーゼ発作を誘発させるので，飲みやすい大き目の穴の乳首がよい。

一問一答（○，×を答えよ。）
- ☐ **1** チアノーゼ性心疾患の中で最も頻度が高い。81-A108
- ☐ **2** ファロー四徴症──肺血流量低下──無酸素発作 89-P74
- ☐ **3** 右心室圧と左心室圧とがほぼ等圧で肺動脈圧の低下をみる。81-A108
- ☐ **4** ウォーターストン手術は学童期以降に行う。81-A106

解答・解説

1 ○ファロー四徴症はチアノーゼ性心疾患の代表的疾患である。

2 ○肺動脈狭窄による肺血流量の低下およびこれに伴う無酸素発作は本症の特徴である。

3 ○肺動脈狭窄の存在のため，右室圧が上昇する。また肺血流量，肺動脈圧は低下する。

4 ×ウォーターストン手術は上行大動脈と右肺動脈を吻合する短絡術の一つで，乳児期に無酸素発作をきたすような例に対して行われる。

ファロー四徴症

既出問題チェック　状況設定問題

在胎40週，3,100gで出生した新生児。胎児超音波検査で先天性心疾患を疑われていたが，検査の結果，ファロー四徴症と診断された。全身状態が良好であったため，外来通院で経過を観察することとなり1か月で退院した。

☐ 生後5か月になり，ファロー四徴症に伴う症状を呈するようになってきた。乳児に**認められない**症状はどれか。98-P106
1. 浮腫
2. 頻脈
3. 多呼吸
4. 哺乳不良

☐ 2歳になり児は根治手術を受けることとなった。
手術前に注意すべき症状はどれか。98-P107
5. 乏尿
6. 起坐呼吸
7. 頻拍発作
8. 無酸素発作

☐ 根治手術が成功し，その後も外来受診が継続された。ある日母親から「乳歯が虫歯になり抜くことになりました。何か注意することがあれば事前に知りたいのですが」と小児科外来に電話があった。
説明で適切なのはどれか。98-P108
9. 入院による抜歯となる。
10. 出血が止まりにくい。
11. 抜歯前に抗菌薬を内服する。
12. 特別な注意点はない。

解答・解説

1 × ｝うっ血性心不全がないので，浮腫は認めない。頻脈・多呼吸・哺乳不良は通常
2 ○ は乳児期のうっ血性心不全の症状であり，ファロー四徴症では認めることは少
3 ○ ないが，チアノーゼ発作，貧血を伴うとき，運動時には認められる可能性もあ
4 ○ るので浮腫とした。

---

5 ×ファロー四徴症ではうっ血性心不全症状はないので，乏尿を認めない。
6 ×ファロー四徴症では，うっ血性心不全や呼吸不全の症状の起坐呼吸は認めない。
7 ×発作性頻拍は，突発的に出現し急激に停止する頻拍発作であり，その発生部位により，上室頻拍および心室頻拍に大別されるが，ファロー四徴症では出現しない。
8 ○チアノーゼ発作は生後2〜3か月の乳児期早期から幼児期にかけてみられる。啼泣，哺乳，排便，息ごらえ，労作，体動などが誘因となり覚醒時にみられることが多い。

---

9 ×入院による抜歯は不要である。外来で可能である。
10 ×術後抗凝固薬の服用をしている場合は出血が止まりにくいことがあるが，ファロー四徴症ではない。
11 ○歯科治療，皮膚切開，扁桃切除などを受けるときには抗菌薬の予防投与を行う。
12 ×特別な注意が必要である。

B. 健康障害と看護
第8章　心身障害のある小児と家族

1 心身障害の定義と種類 …………………… 266
2 小児と家族の日常生活への支援と
　社会資源の紹介 ………………………… 268
3 脳性麻痺 …………………………………… 270
　cerebral palsy
4 てんかん …………………………………… 275
　epilepsy
5 発達障害 …………………………………… 281
　developmental disorder

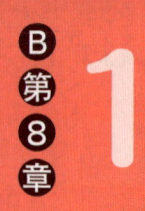

心身障害の定義と種類

学習の要点
かつては死に至っていた疾患も，現在ではその不幸から逃れることが可能になりました。しかし，彼らのなかには，心身に何らかの障害を残す子どももいます。これらの障害についてみていきます。

心身障害の定義

障害者基本法では障害児を次のように位置づけている。「障害者（児）とは**身体障害，知的障害，精神障害**（**発達障害**を含む。）その他の心身の機能の障害がある者であって，障害および社会的障壁により継続的に日常生活または社会生活に相当な制限を受ける状態にあるものをいう」

心身障害の種類

- 身体障害児⇨肢体不自由児（脳性麻痺児など）
  　　　　　　視覚障害児
  　　　　　　聴覚・平衡機能障害児
  　　　　　　音声・言語機能障害児
  　　　　　　内部障害児（心臓・腎臓・呼吸器・膀胱・大腸・小腸・免疫など）
- 精神障害児⇨知的障害児（精神遅滞）
  　　　　　　情緒障害児（アスペルガー症候群，広汎性発達障害など）
- 重複障害児⇨上記の障害を2つ以上もっている障害児
- 重度心身障害児
  　　　　　⇨重度の知的障害および重度の肢体不自由が重複している小児

知的障害の分類

知的障害の程度		IQ の程度	教育的見地
軽度	日常の身辺整理が自分ででき，具体的で簡単なことから抽象・一般化の思考もでき，社会的な自立の可能なもの。	70〜50	教育可能型
中度	他人の介助や指導があれば，身辺整理や日常言葉の理解，社会参加が一般に可能であるが，判断力には欠ける。	50〜25	訓練可能型
重度	言語理解，意志や感情の交換，社会的適応が困難で，身辺整理に介助を要し，成人になっても自立の難しいもの。	25以下	保護養育型

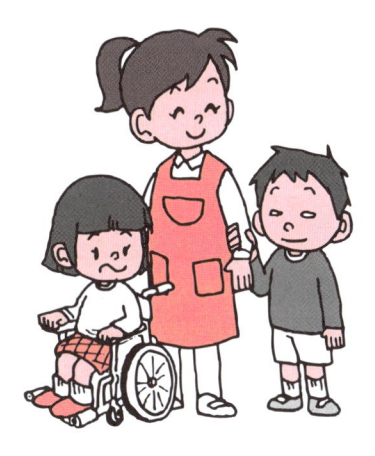

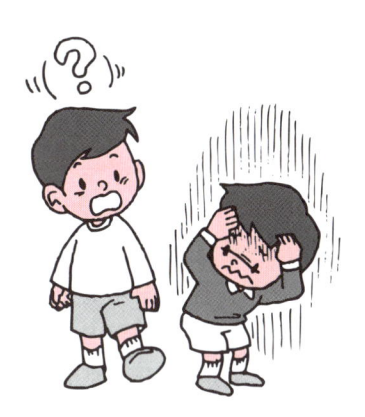

身体障害児　　　知的障害児

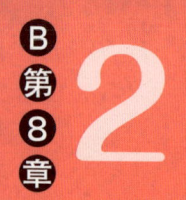

2 小児と家族の日常生活への支援と社会資源の紹介

> **学習の要点**
> 心身障害児の看護は，ハンディを抱えながらも前向きに人生が送れるようにすることが大切です。家族による養育が基本ですが，場合によっては社会資源を上手に活用していくよう支援しましょう。

行政組織

- **児童相談所**：**児童福祉法**に基づいて**都道府県**および**指定都市**に設置されている児童福祉行政の実施機関である。子どもと家族の各種の相談に応じ，調査・判定を行い，児童福祉法に定める入所の決定などの各種の措置を行う。

- **福祉事務所**：**社会福祉法**と**障害者総合支援法**に基づいて**社会福祉事業の窓口機関**として設置されている。福祉事務所の事業のなかで子どもに関しては，**保育所**への入所と分娩費用の援助である**入院助産**がある。

児童福祉施設の種類

乳児院，児童養護施設，保育所（園），福祉型障害児入所施設，医療型障害児入所施設，福祉型児童発達支援センター，医療型児童発達支援センター，情緒障害児短期治療施設，助産施設，母子生活支援施設，児童厚生施設（児童館・児童遊園），児童自立支援施設，児童家庭支援センターなど。詳しくはp.7の「児童福祉法」の児童福祉施設の解説を参照のこと。

小児と家族の日常生活への支援と社会資源の紹介

既出問題チェック　一般問題

☐ 児童相談所で正しいのはどれか。100-A35
1 国が設置する。
2 児童福祉司がいる。
3 設置は任意である。
4 一般的な事例への対応が中心である。

解答・解説

1 ×都道府県および政令指定都市が設置する。
2 ○そのほかに，精神衛生関係の医師，児童心理司などの専門職員がいる。
3 ×児童福祉法第12条により都道府県と政令指定都市に少なくとも1か所は設置するように義務づけられている。
4 ×専門的な業務を行う。

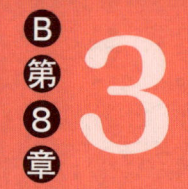

3 脳性麻痺
cerebral palsy

> **学習の要点**
> 原因として周産期要因が多いこと，症状に運動発達遅滞がみられること，合併症にはてんかんなどがあることを覚えてください。

疾患概念

受胎から新生児までに生じた脳の障害による**運動と姿勢の異常**をいう。**低出生体重児**と**重症仮死**が原因として多い。

症　状

首がすわらない，体が反り返りやすいなどの**運動発達遅滞**がみられる。合併症として，**てんかん**，**知的障害**，**言語障害**などがある。

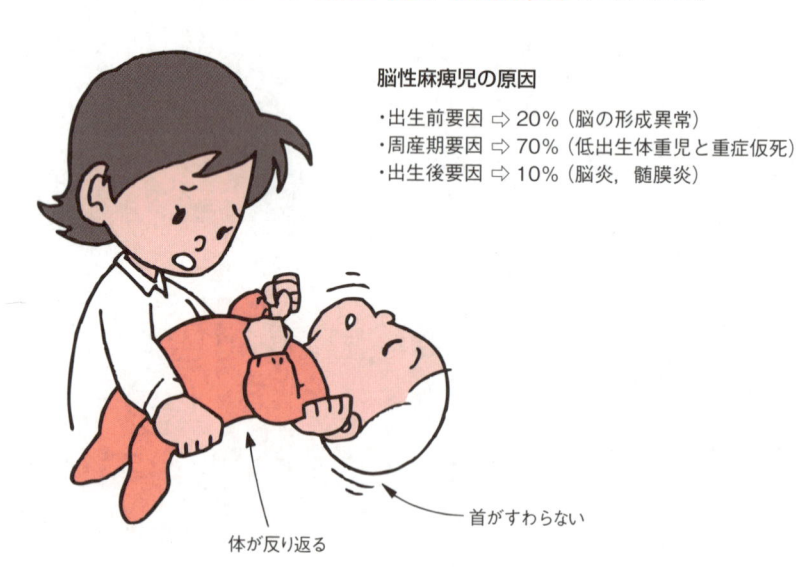

脳性麻痺児の原因
- 出生前要因 ⇨ 20％（脳の形成異常）
- 周産期要因 ⇨ 70％（低出生体重児と重症仮死）
- 出生後要因 ⇨ 10％（脳炎，髄膜炎）

首がすわらない
体が反り返る

分類

運動障害の部位によって以下のように分類されている。

- **単麻痺**：**一肢**だけの麻痺
- **対麻痺**：**両側下肢**だけの麻痺
- **片麻痺**：**片側上下肢と片側顔面**の麻痺
- **三肢麻痺**：**両下肢と一側上肢**の麻痺
- **四肢麻痺**：**四肢**の麻痺で，次の3つに分けられる
  - **四肢麻痺**：四肢すべての麻痺
  - **両側片麻痺**：完全片麻痺と対側の不全麻痺
  - **両麻痺**：**下肢**の障害が上肢より強い

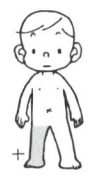

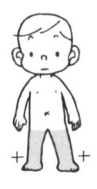

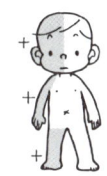

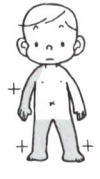

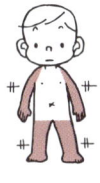

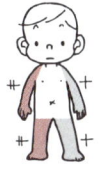

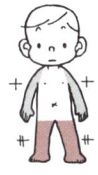

単麻痺　対麻痺　片麻痺　三肢麻痺　四肢麻痺　両側片麻痺　両麻痺

また，運動障害の型によっても分類される。

- **痙　性**：**伸展反射**の亢進
- **アテトーゼ型**：**不随意**な**非協同性**の筋緊張
- **強剛型**：痙性より強い筋緊張で，**屈筋**と**伸筋群**の緊張が亢進
- **失調型**：**協同運動**と**平衡機能**の障害
- **振戦型**：**律動的**な不随意運動
- **混合型**：**痙性**と**アテトーゼ型**の混合

検査・診断

原始反射の残存，姿勢の異常，筋トーヌスの異常，発達遅滞より診断する。

治療

理学療法などの早期療育を行う。

看護

機能発達および精神発達の促進と家族への援助が大切となる。

脳性麻痺

既出問題チェック　状況設定問題

1歳6か月の女児。両親との3人家族。6か月健康診査時に首がすわっていなかったため専門医の受診を勧められた。様子を観察しながら諸検査を行った結果，最近になって脳性麻痺と診断された。

☐ 診断の手がかりとなったのは図の反射であった。
　この反射はどれか。93-P70

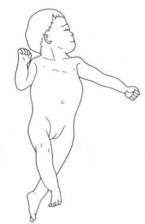

1 モロー反射
2 手掌把握反射
3 交叉性伸展反射
4 非対称性緊張性頸反射

☐ 治療・訓練の開始時期で適切なのはどれか。93-P71
5 すぐに
6 首がすわったら
7 座位ができたら
8 拘縮が認められたら

☐ まもなくけいれん発作を起こすようになり，入院して抗けいれん薬による治療を受けた。退院時，フェノバルビタールが朝，夕2回/日，抱水クロラール坐薬が頓用で処方された。3か月後のある日の夕方，母親から「今朝の薬を飲ませ忘れてしまいました。退院後けいれんは起きていないけれど，どうしたらよいですか」と電話があった。
　対応で適切なのはどれか。93-P72
9 すぐに病院へ連れて来るように伝える。
10 抱水クロラール坐薬を使用するように伝える。
11 夕方の薬を処方どおり飲ませるように伝える。
12 忘れた理由を詳細に尋ねる。

解答・解説

1 × 児の頭と背を検者の手で支え，頭を急に後屈させると反射的に上肢を伸展・外転させ，次いで上肢をゆっくり抱えこむように屈曲させる。新生児反射の代表で普通生後4か月までに消失する。

2 × 検者の指を児の尺骨側から手のなかに入れ，手掌を圧迫すると，全指が屈曲し検者の指を握りしめる。下部上腕神経叢の障害では手掌把握反射は消失する。

3 × 検者の一方の手で背臥位の新生児の膝をおさえつけて下肢を伸展させ，他方の手で同側の足の裏に刺激を与えると反対側の下肢が最初に屈曲したあとに，刺激を与えている手を払いのけるように伸展・交叉する反応をいう。脊髄障害や末梢神経障害のときに欠如また減弱する。

4 ○ 仰臥位にした新生児の顔を他動的に一方に回すと，顔の向いている側の上下肢が伸展し，後頭側の上下肢が屈曲する反射をいう。正常では4～6か月で消失する。脳性麻痺ではこのような姿勢の異常や反射の異常が続くことが診断の目安になる。

5 ○
6 × 脳性麻痺児においては反射の異常により運動発達の遅れ，姿勢の異常がみられ
7 × るので，この問題を改善させるための早期の理学療法が必要である。
8 ×

9 × 現在けいれんがないので緊急性はない。

10 × 頓用はあくまでけいれん発作が起こったときに使用するもので，現在は使用すべきではない。

11 ○ 抗けいれん薬の内服は多少の回数を忘れても，けいれんが起きなければ問題はない。

12 × 服用を忘れた理由を聴取しても問題の解決には役立たない。

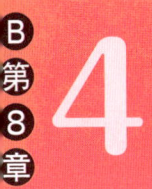

4 てんかん
epilepsy

> **学習の要点**
> てんかんにはいくつかの病型があります。本文をみて，それぞれの特徴をしっかりつかんでおきましょう。

疾患概念

神経細胞の異常放電によって起こる反復性・発作性の運動・意識・知覚の異常。種々の成因によって生じ，臨床症状や検査所見もさまざまである。60％は原因不明。

てんかんは**全般発作**と**部分発作**に分けられる。

(1) 全般発作：異常放電が両側大脳半球全体から同時に起こる。
　　a．特発性全般発作（原因が不明で脳に**器質的病変がみられない**）
　　　・強直間代発作（大発作）
　　　・小児欠神発作（小発作）
　　　・ミオクローヌス発作
　　b．潜因性全般発作（脳に器質的病変がみられるが**病因は特定できない**）
　　　・ウエスト症候群（点頭てんかん）
　　　・レノックス・ガストー症候群

(2) **部分発作**：異常放電が一側大脳半球の限局した部位から起こる。
　　a．単純部分発作（発作中に**意識障害がない**）
　　　・焦点発作（ジャクソンてんかん）
　　　・自律神経発作
　　b．複雑部分発作（発作中に**意識障害を伴う**）
　　　・精神運動発作

症　状

〈全般発作〉

(1) 強直間代発作（大発作）：全身の強直けいれんに間代けいれんが続発するもので呼吸停止，チアノーゼ，嘔吐，失禁を伴い，発作後は眠り込む。10歳代に好発する。強直けいれんは四肢が突っ張るけいれんで，間代けいれんは全身の力が入ったり抜けたりするものである。

(2) 小児欠神発作（小発作）：5〜8歳の女児に好発する，突然の意識消失発作。数秒から十数秒で回復。

(3) ミオクローヌス発作：年長児に多い。四肢または体幹の筋が対称性に瞬間的にれん縮する。

(4) ウエスト症候群：乳児，とくに生後6か月前後に好発。入眠時に瞬間的に首の前屈，上肢挙上，下肢屈曲の発作。発作は繰り返して出現（シリーズ形成）。知的障害合併。

(5) レノックス・ガストー症候群：3〜5歳に好発。強直発作，間代発作，脱力発作，非定型欠伸発作などが混在して頻発する。ウエスト症候群からの移行例が多い。知的障害合併。

ウエスト症候群

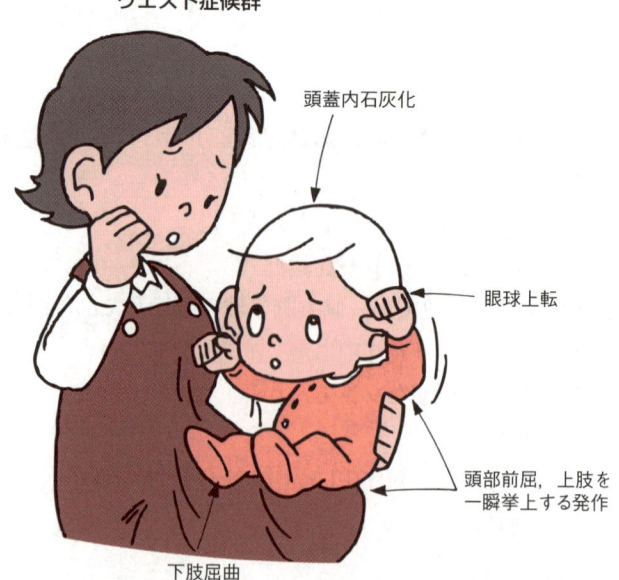

- 頭蓋内石灰化
- 眼球上転
- 頭部前屈，上肢を一瞬挙上する発作
- 下肢屈曲

ウエスト症候群はこれらの発作を短時間に繰り返す。

〈部分発作〉

(1) 焦点発作（ジャクソンてんかん）：**部分発作**が次第に**全般発作**の形をとっていくのが特徴。例えば，一側の上肢あるいは下肢，顔面に始まったけいれんが徐々に進行して全身に拡大していく。
(2) 自律神経発作：**10歳前後**に好発する。発作性に頭痛，腹痛，頻脈などの**自律神経症状**が現れる。
(3) 精神運動発作：**10〜20歳に好発する**。**自動症**（口をもぐもぐさせる，舌打ちをする），**意識消失**，**興奮**などを呈する。

検査・診断

詳細な問診と脳波検査。ウエスト症候群の脳波は**ヒプスアリスミア**（下記Pick upコラム参照）。補助検査として頭部CTやMRI。

治療

(1) 強直間代発作：バルプロ酸ナトリウム，フェノバルビタール，フェニトイン
(2) 小児欠神発作：バルプロ酸ナトリウム，エトスクシミド
(3) ウエスト症候群：副腎皮質刺激ホルモン（ACTH），バルプロ酸ナトリウム，ビタミンB_6
部分発作に対してはカルバマゼピンが第一選択薬となる。

看護

大発作時の看護：衣服を緩め，安全な場所に寝かせる。**気道**の確保。**酸素吸入**，**吸引器**の準備。**静脈**確保。**抗てんかん薬**の準備。

Pick upコラム　ヒプスアリスミア

ウエスト症候群に特有な脳波所見のこと。正常の脳波は規則的に波が出現するが，ウエスト症候群の脳波は全領域に発作波が出現し，基礎波の形成も極めて不良である。規則性リズム性のまったく認められない脳波を「ヒプスアリスミア」という。

てんかん

既出問題チェック　一般問題

☑ 意識喪失，強直性けいれん，間代性けいれんの発作を繰り返す患者の薬物療法として正しいのはどれか。79-A88
1. バルプロ酸ナトリウム
2. アミトリプチリン
3. ハロペリドール
4. 炭酸リチウム

解答・解説

1. ○ バルプロ酸ナトリウムは抗てんかん薬で意識消失発作，強直間代発作などの全般性発作に有効である。
2. ×
3. ×　内因性精神病に使用する向精神薬で，アミトリプチリンは抗うつ薬，ハロペリドールは鎮静作用，統合失調症などに，炭酸リチウムは躁病に使用される。
4. ×

☑ てんかん大発作の看護で**適切でない**のはどれか。82-A101
1. 咬舌を防ぐため下顎を押し上げる。
2. 怪我を避けるため四肢を強く抑制する。
3. 周囲の危険なものを遠ざける。
4. 呼吸が回復したら頭を横に向ける。

解答・解説

1. ○ 下顎を挙上するのは咬舌防止だけでなく気道を確保するという意味でも重要である。
2. × 意識のない患者を抑制することは，極めて危険な行為である。
3. ○ 発作後意識を回復して歩くときや，発作時転倒などしてけがをしないために，危険なものを遠ざける。
4. ○ 呼吸状態が不良のときは下顎を挙上し，呼吸が回復したら，嘔吐による誤嚥を防ぐため横に向ける。

てんかん

既出問題チェック　状況設定問題

Aちゃん（5歳，男児）は，両親と2歳の妹と4人で暮らしている。Aちゃんは，1歳のときにてんかんと診断され，抗てんかん薬を服用していた。数日前から，失禁を伴う意識消失発作がみられるようになったため，検査と治療の目的で入院した。母親によると，抗てんかん薬を飲ませるのを忘れてしまうことがあったという。Aちゃんは，幼稚園に通っており，外で遊んだり絵本を見たりすることが好きである。知的発達の遅れはみられない。

☐ Aちゃんは，入院後，突然意識が消失して動作が止まる10秒程度の発作が1日に数回みられているが，その他は元気に過ごしている。
　Aちゃんへの看護で正しいのはどれか。101-A112
1. 排泄時には付き添う。
2. 食事はきざみ食とする。
3. ベッド上で安静とする。
4. 日中は病室を薄暗くしておく。

☐ 入院後2日。Aちゃんは，午後1時から脳波検査の予定である。看護師は，Aちゃんが自然入眠して脳波検査が行えるよう計画していた。Aちゃんは，午前5時に自然に覚醒した。
　Aちゃんへの看護師の対応で適切なのはどれか。101-A113
5. 再度眠らせ，朝食時に起床を促す。
6. 再度眠らせ，自然に覚醒するまで寝かせておく。
7. そのまま覚醒させ，眠くなったら寝て良いと伝える。
8. そのまま覚醒させ，午前中は眠らないよう働きかける。

☐ てんかん発作がみられなくなり，Aちゃんは退院することになった。退院後の内服について，母親は「指導を受けて忘れない工夫はしているのですが，2歳の妹の世話が大変で，つい忘れてしまうのではないかと不安です」と言う。
　看護師の対応で適切なのはどれか。101-A114
9. 服薬を忘れたときは，次の服薬時に倍量を飲ませるよう指導する。
10. 母親の育児・家事の負担を減らす方法について話し合う。
11. 服薬管理はAちゃん自身に任せるよう指導する。
12. 入院期間の延長を提案する。

> **解答・解説**

1. ○排泄中や排泄直後に発作が出現する可能性があるので，排泄と溺れることが心配な入浴には看護師が付き添うようにする。
2. ×知的の遅れはなく，幼稚園に通っている5歳児は通常の幼児食でよい。嚥下障害やむせ返りがあるときはきざみ食にする。
3. ×安静度の制限は通常はいらない。
4. ×刺激を少なくする必要はないので，病室は明るくしてよい。

....

5. ×再度眠らせると，昼間に眠りにくくなる。
6. ×再度眠らせ，自然に覚醒するまで寝かせると，午後の脳波検査時には眠らない。
7. ×眠くなったら寝てよいにすると，脳波検査前に眠ってしまうので不適切である。
8. ○そのまま覚醒させ，午前中眠らないようにすると，昼食後自然睡眠で眠れる可能性が高い。

....

9. ×倍量飲ませると，抗てんかん薬の血中濃度が上がり中毒域に高まる危険がある。
10. ○2歳の妹の世話が大変なので，育児・家事負担の軽減に関して話し合う必要がある。
11. ×5歳児に服薬管理は不可能である。
12. ×発作がコントロールされたので入院の必要はない。

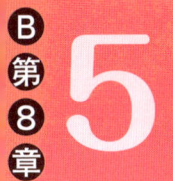

5 発達障害
developmental disorder

> **学習の要点**
> 自閉症の病態をよくつかんでおきましょう。それから，どのような発達障害が現れるのかもみておいてください。

自閉症スペクトラム障害
autism spectrum disorder〈ASD〉

乳幼児にみられる特有の行動特徴をもつ**発達障害**。2歳までに発症し**男児**に多い。

《症　状》
- 対人的相互反応の障害：**人見知りや後追いがない。視線が合わない。**
- 言語的，非言語的意志伝達の障害：**言葉の遅れ**，身ぶり手ぶりの非言語性も遅れる。ひとり言やおうむ返しも多い。
- **同一性**への固執（ある事象にとらわれ，そればかりにこだわること）。

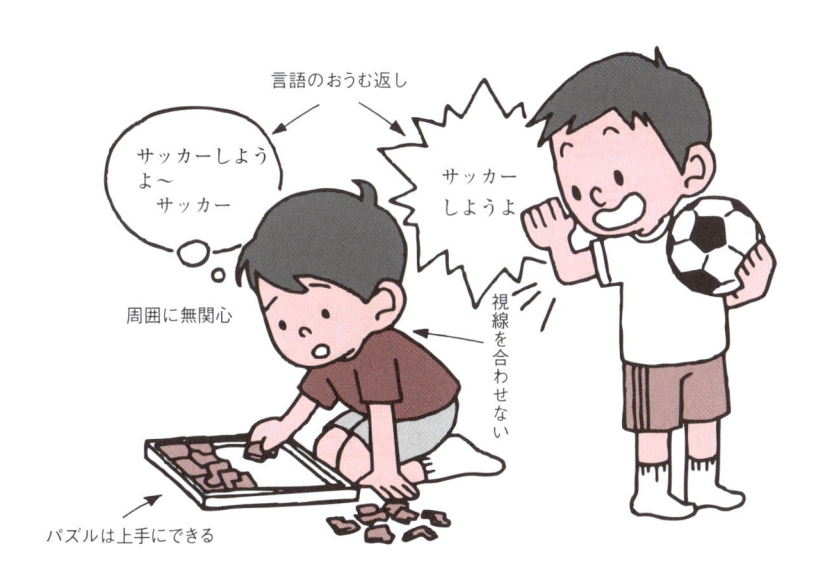

《検査・診断》
　行動特徴から診断する。脳波と頭部CTは正常範囲。
《治　療》
　教育と行動療法。異常行動に対しては対症的に薬物療法を行う。
《看　護》
　保育士，教師，心理士，医師などとのチーム看護を行う。

高機能自閉症

　自閉症スペクトラム障害のなかでIQ70以上の知的障害を伴わないグループを高機能自閉症という。アスペルガー（Asperger）症候群は，自閉症の3徴候である社会性の障害，コミュニケーションの障害，想像力の障害とそれに基づく行動の障害（同一性保持行動）のうち，言葉の遅れのない，コミュニケーション障害が軽微なグループをいう。アスペルガー症候群などの高機能自閉症は言葉の遅れがないために，学童期以後に初めて診断されることもまれではない。

　自閉症スペクトラム障害の幼児期の対人関係は，人見知りがない，親から平気で離れる，視線が合わない，親からみて何を考えているのかわからない。興味が自動車や数字など著しく限局している。治療は早期療育と特別支援教育である。

注意欠陥多動性障害
attention deficit hyperactivity disorder〈ADHD〉

　不注意と多動性，衝動性の一方あるいは両方が7歳以前から学校および家庭で同年齢の小児と比較して多くみられ，年齢相当の学業成績や対人関係を保てない。有病率は学童期で3～5％で，男児に多く女児の4～9倍みられる。病因は遺伝素因を含む中枢神経系の障害が推定されている。臨床像は細かく注意ができず不注意な過ちや忘れ物が多い，短時間の注意集中が持続できない，多動では手足をそわそわ動かし，いすの上でもじもじする，座っていなければいけないところで席を立つ，衝動性としては質問が終わる前に出し抜けに答える，順番が待てない，などがみられる。

学習障害 learning disorder〈LD〉

　学齢期において学力に関する**言語の基本的技能**が正常に習得されない状態。学習障害の特徴として知的発達の**全般的な遅れはなく**，聞く，話す，読む，書く，計算する，推論するなど特定の能力の習得ないし使用に困難を示す。学習障害の背景には中枢神経系に何らかの機能異常があると推定されるが，明らかではない。

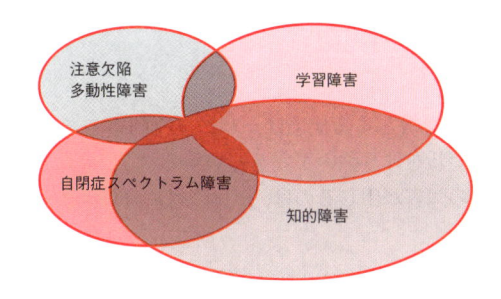

発達障害の概念

発達障害

既出問題チェック　一般問題

☐ 広汎性発達障害・自閉性スペクトラム障害に特徴的なのはどれか。(改変) 101-A74
pervasive developmental disorder
1 重篤な不安発作が繰り返される。
2 ボディイメージ〈身体像〉の障害が認められる。
3 非言語的コミュニケーションが適切にとれない。
4 声にしていない自分の考えが周囲に伝わるように感じる。

解答・解説

1 ×重篤な不安発作を特徴とする疾患は，パニック障害である。激しい動悸や息苦しさなど，身体症状を伴う強い不安を経験する。
2 ×ボディイメージの障害が生じるのは，摂食障害に分類される神経性無食欲症（拒食症）である。
3 ○非言語的コミュニケーションとは，身振り，姿勢，表情，視線などを通じて情報をやりとりすることを指す。広汎性発達障害の場合，言語的・非言語的の両方で他者とのコミュニケーションを苦手としているのが特徴である。
4 ×声にしていない自分の考えが周囲に伝わるような感じは「思考伝播」と呼ばれるもので，統合失調症に特徴的な症状である。

☐ Asperger〈アスペルガー〉症候群について正しいのはどれか。 102-A53
Asperger syndrome
1 女性に多い。
2 出生時に診断される。
3 自我障害が特徴である。
4 知的能力の発達は保たれる。

解答・解説

1 ×アスペルガー症候群は男性の割合が多いといわれている。
2 ×以前は学童期以降または成人後に初めて診断を受ける者が多かったが，最近は幼児期に診断を受けるケースが増えたといわれている。
3 ×自我障害ではなく，対人関係の障害とパターン化した行動や興味，関心が偏るという特徴を有する。
4 ○知的発達の遅れはほとんどなく，基本的に言葉の発達の遅れもないが日常生活においてコミュニケーションの障害や対人関係，社会性の障害がみられる。

B. 健康障害と看護
第9章　急性期にある小児と家族

1. 急性期の特徴と看護 …………………… 286
2. 肺　炎 …………………………………… 289
   pneumonia
3. 急性細気管支炎 ………………………… 295
   acute bronchiolitis
4. 乳児下痢症（ウイルス性急性胃腸炎）
   infantile diarrhea(viral acute gastroenteritis)
   …………………………………………… 299
5. 川崎病 …………………………………… 304
   Kawasaki disease
6. 急性糸球体腎炎 ………………………… 310
   acute glomerulonephritis〈AGN〉
7. 尿路感染症 ……………………………… 316
   urinary tract infection〈UTI〉
8. 溶血性尿毒症症候群 …………………… 319
   hemolytic uremic syndrome〈HUS〉

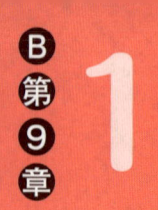

1 急性期の特徴と看護

> **学習の要点**
> 急性疾患では，その症状を軽減させるために，さまざまな痛みを伴う処置を行わなければなりません。これらの苦痛をできるだけ少なくするのが急性期の看護の重要な点です。

発熱時の看護

- **一般状態**と**随伴症状**の観察：発熱の原因や重症度の判定のため。
- **水分**の補給：いつもより多めに。
- **安静**と**環境整備**：
  - 夏…涼しい場所に寝かせる（直接の風はダメ），薄着にさせる。
  - 冬…保温に注意する（必要以上の厚着保温はうつ熱を起こすのでダメ）。
    体温上昇時で悪寒を伴う場合は保温をし，体温上昇後に薄着にする。
- **冷罨法**（クーリング）：氷枕の解熱効果は不明。腋窩，鼠径部の表在静脈を冷やすほうが効果的。
- **皮膚・粘膜の清潔**
- **隔離・消毒**：感染性疾患が疑われるときや下痢を伴うとき。

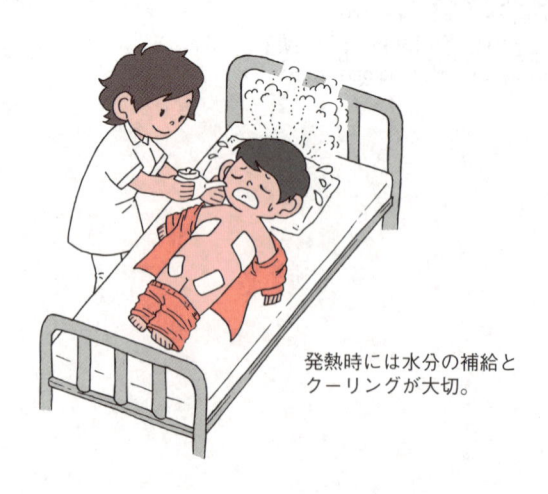

発熱時には水分の補給とクーリングが大切。

脱水時の看護

- 脱水の重症度の把握
  (1) 口唇・口腔粘膜・皮膚の乾燥度
  (2) 大泉門・眼窩の陥没
  (3) 意識状態
  (4) 尿　量
- 治　療
  (1) 経口的**水分補給**
  (2) 静脈内点滴による**輸液**
    ・輸液の内容・速度に注意
    ・輸液針の固定と手足の抑制を適切に
  (3) 口腔粘膜の**清潔**と**保護**

呼吸困難時の看護

- 症状の早期発見：小児では呼吸困難を訴えられないので以下の呼吸困難を示すサインに注意する。

　　⇩

　　呼吸促迫，鼻翼呼吸，下顎呼吸，呻吟，陥没呼吸など
- 気道の確保：**分泌物の吸引**，気管内挿管や気管切開の準備。
- 呼吸しやすい体位：体位は**背部を少し高くして**，肩甲骨の所に薄い**肩枕**を置き，反り身とする。
- 酸素の供給

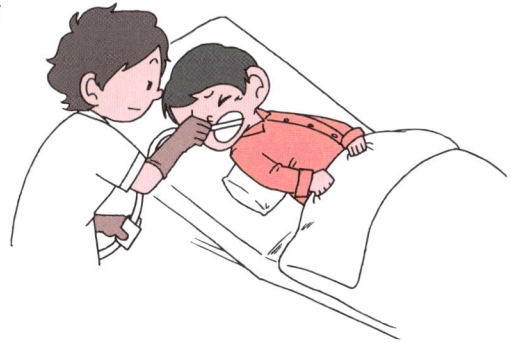

分泌物を吸引するときは，背部を少し高くし肩枕を敷く。また，嘔吐による誤嚥を防ぐため顔を横に向ける。

急性期の特徴と看護
既出問題チェック　一般問題

□ 頻回の嘔吐で起こりやすいのはどれか。100-P14
1 脱　水
2 貧　血
3 アシドーシス
4 低カリウム血症

解答・解説

1 ○小児期では体重当たりの水分必要量が多いため，容易に脱水になる。
2 ×慢性的な嘔吐に伴い，鉄の摂取不足が生じた場合に発症の可能性があるが，頻度は極めて低い。
3 ×重症例では，低クロール性（胃酸消失に伴う）アルカローシスとなる。
4 △肥厚性幽門狭窄症では頻回の嘔吐を呈し，低カリウム血症となるが，通常，低カリウム血症は脱水が進行した後に起こる。

□ 熱射病で正しいのはどれか。100-P58
　　heat stroke
1 緊急性は低い。
2 冷汗がみられる。
3 意識障害が起こる。
4 室内では発症しない。

解答・解説

1 ×体温調節中枢が破綻した状態が熱射病であるから，緊急性は非常に高い。
2 ×初期は著明な発汗（冷汗ではない）があるが，進行すると体温は41℃以上に上昇するのに皮膚は乾燥して熱く紅潮する。
3 ○熱射病では初期の症状は口渇，頭痛，めまい，吐気・嘔吐，倦怠感などであるが，進行すると意識障害，乏尿・無尿になる。
4 ×高温多湿の環境下では室内でも発症する。とくに閉め切った室内や車のなかなどでは起こりやすい。

2 肺炎
pneumonia

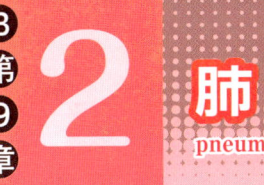

> **学習の要点**
> 小児によくみられる肺炎はクラミジア，ブドウ球菌性，マイコプラズマです。各々の好発年齢を覚え，特徴をおさえておきましょう。

疾患概念

(1) **クラミジア肺炎**
- 起炎菌はクラミジアで**新生児**に好発する。
- 出産時，母親の**産道**でクラミジアに感染して発症する。哺乳力が低下。

(2) **ブドウ球菌性肺炎**
- 起炎菌は黄色ブドウ球菌で，**0〜2歳児**に好発。
- 重症化しやすく，**膿胸合併**をきたしやすい。

(3) **マイコプラズマ肺炎**
- 起炎菌はマイコプラズマ（細菌でもウイルスでもない微生物）で，**学童期**や**思春期**の小児に好発する。
- 4年ごとのオリンピックの年に流行するといわれている。

症状

(1) **クラミジア肺炎**
咳と多呼吸が主症状で，**発熱**はない。

(2) **ブドウ球菌性肺炎**
感冒様症状が先行し，その後，**発熱**（高熱），**咳**，多呼吸，鼻翼呼吸などが現れる。膿胸を合併すると呼吸困難を訴える。

(3) **マイコプラズマ肺炎**
感冒様症状のあと，激しい**咳**，**発熱**を呈する。その他，発疹，関節炎，消化器症状など，その病像は多彩である。ただ，激しくしつこい咳の割には胸部聴診所見は乏しく，全身状態は良好である。

検査・診断

　胸部エックス線所見の陰影，白血球増加，赤沈亢進で診断。ほかに，マイコプラズマ肺炎は，寒冷凝集反応が陽性に出る。

(1) クラミジア肺炎
- 1〜2か月児に多い。
- 末梢血好酸球の増加，血清 IgM の増加。血清クラミジア抗体上昇
- 白血球，CRP，赤沈は正常範囲

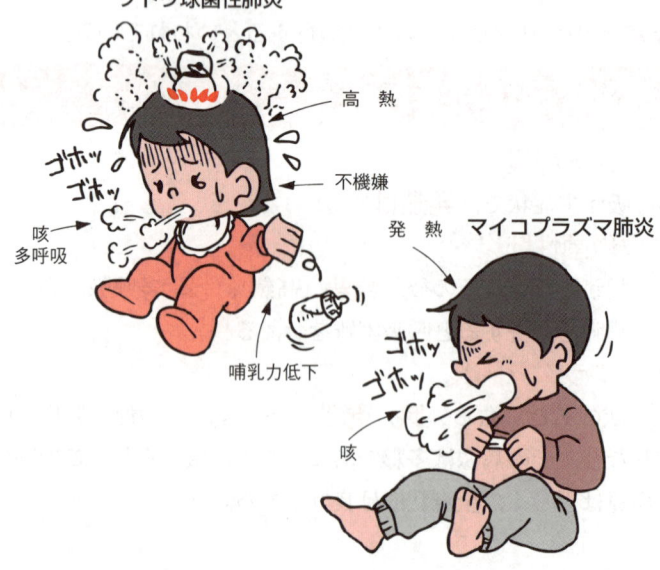

(2) ブドウ球菌性肺炎
- 1〜3歳児に多い。
- 白血球著増，CRP 強陽性，赤沈亢進
- 胸部エックス線で膿胸をみることもある。エックス線所見の変化が急激であることが特徴

(3) マイコプラズマ肺炎
- 学童に多い。
- 白血球，CRP は正常なことが多い。赤沈は亢進する。
- 胸部エックス線でびまん性間質性陰影を呈する（中・下肺野に多い）。
- 寒冷凝集反応が陽性。血清マイコプラズマ抗体が上昇

治療

有効な抗菌薬を選択して投与する。
- クラミジア肺炎には**エリスロマイシン**（**マクロライド系**抗菌薬）
- ブドウ球菌性肺炎には**ペニシリン系**，**セフェム系**
- マイコプラズマ肺炎には**マクロライド系**，**テトラサイクリン系**

脱水の徴候がある場合は輸液も。

看護

看護の基本は**安静**，とくに小児の場合は**泣かせない**ことが重要になる。安静にさせる場合も患児が呼吸しやすい姿勢をとらせる。食事・水分は，吐くので**少量ずつ**与える。

肺炎

既出問題チェック　一般問題

☑ 日和見感染症はどれか。98-P9
1. 麻疹
2. インフルエンザ
3. マイコプラズマ肺炎
4. ニューモシスチス肺炎

解答・解説

1. ×麻疹は麻疹ウイルスによって引き起こされる感染症で，正常の免疫力のある人でも感染する。
2. ×インフルエンザはインフルエンザウイルスによる感染症で，基本的に流行性疾患であり，いったん流行が始まると，短期間に乳幼児から高齢者まで膨大な数の人を巻き込む。
3. ×マイコプラズマは，マイコプラズマ・ニューモニエという病原体による感染症で，正常の免疫力のある人でも感染する。
4. ○ニューモシスチス肺炎はニューモシスチス・イロベジーという真菌によって引き起こされる肺炎で，正常な免疫能力をもつ場合発症することはまれである。

☑ 小児のブドウ球菌性肺炎に合併しやすいのはどれか。84-A127
1. 腹膜炎
2. 心筋炎
3. 肺梗塞
4. 膿胸

解答・解説

1. ×
2. ×　小児のブドウ球菌性肺炎は乳児に好発し，膿胸を合併し，予後は肺炎のなかでは悪い。腹膜炎，心筋炎，肺梗塞の合併はない。
3. ×
4. ○

肺炎

既出問題チェック　状況設定問題

　3歳の女児。2日前から38℃台の発熱と咳があり，元気がなくなり食欲が低下した。今朝から体温が40℃に上がり，ぐったりしたので受診した。身長75cm，体重13kg。問いかけに返答しない。血液検査の結果，白血球23,000/mm^3，Hb14.0g/dL，尿素窒素28mg/dL，クレアチニン0.6mg/dL，Na 135mEq/L，K 4.2mEq/L，Cl 99mEq/L。胸部エックス線撮影の結果，肺炎と診断され入院した。

☐ 所見として考えられるのはどれか。**2つ選べ**。87-P40
1 呼気性喘鳴
2 湿性ラ音
3 多呼吸
4 周期性呼吸

☐ 経皮的酸素飽和度（SpO$_2$）は85％であった。
　直ちに準備するものとして**適切でない**のはどれか。87-P41
5 酸素テント
6 加湿器
7 輸液ポンプ
8 心電計

☐ カリウムを含まない電解質溶液と抗菌薬との点滴静脈内注射が開始された。輸液速度ははじめの2時間は150mL/時，その後は70mL/時であった。
　優先すべき観察項目はどれか。（改変）87-P42
9 排　尿
10 血　圧
11 徐　脈
12 下　痢

解答・解説

1 × 呼気性喘鳴を呈するのは気管支喘息，急性細気管支炎，喘息性気管支炎である。湿性咳嗽が肺炎の症状である。

2 ○ 気管支炎，肺炎では胸部の聴診で湿性ラ音を聴取する。気管支喘息では乾性ラ音を聴取する。

3 ○ 発熱による酸素消費の増加と肺炎による呼吸機能の低下により呼吸数は増加する。

4 × 周期性呼吸には脳圧亢進時のチェーン・ストークス呼吸，糖尿病性昏睡のクスマウルの大呼吸がある。肺炎では発熱，多呼吸，鼻翼呼吸，チアノーゼがみられる。

....

5 ○ 呼吸困難，低酸素血症があるので，酸素テントを使用して酸素療法・酸素吸入を行う。

6 ○ 酸素療法で使用する酸素は乾燥しており，肺炎では高湿度の空気が喀痰の排出を容易にするので酸素テントと同時に加湿器を使用する。

7 ○ 幼児では輸液量が成人に比べ少量であり，また一定の速度で注入するので輸液ポンプを使用して輸液する。

8 × 不整脈や血圧の低下が認められるときには心電計を使用する。その記述がないので直ちに準備する必要はない。

....

9 ○ 発熱，食思不振のため脱水があり，輸液を開始して排尿が認められるまで，カリウムを含まない輸液を行う。

10 × 意識障害，四肢冷感があり血圧の低下が予測されるときは血圧測定を行う。

11 × 発熱時には頻脈になる。幼児が徐脈をきたすのは，敗血症ショックの状態で全身状態が極めて不良の場合である。今回の症例の病状はそれほど重篤ではない。

12 × 下痢を伴うと脱水症状は強くなるが，今回の症例では下痢を伴っていない。

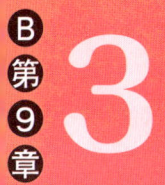

3 急性細気管支炎
acute bronchiolitis

学習の要点
クループや気管支喘息とのひっかけで出題してくることがありますので注意してください。

疾患概念

冬季にみられるウイルスによる細気管支の炎症で，細気管支の粘膜浮腫，分泌物の増加が生じ，その結果，末梢気道閉塞を起こす。原因ウイルスは主としてRSウイルスで，その他アデノウイルス，パラインフルエンザウイルスなども認められる。4か月～1歳児に好発する。

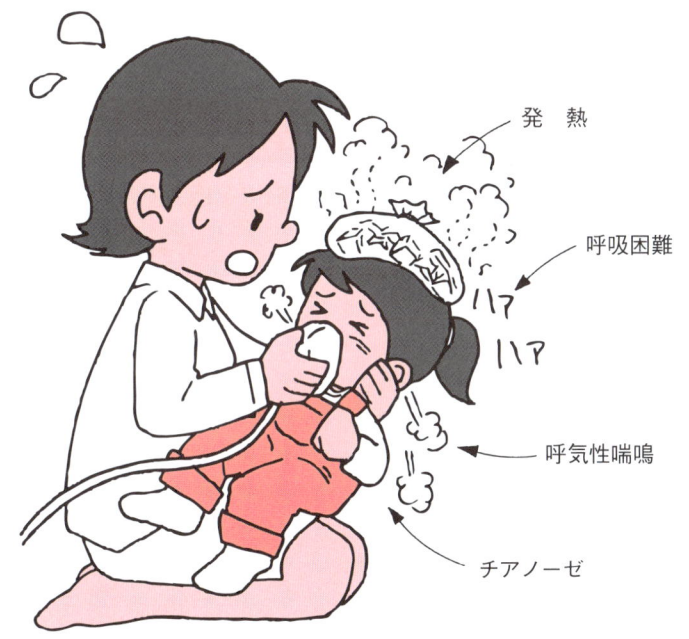

発熱
呼吸困難
呼気性喘鳴
チアノーゼ

臨床症状の重さに比べて検査所見が軽いのが特徴。
治療は酸素吸入や輸液で，抗菌薬は効果がない。

症　状
- 最初に咳などの**かぜ症状**が現れる。
- かぜ症状のあと，末梢気道閉塞のために**呼気性喘鳴**，多呼吸，鼻翼呼吸が起こる。また，しばしば**チアノーゼ**を生じる。
- **発熱**は約半数に認められる。

検査・診断
- **赤沈**軽度亢進
- 白血球の増加なし
- 胸部エックス線はほぼ**正常**。重度になると含気量増加のため透過性が亢進する（肺野の明るい写真）。

治　療
- **高湿度酸素吸入**
- **輸　液**

看　護
- 酸素を不必要に消費させないよう体動・啼泣を極力避け，**安静**を保持するように心がける。
- 清拭をこまめに行い，**清潔**を保つ。

急性細気管支炎

既出問題チェック　状況設定問題

　Aちゃん（生後4か月，女児）は，4，5日前から鼻汁と咳嗽とが出現し，今朝から38.0～39.0℃の発熱があり水分摂取が困難になったため受診した。検査の結果，RSウイルス抗原陽性で急性細気管支炎（acute bronchiolitis）と診断され入院した。入院時，口唇色と顔色はやや不良，呼吸数60/分，心拍数150/分，血圧90/52mmHgで，経皮的動脈血酸素飽和度〈SpO₂〉88％であった。血液検査データは，赤血球480万/μL，Hb12.8g/dL，Ht39％，白血球12,000/μL，CRP5.5mg/dL。動脈血液ガス分析は，動脈血炭酸ガス分圧〈PaCO₂〉45Torr，動脈血酸素分圧〈PaO₂〉58Torrであった。胸部エックス線撮影で肺野に異常陰影は認められない。

☐ このときのAちゃんに準備すべき物品で優先度が高いのはどれか。104-P100
1. 加湿器
2. 酸素吸入器
3. 人工呼吸器
4. 酸素濃度計

☐ Aちゃんは点滴静脈内注射が開始された。処置中，Aちゃんは嗄声で啼泣したが流涙はなく，激しく抵抗することもなかった。処置後に病室に戻ったが，皮膚の弾性が低下しており活気がない。
　看護師がAちゃんの呼吸状態と併せて観察する項目で優先度が高いのはどれか。104-P101
5. 哺乳力
6. 排尿の有無
7. 排便の有無
8. 瞳孔の大きさ
9. 眼瞼結膜の色調

☐ 去痰薬の吸入を1日3回と，口腔内と鼻腔内の吸引を適宜実施するよう指示が出された。去痰薬の吸入後，聴診をすると呼吸数48/分，右上葉の呼吸音が減弱していた。
　Aちゃんの排痰を促す適切な体位はどれか。104-P102
10. 仰臥位
11. 腹臥位
12. 右側臥位
13. 左側臥位

解答・解説

1 ×気道内の乾燥を予防する目的で使用するが優先度は高くない。
2 ○経皮的動脈血酸素飽和度〈SpO_2〉，動脈血酸素分圧〈PaO_2〉の値から低酸素状態であり，動脈血炭酸ガス分圧〈$PaCO_2$〉の上昇がみられないため，酸素吸入器にて酸素療法を開始する。
3 ×人工呼吸器の適応基準は，動脈血炭酸ガス分圧＞50〜60Torr，酸素投与下での動脈血酸素分圧は＜60〜70Torrで無呼吸や努力様呼吸がみられている場合である。
4 ×酸素テントを使用する場合には濃度計を用いて酸素濃度を管理する必要がある。

･･･

5 ×脱水の程度が強く倦怠感があり，水分摂取が困難となっている。
6 ○治療開始後の初回の排尿量は，その後の輸液量・輸液内容の変更にも重要な意味をもっている。また，水分出納バランスをみるためにも尿量の観察は必要である。
7 ×脱水状態になると排便がみられにくくなることもあるが，優先される観察項目ではない。
8 ×今後，意識障害が進み意識レベルの低下がみられた場合には瞳孔の大きさを観察する必要がある。
9 ×脱水による眼瞼結膜の色調に変化はみられない。

･･･

10 ×右および左上葉〜前上葉区に貯留している場合は仰臥位とする。
11 ×右および左下葉〜上-下葉区に貯留している場合は腹臥位とする。
12 ×右側臥位は右上葉が低くなる体位である。
13 ○右に分泌物が貯留しているため，右を高くした体位，つまり左側臥位にする。

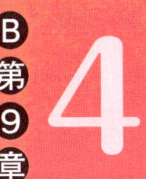

4 乳児下痢症（ウイルス性急性胃腸炎）
infantile diarrhea (viral acute gastroenteritis)

> **学習の要点**
> 乳児の急性胃腸炎のなかではロタウイルスによるものが重要になります。出題もそのあたりに集中しています。

疾患概念

ウイルスあるいは細菌による急性胃腸炎。原因はウイルスが多く，とくに**ロタウイルス**によるものが多い。ロタウイルス感染の下痢症は**冬**に流行する。このため，冬季乳児下痢症という別名がある（最近では通年性に流行がみられる）。感染力は強く，院内感染や施設内での感染対策が重要である。ロタウイルス感染とほぼ同じ症状をノロウイルス感染でも認める。

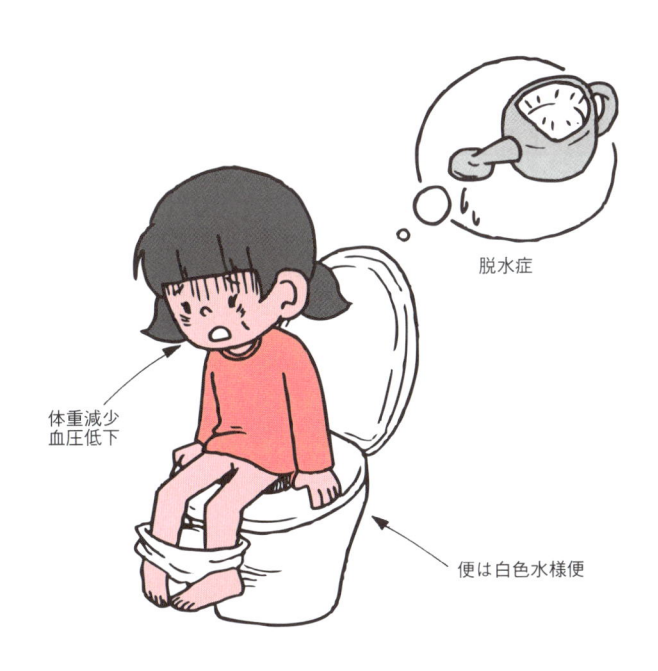

脱水症

体重減少
血圧低下

便は白色水様便

症　状

- 嘔吐と下痢による**脱水症**
- 頻回の**白色の水様便**
- 嘔吐，下痢に**食欲低下**が加わり，**体重が減少**
- 激しい腹痛，血便，高熱がみられた場合は**細菌性**を疑う。

検査・診断

- 便ロタ抗原陽性（ロタウイルス性）／便ノロ抗原陽性（ノロウイルス性）
- 便細菌培養陽性（細菌性）
- 体重が5％以上減少

治　療

- 脱水に対する**輸液**：脱水に対しては最初に行われる初期輸液とその後の維持療法としての維持輸液があることに注意
- **食事制限**
- **細菌性**に対しては**抗菌薬**の投与
- 予防接種：任意のロタウイルス…生ワクチン（生後6週から24週ないし32週までに接種する）が有効である。

看　護

　症状の程度によって異なる。**軽症**ではミルクをやめ，**食事療法**を行う。ただし，無理に食べさせないようにする。**重症**の場合は**食事を中止**し，**輸液**を実施。

　乳幼児は感染症に罹患する機会が多く，それらに伴う嘔吐，下痢などの症状に加え，経口摂取量が少なくなりやすいことから，**脱水**に陥りやすい。また，脱水による電解質異常，循環血液量の低下などから，容易に**全身状態の悪化**にもつながる。そのため，来院時には，児の全身状態を注意深く観察しつつ，脱水の程度を知り，輸液などの治療方針の決定につながるために必要な情報を収集する必要がある。

乳児下痢症（ウイルス性急性胃腸炎）

既出問題チェック　一般問題

□ 日本のノロウイルスによる食中毒で正しいのはどれか。100-P29
1. 12〜3月に最も多い。
2. 潜伏期間は3〜6時間である。
3. 感染した鶏肉の摂取によることが最も多い。
4. 病原性大腸菌によるものよりも患者数は少ない。

解答・解説

1. ○ 11月から3月にかけて最も多い（ウイルス性疾患は冬季の乾燥期に多い）。
2. ×潜伏期間は36〜48時間
3. ×感染した貝類の摂取によることが最も多い。
4. ×感染患者数は，病原性大腸菌によるものよりはるかに多い。

□ 生後7か月の子どもが食物残渣物の嘔吐と白色下痢とを頻繁に起こして来院した。子どもはぐったりしている。
母親から得る情報で優先度が高いのはどれか。91-A128
1. 普段の便の回数
2. 発症前の離乳食の内容
3. 最終排尿時刻
4. 生後6か月時の体重

解答・解説

1. ×乳児下痢症では脱水症の重症度の判定が重要である。便の回数は下痢の重症度の判定にはなるが，脱水の重症度の判定に関しては有用性は劣る。
2. ×下痢をしているときの食事内容の指導は大切であるが，発症前の食事内容は必要でない。とくに本症例ではロタウイルス感染症が考えられ，食中毒の可能性は少ないので。
3. ○無尿あるいは乏尿は脱水症の重症度の判定に極めて重要である。
4. ×下痢を起こす直前の体重は脱水症の重症度の判定に重要であるが，乳児の体重の増減は著しく，1か月前の体重の有用性は乏しい。

乳児下痢症（ウイルス性急性胃腸炎）

既出問題チェック　状況設定問題

　7か月の乳児。昨日の昼から頻回に嘔吐があり，経口水分摂取が困難となった。夜から下痢を繰り返し，朝になって小児科外来に母親が連れてきた。受診時，顔色は不良で，うとうとしており刺激すると覚醒する状態であった。体重6,500g，体温37.0℃，呼吸数35/分，心拍数129/分。腹部は平坦で弱い腸蠕動音が聴取された。

☐ 母親に確認する情報で最も重要なのはどれか。96-P70
1 6か月健康診査時の体重
2 昨日朝の離乳食内容
3 昨夜の睡眠時間
4 最終おむつ交換時刻

☐ 児の便中ロタウイルス抗原が陽性で，入院することになった。院内感染防止のために必要な対策はどれか。96-P71
5 児が使用したシーツ類は焼却する。
6 陽圧に設定された個室に隔離する。
7 おむつ交換時は使い捨て手袋を着用する。
8 児と接触した看護師のロタウイルス抗原検査を行う。

☐ 入院後嘔吐は改善したが，下痢は続き殿部に発赤とびらんが出現した。対応で最も適切なのはどれか。96-P72
9 絶飲食にする。
10 殿部浴を行う。
11 抗真菌剤を塗布する。
12 紙おむつから布おむつに変更する。

解答・解説

1 △ 体重減少は，脱水の程度を知るために必要な項目の一つではあるが，比較のためには，発症前で，最も至近に測定した体重を知るべきである。本児は7か月であることから，6か月健康診査時の体重が最近のものである可能性もあるが，「6か月健康診査時の体重」と特定して情報を得るとすると必ずしも正しいとはいえないため，△とした。

2 × 嘔吐，下痢の原因として，食中毒が疑われる場合もあるが，この時点で最も重要な情報とはいえない。

3 × 頻回の嘔吐，下痢のため，ほとんど睡眠がとれていない状況であることは推測できる。

4 ○ 脱水の程度を知り，輸液の内容，量などの治療方針を決定するために，最終排尿時刻が最も重要な情報である。最終おむつ交換時刻と，そのときに排尿があったかどうかを確認することが必要である。

----

5 × 焼却の必要はない。汚染リネンが粘膜，衣服，環境を汚染しないよう，操作，処置する。

6 × ロタウイルスの感染様式は接触感染であるため，陽圧室は必要ではない。

7 ○ おむつ交換時に，医療者，または家族の手を介して感染することが多い。おむつ交換時に使い捨て手袋を着用することは有効な感染防止対策といえる。

8 × 患児への接触のみで感染することはなく，看護師の抗原を検査することは必要ない。正しい手洗い，排泄物の処理を実施することにより，感染は防げる。

----

9 × 嘔吐が改善しているため，下痢の状態を観察しつつ，クリアウォーターから徐々に経口摂取を開始することが可能と考えられる。絶飲食とする必要はない。

10 ○ 殿部の皮膚の清潔保持のため，殿部浴を行うことが適切な対応といえる。

11 × 発赤，びらんの部位から，真菌が検出されたという情報は記述されていないため，抗真菌剤の塗布は正しい対応とはいえない。

12 × 皮膚の清潔を保持する対応が行われていれば，おむつの素材にはよらない。

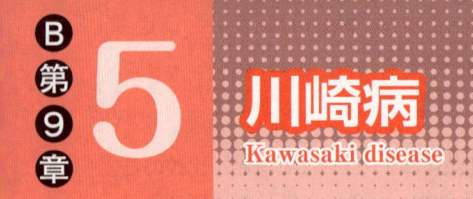

5 川崎病
Kawasaki disease

> **学習の要点**
> 病態，主要6症状，治療，後遺症としての冠動脈瘤について覚えてください。

疾患概念

全身性の血管炎を本態とする疾患であり，現在のところ病因は不明である。

症　状

本症は，主として4歳以下の乳幼児に好発する原因不明の疾患で，その症状は以下の主要症状がある。

主要症状
(1) **5日**以上続く**発熱**（ただし，治療により5日未満で解熱した場合を含む）
(2) **両側眼球結膜の充血**
(3) 口唇，口腔所見：**口唇の紅潮**，**苺舌**，口腔咽頭粘膜のびまん性発赤
(4) **不定形発疹**
(5) 四肢末端の変化
　〔急性期〕手足の**硬性浮腫**，掌蹠ないしは指趾先端の**紅斑**
　〔回復期〕指先からの**膜様落屑**
(6) 急性期における**非化膿性頸部リンパ節腫脹**

> 6つの症状のうち5つ以上の症状を伴うものを本症とする。ただし，上記6主要症状のうち，4つの症状しか認められなくても，経過中に断層心エコー法もしくは，心血管造影法で，冠動脈瘤（いわゆる拡大を含む）が確認され，ほかの疾患が除外されれば本症とする。

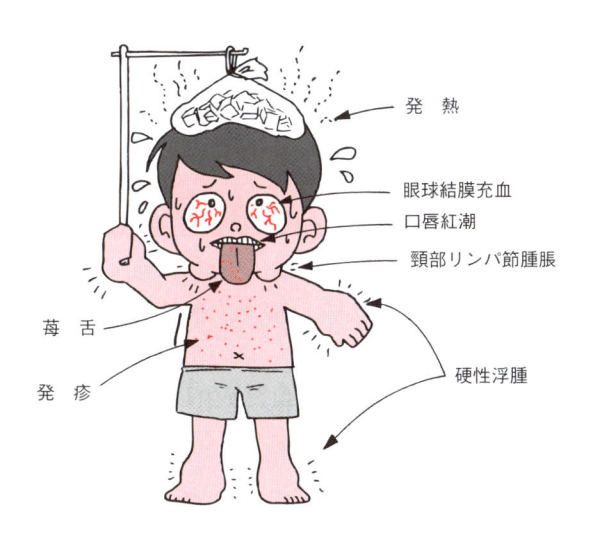

（図：川崎病の症状）
- 発熱
- 眼球結膜充血
- 口唇紅潮
- 頸部リンパ節腫脹
- 硬性浮腫
- 苺舌
- 発疹

（表：臨床所見の経過 5・10・15・20・25（病日））
- 発熱
- 発疹
- 眼球結膜充血
- 口唇発赤
- 苺舌
- 頸部リンパ節腫脹
- 硬性浮腫
- 指先の膜様落屑

検査・診断

　白血球増多，CRP 陽性，赤沈促進などの急性期炎症所見が認められる。心エコーでは冠動脈瘤が認められる症例がある。
　診断は上記の症状でなされる。

治　療

- **γ-グロブリン**大量療法：現在，γ-グロブリン大量療法は川崎病治療の第一選択薬である。なぜなら他の治療法に比べて，冠動脈瘤の発生率が低く，そして有熱期間が短いからである。ただし，蛋白製剤なので副作用としての**アレルギー反応**には十分留意する必要がある。
- **アスピリン**：解熱作用ではなく，抗血管炎作用，すなわち冠動脈瘤形成

予防を期待して使用する。また，アスピリンは抗凝固作用，抗血栓形成作用もあるので，急性期を過ぎて冠動脈瘤が残存する例については長期的に内服させる必要がある。

看　護

〈急性期の看護〉
- 発　熱：解熱薬はあまり効果がないので，氷枕などを用いて小児の安楽を図る。
- 皮膚・粘膜の保護：口唇は乾燥して亀裂が生じることがあるので，グリセリンやワセリンを塗布して保護する。
- 水分の補給

〈回復期の看護〉
- 指趾の皮膚落屑：川崎病の皮膚の落屑は痛みがないので小児はおもしろがってむしろうとする。これを防ぐため，落屑は必要に応じてハサミで切る。また落屑の激しい部位にはオリーブ油などを塗布し皮膚を保護する。
- 心合併症の早期発見：顔色不良・不機嫌・嘔吐などは冠動脈瘤の後遺症としての心筋梗塞の症状である場合が考えられるので注意する。

〈退院時の指導〉
- 冠動脈瘤のある児に対しては，外見上健康にみえても定期的な服薬と診察が必要なことを話しておく。

川崎病

既出問題チェック　一般問題

☐ 川崎病（MCLS）について正しいのはどれか。73-P74
1 口唇は乾燥して亀裂を生じるが，特に処置はせず自然の経過をみる方がよい。
2 入院初期は恐怖，不安が強いのでバイタルサインのチェックは母親に依存する。
3 皮膚の落屑を患児は遊びながら面白そうにむいているが，そのまま放置しておく。
4 退院後は健康そうにみえても定期的な受診と服薬が必要であると説明する。

解答・解説

1 ×口唇に亀裂を生じたらグリセリン塗布などの処置を行う。
2 ×バイタルサインのチェックは看護の基本で母親に任せてはならない。
3 ×落屑をむくと出血するので，ハサミで切ったり，出血したら感染予防の処置をする。
4 ○川崎病では冠動脈瘤の問題があるので，この旨を退院時に伝えることは重要である。

一問一答（○，×を答えよ。）
☐ 1 乳児に多い寄生虫感染症の一種でアトピー性皮膚炎の原因となる。75-P76
☐ 2 川崎市を中心にみられる小児の公害認定病の一種で，気管支喘息症状を主とし難治性である。75-P76
☐ 3 乳児期の本症には心筋炎，冠動脈炎の合併がみられる。75-P76
☐ 4 川崎病による突然死は，大部分が心筋炎によるもので，発病後半年以上を経ては起こらない。77-P73
☐ 5 川崎病の発疹は後に痂皮を形成する。78-P71
☐ 6 川崎病では四肢の運動障害がみられる。84-A20

解答・解説

1 ×川崎病の原因は不明である。
2 ×川崎病とは全身の血管炎を主体とする疾患である。「川崎」は発見者川崎富作の名。
3 ○川崎病は全身の血管炎のため，心筋炎，冠動脈炎を合併する。
4 ×突然死の原因は冠動脈後遺症による心筋梗塞で発症後数年たってから起こる。
5 ×川崎病の発疹は自然に消退する。痂皮を形成するのは水痘である。
6 ×川崎病で運動障害を起こすことはない。後遺症として冠動脈瘤が特徴的である。

川崎病

既出問題チェック　状況設定問題

　Aちゃん（2歳10か月）は，両親と生後3か月の妹と4人で暮らしている。Aちゃんは，6日前に発熱および不定形の発疹が腹部と背部とに出現した。解熱薬の使用によって，体温は一時的に低下したが，再び上昇したので受診した。受診時，口唇の充血と乾燥とが著明で，眼球結膜の充血と四肢の硬性浮腫とがみられた。受診時の血液検査の結果は，CRP15.7mg/dL，AST〈GOT〉22IU/L，ALT〈GPT〉54IU/Lであった。Aちゃんは川崎病（Kawasaki disease）と診断され，入院した。アスピリンの内服とγ-グロブリンの点滴静脈内注射とが開始された。

☐　入院時のAちゃんへの看護で適切なのはどれか。101-P106
1. 歩行を禁止する。
2. 高エネルギー食とする。
3. 弾性包帯で下肢を圧迫する。
4. アナフィラキシー様症状に注意する。

☐　Aちゃんは妹の誕生後，母親からなかなか離れないことが多くなっていたという。最近は，妹のおもちゃを取り上げ，注意されるとすねて返さないことがあった。Aちゃんは排尿は自立していたが，入院後は失敗することが多くなった。
　　Aちゃんのアセスメントで適切なのはどれか。101-P107
5. 退行現象がみられる。
6. 自我同一性が確立している。
7. アタッチメントの形成が不良である。
8. 感情をコントロールする能力の発達が遅れている。

☐　心エコー検査で冠状動脈瘤（coronary artery aneurysm）が発見されたが，Aちゃんは元気にしており，退院することになった。
　　Aちゃんの家族への退院指導で適切なのはどれか。101-P108
9. 走らせない。
10. 塩分摂取を制限する。
11. 激しく泣かせない。
12. 予防接種は退院後6か月以降に行う。

解答・解説

1 ×急性期には，患児も発熱や食欲の低下などから活気のないことが多く，安静を保ち体力の消耗を防ぐことが大切である。入院時にはベッド上安静が指示されることも多いが，子どもの自発的な歩行を禁止する必要はない。

2 ×急性期は発熱や口唇・口腔の症状などのため食欲が低下しやすい。多くの場合，電解質バランスや必要な水分を維持するため輸液が行われる。高エネルギー食とする必要はなく，子どもの嗜好に合った食べやすい食事とする。

3 ×硬性浮腫は，症状として表れているものであり，治療とともに改善する。弾性包帯は静脈還流の促進を目的としているが，末梢の循環障害が原因ではないので弾性包帯を使用するのは間違いである。

4 ○γ-グロブリンは血液製剤であり，発熱や発疹などの副反応がみられることがある。また頻度は低いがアナフィラキシー様症状（血圧低下や呼吸困難など）が起こる可能性もあり，投与中は十分な注意が必要である。

----

5 ○退行現象は防衛機制の一つであり，心の葛藤を回避するために発達段階を後戻りすることである。選択肢の状況は，きょうだいの誕生による赤ちゃん返りや入院による環境の変化による排泄の失敗といえる。

6 ×自我同一性の確立とは，自身への問いかけ，再評価，役割実験後の達成によって一貫した自己を作り上げていくことであり，エリクソンの自我発達理論によると思春期・青年期の発達課題とされている。

7 ×妹の誕生後に母親を求める行動や母親の気を引く行動をみせており，アタッチメントの形成が不良であるとはいえない。

8 ×設問の状況は，初めてのきょうだいの誕生という状況をどのように受け止めればよいかわからず，困難や葛藤を感じて無意識に示される退行の一つであると考えられ，発達の遅れとは考えにくい。

----

9 ×退院後にも抗血液凝固療法を続ける際には，外傷など出血に注意する必要はあるが，2歳児が日常生活の範囲で走ることは問題ないと考えられる。

10 ×前述のように，退院の時点で食事制限は必要としない。

11 ×心不全が認められる場合には，啼泣により呼吸数や酸素消費量が増加するため，できるだけ泣かせない工夫が必要である。しかし，退院時に心不全を示す記述はないので，激しく泣かせない指導は不要と考えられる。

12 ○γ-グロブリン治療後6か月間は予防接種の効果が得られないため，主治医と相談して予定を立てるよう指導する。

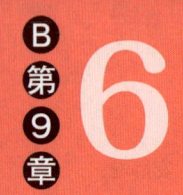

6 急性糸球体腎炎
acute glomerulonephritis 〈AGN〉

> **学習の要点**
> A群レンサ球菌との関係，本症に特徴的な症状，看護のポイントについてみておきましょう。また，p.365のネフローゼ症候群と対比させて覚えると効果的です。

疾患概念

　A群レンサ球菌の感染が咽頭，扁桃などに起こり，この菌に対する抗体が菌と結合して血液中に**免疫複合体**を形成し，これが**腎糸球体基底膜**に沈着して発症する糸球体の**びまん性炎症**である。5〜10歳の男児に多い。抗菌薬療法の発展・普及により発症頻度は減少している。

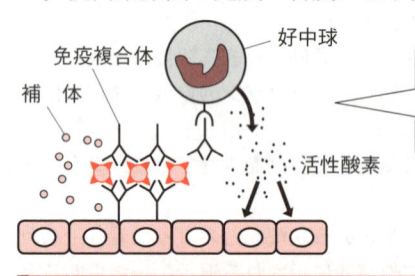

抗原と抗体が結びついた免疫複合体が血流中を流れていって，到着した先で補体を活性化して組織や血管を障害する。また，Fcレセプターをもった好中球が活性酸素などを遊離して組織を破壊する。

症状

　血尿（ワインレッド色），**高血圧**，**浮腫**を呈する。高血圧による脳症のため頭痛，けいれんなどを呈する例もある。また，糸球体濾過量の低下によって**乏尿**になるが数日で回復する。

3大症状：①血尿　②高血圧　③浮腫

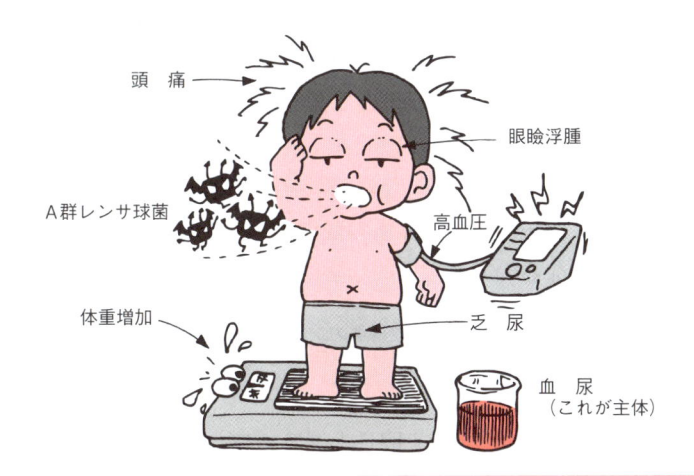

- 頭痛
- 眼瞼浮腫
- A群レンサ球菌
- 高血圧
- 体重増加
- 乏尿
- 血尿（これが主体）

検査・診断

　診断には先行感染の証明，潜伏期の確認，異常尿所見，一過性低補体血症が重要な所見である。

- **血清尿素窒素，クレアチニンの上昇** ⇐ 糸球体濾過値の低下による。
- 溶血性レンサ球菌の抗体価である **ASO，ASK値高値** ⇐ A群レンサ球菌の感染による。
- **血清補体価低下** ⇐ 免疫複合体が形成されるため。
- **血尿，蛋白尿**
    ※ネフローゼ症候群と異なり，血尿が主体で蛋白尿は軽微である。

治療

- **安静**：腎血流量を保つため臥位にしておく。
- 食事療法
    a．**水分制限**（水分貯留を防ぐため）
    b．**蛋白制限**（尿素窒素の上昇を防ぐため）
    c．**食塩制限**（水分貯留を防ぐため）
- 抗菌薬：A群レンサ球菌の除菌のため
- 乏尿が強く，高血圧が重篤なものに対してのみ，利尿薬や降圧薬の投与を行う。

看護

- 腎臓への負担の軽減
  a．病初期にはとくに**安静臥床**が重要であるのでこれを守らせる。
  b．**食事制限**があるのでこれについてよく説明する。
  c．**水分制限**があるので水の出入りの記録を確実に。
- 観　察：病初期には血圧，尿量，体重の変化が病勢を反映し治療の重要な参考資料となるので，定期的な観察が重要となる。

> 急性糸球体腎炎は大部分の症例で治癒する。また，ネフローゼ症候群では退院後も再発や二次感染の危険が高いのに対し，本症ではこれらの危険が少ないので，厳密な退院後フォローアップや検査の必要はない。

　本項の急性糸球体腎炎と p.365 で取り上げるネフローゼ症候群はともに小児によくみられる腎疾患として高頻度に出題されるものである。ここで両者を比較しておくので各々の特徴をよく理解しておこう。

急性糸球体腎炎		ネフローゼ症候群
A群レンサ球菌感染後の抗原抗体反応	病因	種々の原因で起こる
5～10歳	好発年齢	2～5歳
①血尿 ②高血圧 ③浮腫	症状	①著明な浮腫 ②蛋白尿
安静と食事療法	治療	副腎皮質ステロイド
良好	予後	再発多い

Pick up コラム　免疫複合体

　ある種の抗原（細菌，自己 DNA など）に生体が曝露されるとそれに対する抗体が産生される。この抗体は抗原と結びつき補体の助けを借りて抗原を処理しようとする。この抗原 - 抗体複合物を免疫複合体とよぶ。これが各組織に沈着すると炎症が起こり種々の疾患をもたらす。急性糸球体腎炎，膜性腎症，SLE などはこの機序によって発症する疾患であり，低補体血症を呈する。

急性糸球体腎炎

既出問題チェック　一般問題

☐ 血尿と急激な体重増加によって急性糸球体腎炎と診断され入院してきた8歳児に安静の必要性を説明する。
適切なのはどれか。91-A126
1「おとなしく寝ていればお家に帰れますよ」
2「体の中でバイ菌が暴れているので，寝て治しましょう」
3「ベッドに横になっていると腎臓に血液がたくさん流れて，病気が早く治るのですよ」
4「安静にするのは，浮腫と血尿を改善するためですよ」

解答・解説

1 ×
2 ×
3 ○
4 ×

安静の必要性の説明においては，その年齢の児がわかる言葉で疾患や病態生理を理解させることが重要である。この点に関して①は理論的な説明がない。②は腎炎は抗体によって発症するので理論が違う。④は理解が得られないような専門用語を用いている点において問題である。

一問一答（○，×を答えよ。）
☐ **1** 急性糸球体腎炎は思春期に好発する。88-A132
☐ **2** A群レンサ球菌感染症と関連する。85-A129
☐ **3** 血尿，浮腫，高血圧が三大症状である。88-A132
☐ **4** 急性期には安静が大切である。84-A31
☐ **5** 副腎皮質ステロイド薬が有効である。88-A132

解答・解説

1 × 5〜10歳が好発年齢である。
2 ○ A群レンサ球菌感染によって生じた免疫複合体の糸球体への沈着が病因である。
3 ○ 血尿，浮腫，高血圧が三大症状である。その他乏尿などもみられる。
4 ○ 治療は安静と食事療法（水分制限，塩分制限，蛋白制限）が基本である。
5 × 食事療法と安静が治療の主体である。

急性糸球体腎炎

既出問題チェック　状況設定問題

　A君（8歳，男児）は，頭痛，食欲不振，全身倦怠感，肉眼的血尿および両眼瞼の浮腫を主訴に病院を受診した．1か月前に扁桃炎に罹患した以外は既往歴に特記すべきことはない．扁桃炎は抗菌薬を内服し軽快した．血液検査の結果，溶連菌感染後急性糸球体腎炎と診断されて入院した．入院時，A君は体温 36.8℃，呼吸数 20/分，脈拍は 80/分，整で血圧 132/80mmHg であった．

☐ A君の入院時の看護計画で適切なのはどれか．103-P103
1. 水分摂取を促す．
2. 背部の冷罨法を行う．
3. 1日3回の血圧測定を行う．
4. 食事の持ち込みを許可する．

☐ 入院3日目．両眼瞼の浮腫，肉眼的血尿は続いていた．看護師がバイタルサインを測定していると，A君は「頭が痛い．気持ち悪い」と訴えた．A君は体温 36.8℃，呼吸数 20/分，脈拍 88/分，血圧 142/86mmHg であった．
この状況からA君に起こりうる症状で注意するのはどれか．103-P104
5. 耳　痛
6. 鼻　閉
7. 視野欠損
8. 意識障害

☐ 入院後2週間が経過した．症状は軽快したが床上安静は続いている．仲が良かった同じ病室の児が退院して，A君はイライラして母親をたたくこともある．A君の母親は，毎日昼食後から夕食後まで面会をしている．
A君のストレスに対する看護師の対応で適切なのはどれか．103-P105
9. 「家にすぐ帰れるから頑張ろう」
10. 「お母さんにずっといてもらおう」
11. 「好きなだけテレビを観ていいよ」
12. 「ベッドに寝たままプレイルームに行こう」

解答・解説

1 × 入院初期で症状の強いときには塩分，水分の制限が必要となる。
2 × 腎血流量を増加させるために臥床安静と保温が基本となる。
3 ○ 高血圧は7～8割で認められ，定時の血圧測定が重要である。高血圧による頭痛，嘔気・嘔吐に注意し，降圧薬が処方されている場合には，確実な内服を確認する。
4 × 塩分制限，水分制限，蛋白制限が必要であり，医師の指示により食事療法が行われるため，食事の持ち込みは禁止であり，制限食を可能なかぎり摂取できるよう支援する。

5 × 耳痛は急性中耳炎に多い症状である。
6 × 鼻閉は急性鼻炎に最も多い症状であり，その他，アデノイド増殖，鼻腔異物などが考えられる。
7 × 視野欠損は腫瘍，脳梗塞などで起こりやすい症状である。
8 ○ 上述の通り，合併症として高血圧に伴う意識障害が起こりうる症状といえ，注意が必要である。

9 × 回復期に入ると退院，通院治療となるが，いまだ床上安静であり，退院が決定していない段階ですぐに帰れると期待をもたせることは適切ではない。
10 × Aくんはイライラして母親をたたくなどの行動がみられており，付き添いの時間を長くすることで母子ともにさらなるストレス状況に陥る可能性がある。
11 × 安静度の範囲内でできる遊びを考慮する必要があるが，テレビを好きなだけ観ていいと話すことは，生活習慣の点からも好ましくない。
12 ○ ベッドのままでなら床上安静の状態でプレイルームに行くことができる。プレイルームに行くことで環境が変わり，同年代の子どもとの交流もできるため，気分転換が図れる。

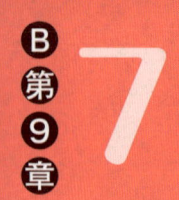

7 尿路感染症
urinary tract infection〈UTI〉

> **学習の要点**
> 症状は上部と下部に分けて覚えましょう。原因菌，検査所見，また膀胱尿管逆流現象についてもおさえておいてください。

疾患概念

尿路系への細菌侵入で発症する。原因菌としては，単純性では**大腸菌**がほとんどである。小児では尿路の機能的・形態的な異常が発症の誘因になる複雑性の頻度が高い。

　膀胱尿管逆流現象：膀胱から尿管へ尿が逆流する状態をよび，**複雑性尿路感染症の原因**となる。小児の反復性上部尿路感染症では本症の存在を疑う。

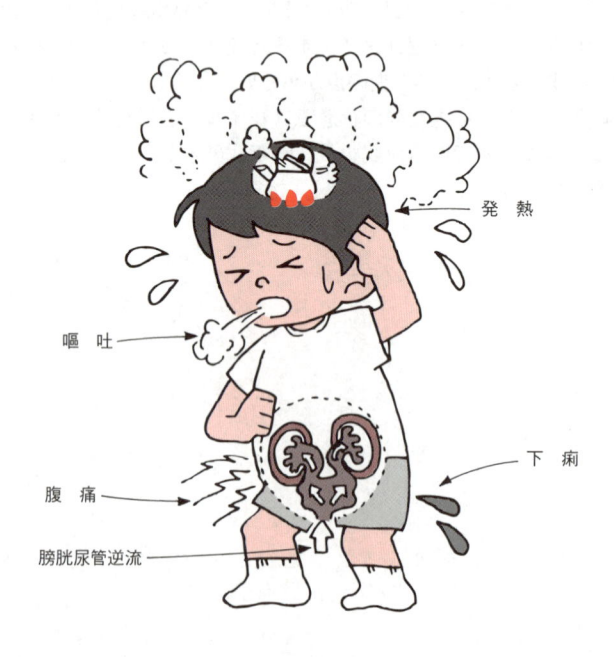

発熱
嘔吐
腹痛
膀胱尿管逆流
下痢

症　状

〈下部尿路感染症：膀胱炎，尿道炎〉
- 頻　尿
- 尿の混濁
- 排尿痛

〈上部尿路感染症：腎盂腎炎〉
- 頻　尿
- 尿の混濁
- 排尿痛
- 発　熱
- 背部痛

> 年少児では成人の尿路感染症と異なり，発熱，嘔吐，下痢，食欲不振などの非特異的症状を呈する。

検査・診断

炎症反応，白血球尿が認められる。尿中細菌数が 10^5/mL で診断が確定する。

治　療

水分の多量摂取と頻回排尿，または点滴と抗菌薬療法が主体となる。

看　護

十分な水分を与え，発熱について適切な処置をする。排尿はがまんさせないようにし，外陰部を清潔に保つ。

尿路感染症

既出問題チェック　状況設定問題

　3歳の女児。3日前から水様性下痢と嘔吐とを繰り返し，38.0〜38.5℃の発熱が続いていたため入院した。児はぐったりとして母親に抱かれていた。入院時から点滴静脈注射を施行し，抗菌薬による治療を開始した。入院翌日には解熱し軟便となった。尿路感染症と診断され，入院3日目も点滴静脈注射と抗菌薬とによる治療が行われている。

◽ 入院時の看護で**適切でない**のはどれか。83-P46
1. 伝染性疾患の児との接触の有無を確認した。
2. ぐったりしていたが体重測定は行った。
3. 母親が抱き上げることはやめさせた。
4. 点滴静脈注射部位の固定を確実にした。

◽ 入院中の看護で適切なのはどれか。83-P47
5. 愛用玩具の持ち込みを禁止する。
6. 床上での遊びを許可する。
7. 尿量測定を中止する。
8. 経口摂取を制限する。

解答・解説

1. ○どのような疾患の入院に際しても，病棟内感染を防ぐため感染性疾患児との接触の有無を確認することは重要である。
2. ○投与水分量，薬剤量を決定するため体重測定は必須である。
3. ×患児はぐったりしているので，ストレッチャーか抱っこで移動させるべきである。
4. ○点滴治療は本児にとって重要なのでそれを確保，持続させることは大切である。

5. ×状態が落ち着けば，当然愛用玩具による遊びは小児では重要である。
6. ○尿路感染症では安静の必要はない。
7. ×点滴をしているので尿量測定は必須である。
8. ×尿路感染症では食事療法は必要でない。

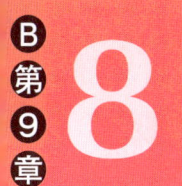

8 溶血性尿毒症症候群
hemolytic uremic syndrome 〈HUS〉

> **学習の要点**
> ポイントは本症の原因と病態生理です。これらを理解すると，症状・検査所見・看護の要点が理解できます。

疾患概念

病原性大腸菌である腸管出血性大腸菌（O157が代表的）の経口感染により，菌が産生するベロ毒素によって①溶血性貧血，②血小板減少性紫斑病，③急性腎不全を呈する症候群である。けいれん・昏睡などの中枢神経症状を呈する例も存在する。

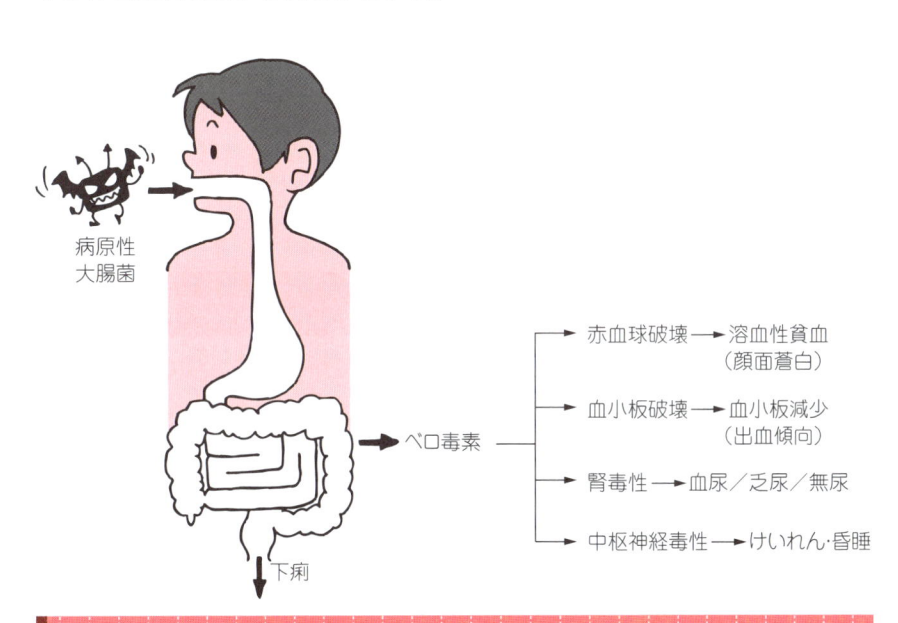

病原性大腸菌 → ベロ毒素
- 赤血球破壊 → 溶血性貧血（顔面蒼白）
- 血小板破壊 → 血小板減少（出血傾向）
- 腎毒性 → 血尿／乏尿／無尿
- 中枢神経毒性 → けいれん・昏睡

下痢

症状

下痢に引き続き，突然に蒼白・無欲状となり，紫斑・出血傾向，乏尿などで発症する。けいれん・昏睡などで発見される例もある。

検査・診断

- 溶血性貧血：①ヘモグロビン低下（10g/dL 以下）
　　　　　　②網状赤血球の増加
　　　　　　③LDH の上昇
　　　　　　④破砕赤血球の存在
- 血小板減少性紫斑病：血小板減少（10 万/μL（mm³）以下）
- 腎不全：①血　尿
　　　　　②尿素窒素上昇
　　　　　③クレアチニン上昇
- 便培養でベロ毒素を産生する腸管出血性大腸菌の検出

治　療

以下のような治療が行われているが，いまだに議論が多い。
- 保存的・対症療法
　①感染に対して抗菌薬
　②貧血に対する赤血球輸血
　③腎不全に対する高血圧のコントロール，水分／電解質管理
- 血液透析
- 血漿交換　など

看　護

- 腸管出血性大腸菌感染症は**3類感染症**であるから，ただちに保健所を経由して都道府県知事に届け出るとともに**隔離**をしなければならない。
　※隔離期間は便培養で腸管出血性大腸菌が検出されなくなるまで（通常，数日間）。
- 腎不全の評価・管理として①体重測定，②尿量を含めた水分出納チェック，③塩分・蛋白質制限などの食事チェック，④血圧チェックなどに注意する。
- 貧血の評価として脈拍数に注意する。
- 血小板減少に対して出血傾向に注意する。
- ある一定期間は隔離が必要となるので，不安が軽減されることを重視する。

溶血性尿毒症症候群

既出問題チェック　状況設定問題

　ベロ毒素を産生する腸管出血性大腸菌による溶血性尿毒症症候群の2歳児。腹痛と頻繁に血性水様下痢便がみられ転院してきた。医師は「尿が出なくなれば血液透析が必要になる」と説明した。

☑ 入院時の看護で適切なのはどれか。93-P64
1 塩分制限は必要ない。
2 2人部屋に入院させる。
3 ベロ毒素が陰性になるまで遊びを中止する。
4 体重測定は毎日行う。

☑ 子どもの状態のアセスメントで必要度の**低い**血液検査項目はどれか。93-P65
5 血小板
6 ヘモグロビン
7 尿素窒素
8 血　糖

☑ 入院して1週が過ぎ下痢は改善した。しかし，子どもは母親の姿が見えなくなると大泣きするようになった。
　子どもの反応のアセスメントで適切なのはどれか。93-P66
9 人見知りが強くなった。
10 母子相互作用が未確立である。
11 母親を安全基地としている。
12 ベロ毒素による脳障害である。

解答・解説

1 × 腎不全の管理では水分制限とナトリウム・カリウムの塩分制限が必要である。
2 × 急性期であり，便のなかに腸管出血性大腸菌が認められるので，2人部屋では感染の危険がある。
3 × 全身状態が比較的よければ子どもの遊びを中止する必要はない。ただし，便に菌が排出されている間は他の子どもとの接触は避ける。
4 ○ 急性腎不全の看護では，乏尿・無尿による体重の増加に注意する。測定は毎日必要である。乏尿とは，尿量が100〜400mL/日で，無尿は100mL/日未満である。

---

5 ○ 溶血性尿毒症症候群の診断に必要な項目は溶血性貧血，血小板減少，急性期腎不全である。血小板の数を確認することは必要である。
6 ○ 貧血ではヘモグロビンは減少するのでヘモグロビン量の検査は必要。
7 ○ 腎不全では尿素窒素は増加するので尿素窒素量の検査は必要。
8 × 血糖は変化しないから，必要ではない。

---

9 × 人見知りは乳児期後半に出現する反応で，母親以外の人をおそれる反応である。
10 × 新生児・乳児期の母から子どもへ，子どもから母親への相互の交流は十分に成立している。
11 ○ 腸管出血性大腸菌感染症は感染症法の3類感染症なので通常は隔離される。隔離された2歳児の心理状態を考えると，隔離されて不安は増幅し，母親（心の安全基地）がみえなくなると不安は高まり泣き出すと思われる。
12 × ベロ毒素の脳障害は，けいれん，意識障害であり，大泣きするのは別の要因と考えられる。

B. 健康障害と看護
第10章 慢性期にある小児と家族

1. 慢性疾患の特徴と長期治療のポイント ……………… 324
2. 小児医療公費負担制度 ……………… 327
3. 気管支喘息 ……………… 330
   asthma/bronchial asthma
4. 白血病 ……………… 337
   leukemia
5. 血友病 ……………… 344
   hemophhilia
6. 神経芽腫 ……………… 349
   neuroblastoma
7. 糖尿病 ……………… 354
   diabetes mellitus
8. 血管性紫斑病 ……………… 361
   vascular purpura
9. ネフローゼ症候群 ……………… 365
   nephrotic syndrome

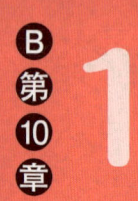

1 慢性疾患の特徴と長期治療のポイント

学習の要点
慢性疾患の患児は長期的ケアを必要とする子どもたちです。長い療養生活のなかでいかに子どもが子どもらしく成長していけるかをサポートしていくことが私たち看護師の役割です。

慢性疾患看護のポイント

慢性疾患を背負ったままの生活のなかで，**勉強し，遊び，楽しみながら成長していく過程を助ける**看護である。
- **母親の将来への不安を理解し援助する。**
- 小児は自ら重い荷物を背負って生きていかなければならない。強い意志でそれに立ち向かっていく姿勢が芽生えるよう支える。

外来における看護

- 安定状態かどうかを**把握する**（**検尿**，**血糖検査**など）。
- 安定状態を維持するための**生活指導を行う**。
- 安定状態を維持するため努力している**小児と両親をねぎらう**。

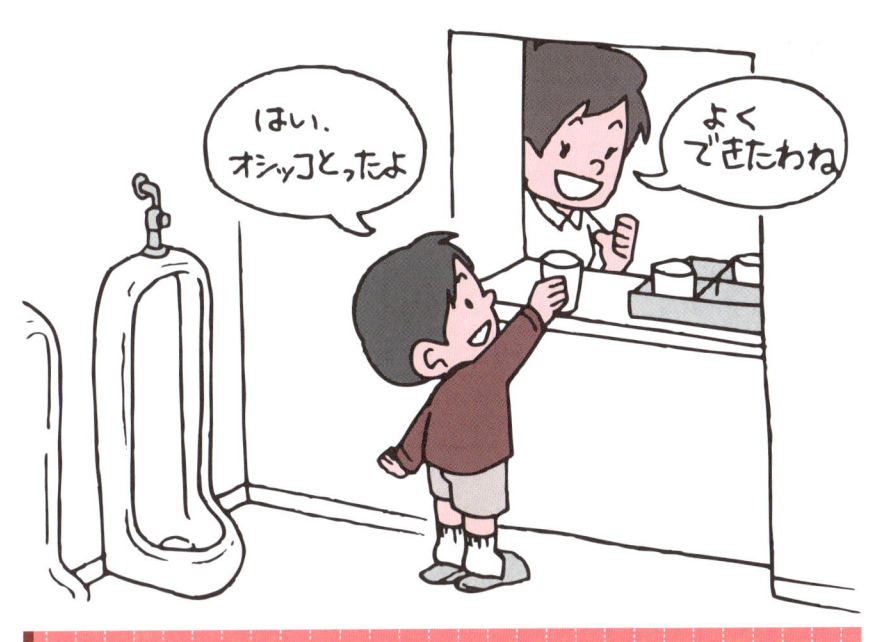

入院における看護

- 小児の**成長・発達**を促す。
- **自己管理は容易ではない**ということを理解させる。
- **学習を継続させ**，学力の低下をきたさないようにする。

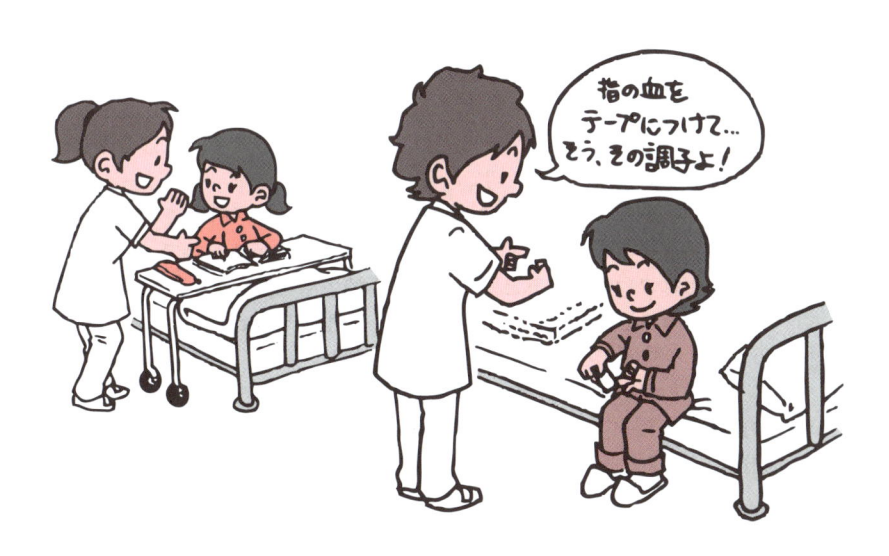

慢性疾患の特徴と長期治療のポイント
既出問題チェック　一般問題

☑ 糖尿病でインスリン療法中の小学3年生。自分でできる療養行動の目標で適切なのはどれか。**2つ選べ**。98-P89
1. 血糖値測定
2. シックデイ対策
3. 食品の単位換算
4. インスリン注射
5. インスリン注射量の調節

解答・解説

1. ○ 学校生活において，低血糖症状がわかり自分で補食を摂取できることは大切なことである。体調がおかしいと感じたときに，自分で血糖測定ができることは補食の種類・量を決めて対処できることにもつながり，小学3年生では手技的にも血糖測定は十分可能である。

2. × シックデイ対策とは上気道感染や胃腸炎などの病気に罹ったときの対策であり，インスリン注射は中断せずに病状に応じて量を調節する，十分な水分補給（低血糖傾向であれば糖分を含むもの），病状によって適宜血糖測定，尿ケトン体のチェックなどがある。小学3年生の子どもがこれらのことを実施するのは難しく，むしろ，家族に対してシックデイ対策や受診のタイミングを逃さないように指導しておくことが重要である。

3. × 学童期においては，食事療法は主に母親が担っており，食品の単位換算を自分で実施できることを目標にするのは不適切である。しかし，自分が食べられる間食のおおまかな量や内容，好きなだけ給食をおかわりすることはできないことなどを理解しておくことは大切である。

4. ○ ペン型注射器の普及により，小学生でも手技的には注射を打つことが可能になってきている。小学校高学年では宿泊を伴う学校行事があるので，自分で注射が打てることはクラスメートと同じように学校生活を楽しむうえでも重要である。しかし，それぞれの子どもの発達段階や心理的状況などを見極め，「注射が打てる」ことを強要することにならないように留意する必要がある。

5. × インスリン注射量の調節は，食事量，運動，体調など血糖値に影響する要因や現在の血糖値から総合的に判断して調節する力が必要であり，小学3年生の認知的発達から考えると難しい。

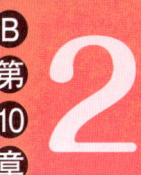

2 小児医療公費負担制度

> **学習の要点**
> 慢性疾患を母子保健対策の医療援護という見地からみていきます。高額な医療費がつきまとう慢性疾患は、保護者の経済状態に応じて公費負担されます。

養育医療

出生時の体重が極めて少ない場合（出生時体重 **2,000g以下**）、あるいは**チアノーゼ**，**呼吸障害**，**重症黄疸**などの重篤な症状を示す新生児が対象となる。

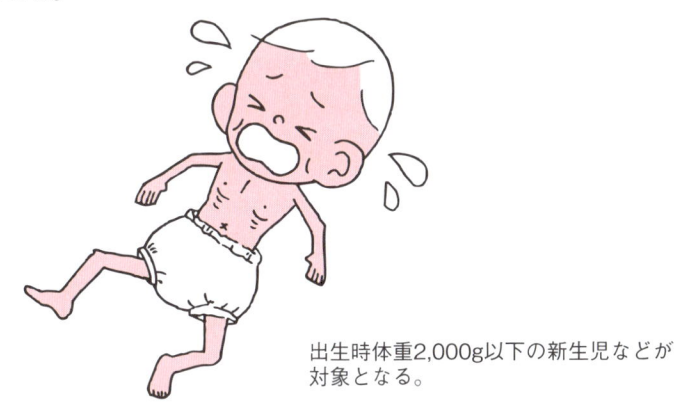

出生時体重2,000g以下の新生児などが対象となる。

自立支援医療（育成医療）

現存する疾患を放置すると、将来において障害を残すが、手術などにより**確実な治療効果**が期待される疾患が対象となる。**股関節脱臼**，**斜視**，**口蓋裂**，**先天性心疾患**，**腸閉鎖**など。育成医療については以前は児童福祉法に基づき実施されていたが、障害者自立支援法（現：障害者総合支援法）の成立に伴い、更生医療、精神通院医療とともに、同法第58条に基づく「自立支援医療」として平成18（2006）年4月1日より実施されている。

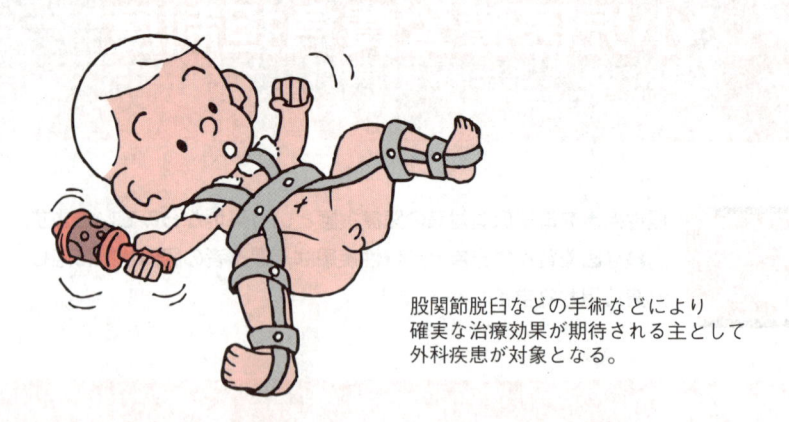

股関節脱臼などの手術などにより
確実な治療効果が期待される主として
外科疾患が対象となる。

小児慢性特定疾病医療費助成

助成の**新規申請は18歳未満**が対象年齢であるが、**継続申請の場合は20歳未満**である。現金支給ではなく**医療費助成**が行われ、それは**外来・入院どちらも助成**される。**所得の状況によって自己負担**が生じる。また、他の**公的扶助**とのあわせての助成は可能である。悪性新生物、慢性腎疾患、慢性呼吸器疾患、慢性心疾患、内分泌疾患、膠原病、糖尿病、先天性代謝異常、血液疾患、免疫疾患、神経・筋疾患、慢性消化器疾患、染色体または遺伝子に変化を伴う症候群、皮膚疾患などが対象となる。

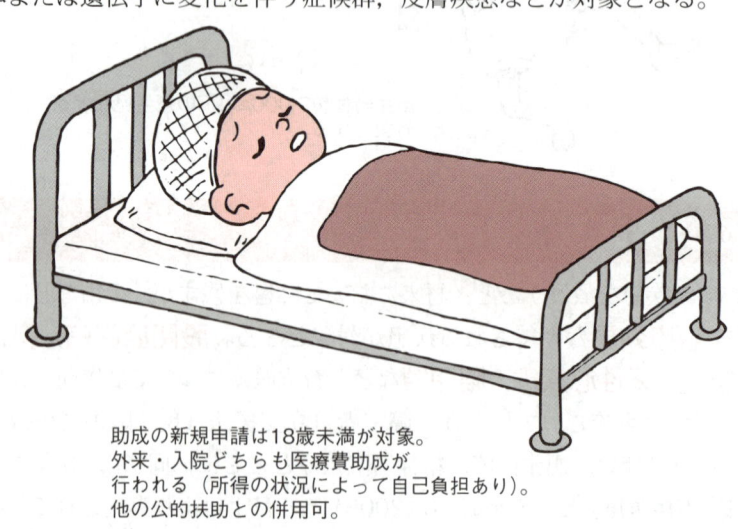

助成の新規申請は18歳未満が対象。
外来・入院どちらも医療費助成が
行われる（所得の状況によって自己負担あり）。
他の公的扶助との併用可。

小児医療公費負担制度
既出問題チェック　一般問題

□ 小児慢性特定疾病治療研究事業で正しいのはどれか。（改変）97-A126
1 他の公的扶助は受けられない。
2 入院通院とも公費で負担される。
3 保護者家族から一律の費用が徴収される。
4 継続申請は18歳未満が公費負担の対象である。

解答・解説

1 ×小児慢性特定疾病治療研究事業の認定を受けていても他の公的扶助，例えば生活保護を受けられないということはない。
2 ○平成17年の制度改正により入院，外来通院にかかわらず公費負担の対象になった。
3 ×平成17年の制度改正により保護者の所得に応じて一部自己負担額が導入された（⇨一律の自己負担ではない）。
4 ×新規申請は対象年齢が18歳未満であるが，平成17年の制度改正により，継続申請の場合は20歳未満までに延長された。

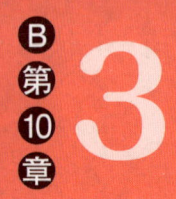

3 気管支喘息
asthma/bronchial asthma

学習の要点

気管支喘息に関しては，広い範囲で出題されますので，覚えることが多くてたいへんですね。アレルギー反応については，とくに理解を深めておいてください。

疾患概念

好酸球による気道の炎症および反応性亢進によって気管，気管支が可逆的に狭窄し，発作性の**呼気性呼吸困難**をきたす慢性炎症性疾患。

小児はⅠ型アレルギーが関与する**外因型**（アトピー型）が多い。Ⅰ型アレルギーは肥満細胞などにIgE抗体が結合し，ここに抗原が反応することでヒスタミンなどの化学伝達物質が遊離してアレルギー反応を起こすものである。吸入抗原つまりアレルゲンは，**イエダニ，ハウスダスト，花粉，カビ**が多い。

なお，成人（中高年に多い）の場合は，**呼吸器感染症**や**精神的ストレス**が関与する**内因型**（感染型）が多い。

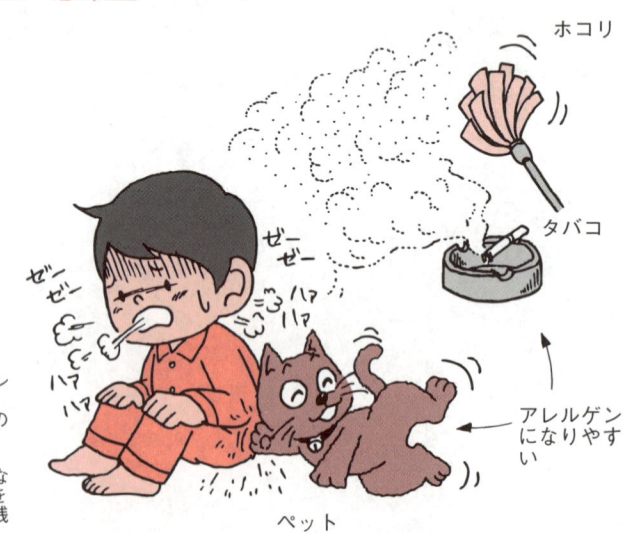

- 発作時はバイタルサインのチェックを行う。呼吸音減弱は発作増悪のサイン。
- 非発作時はホコリの少ない環境，規則的な生活を心がけ，鍛錬療法を実践してみる。

症　状

発作型によって小発作，中発作，大発作，呼吸不全（最重症発作）に分類される。
- 小　発　作：湿性咳嗽，軽い呼気性喘鳴，軽い陥没呼吸
- 中　発　作：湿性咳嗽，明らかな呼気性喘鳴と陥没呼吸，呼気性呼吸困難
- 大　発　作：湿性咳嗽，著明な呼気性喘鳴，著明な呼気性呼吸困難（起坐呼吸を呈する），ときにチアノーゼ
- 呼吸不全：湿性咳嗽，著明な呼気性喘鳴，著明な呼気性呼吸困難，チアノーゼ，呼吸音減弱，意識障害

〈発作の程度の判定基準〉

		生活の状態				酸素飽和度 (SpO_2)
		遊び	睡眠	機嫌	食事	
小発作	軽い喘鳴があり，軽い呼吸困難を伴うこともある	普通	普通	普通に話をする	普通	96％以上
中発作	明らかな喘鳴と陥没呼吸，呼吸困難を認める	やや困難	ときどき目を覚ます	やや不良 話しかければ返事をする	やや不良	95〜92％
大発作	著明な喘鳴，呼吸困難，起坐呼吸を呈し，ときにチアノーゼを認める	不能またはそれに近い状態	不能またはそれに近い状態	やや不良 話しかけても返事ができない	不良またはそれに近い状態	91％以下

検査・診断

- 聴診所見：**呼気性**の高調性**喘鳴，呼気の延長，乾性ラ音**
- 血液検査：**好酸球増多，高 IgE 血症**
- 呼吸機能検査：1秒率，1秒量の低下
- 胸部エックス線写真：発作時に肺野の透過性亢進，横隔膜の平坦化，肺気腫像

治　療

- 発作時の治療：・小　発　作：β刺激薬の吸入
  - ・中　発　作：β刺激薬の吸入，テオフィリンの静注，酸素の吸入
  - ・大　発　作：酸素吸入下でβ刺激薬の吸入，テオフィリンの点滴静注，イソプロテレノール持続吸入，ステロイドの静注
  - ・呼吸不全：上記の薬を増量，気管内挿管，人工呼吸
- 非発作時の治療：生活指導，環境整備，鍛練療法，心理指導

看　護

- 食事は少なめ
- 水分多め
- 起坐位あるいはファウラー位

気管支喘息

既出問題チェック　一般問題

☐ 3歳児が気管支喘息発作を起こした。アレルゲンはダニとハウスダストであった。
家族への指導で適切なのはどれか。90-A127
1. 一緒に寝ていたぬいぐるみを捨てる。
2. 寝具は化学繊維のものを使用する。
3. 就寝直前に掃除機をかける。
4. 外のほこりが入らないように窓を閉めておく。

解答・解説

1. ×綿や羊毛のぬいぐるみでは，喘息のアレルゲン・抗原になる家ダニが増殖する可能性があるので，洗濯したり掃除機をかけることを指導する。一緒に寝るほどのぬいぐるみは子どもの心のお友達なので捨ててはいけない。
2. ○家ダニは汗，フケ，食べ物などのついた綿や羊毛の製品（じゅうたん，ソファ，布団，枕，ぬいぐるみなど）に住みついて増殖する。化学繊維の製品への変更，掃除や洗濯の徹底により，ダニ・ハウスダストの抗原を回避するようにする。
3. ×掃除機の使用は室内のほこりを一時的に増加させるので，掃除は朝の蒲団をあげた後に行うのが望ましい。
4. ×窓を閉めっぱなしにしておくと室内は高温多湿になり，カビや家ダニが増加する。掃除機の使用時の窓開けや換気は必要である。

☐ A君（11歳，男児）。喘息発作のため救急外来に来院した。喘鳴が著明で，経皮的動脈血酸素飽和度〈SpO$_2$〉88％（room air），ピークフロー値45％である。まず行うべきA君への対応で適切なのはどれか。102-P71，98A-77
1. 起坐位を保つ。
2. 水分摂取を促す。
3. 胸式呼吸を促す。
4. 発作の状況を尋ねる。

解答・解説

1 ○ 喘息の大発作では呼吸苦のため横になれず，起坐呼吸で，前かがみになるので，椅子を前後逆に座らせて，背もたれにもたれる姿勢が一番楽である。
2 ✕ 大発作では経口摂取は困難である。
3 ✕ 胸式呼吸よりも腹式呼吸が発作時には適切である。大発作ではまず酸素投与と気管支拡張剤の吸入療法を直ちに行う。
4 ✕ 呼吸苦のある患児に尋ねても，答えることはできない。

☐ 気管支喘息(asthma)に対する副腎皮質ステロイドの吸入療法について正しいのはどれか。102-A48
1 副作用は内服より少ない。
2 吸入後に含嗽はしない。
3 食後の吸入が食前より効果的である。
4 吸い込むタイミングで効果に差はない。

解答・解説

1 ○ 経口薬は胃潰瘍，糖尿病，骨粗鬆症，高血圧など全身の副作用がある。吸入ステロイド薬は局所に作用するため，経口薬より副作用は少ないとされる。
2 ✕ 吸入方法には，ドライパウダー吸入器と加圧定量噴霧式吸入器がある。口腔内に吸着することで，カンジダ症を発症するおそれがある。吸入後は，含嗽して薬剤の吸着を予防する。
3 ✕ 吸入後，すぐに食事をとることにより，口腔，咽頭，喉頭に付いていた薬剤が食べ物に付着し，混和されて，胃で分解される。よって，食前の吸入が適している。
4 ✕ 吸入と同時にゆっくり呼吸すると肺への到達率が高く効果的である。加圧定量噴霧吸入器は噴射と吸入のタイミングが難しい。適宜，補助器具のスペーサーを使用する。

気管支喘息

既出問題チェック　状況設定問題

　Aくん（12歳，男子）は，5歳で気管支喘息（bronchial asthma）と診断され，抗アレルギー薬の服用と副腎皮質ステロイドの吸入をしている。アレルゲンはハウスダストである。Aくんは小学3年生までは，年に数回の中発作を起こし入院治療をしていた。その後は，月に1回の外来通院で症状はコントロールされ，入院することはなかった。小学6年生の冬に学校で中発作を起こし，学校に迎えに来た母親とともに救急外来を受診した。

☐ 救急外来受診時のAくんの状態で考えられるのはどれか。100-P106
1. 呼気の延長はない。
2. 坐位になることを好む。
3. 日常会話は普通にできる。
4. 安静時の呼吸困難感はない。
5. 経皮的動脈血酸素飽和度〈SpO₂〉は90％である。

☐ 気管支拡張薬の点滴静脈内注射でAくんの症状は改善した。Aくんは，医師や看護師の質問には素直に答えているが，心配する母親には「病院に来るほどじゃないんだよ，入院はしないからな」と反抗的な態度をとっている。
看護師の対応で最も適切なのはどれか。100-P107
6. なぜそう思うのかをAくんに尋ねる。
7. Aくんにではなく母親に病状を尋ねる。
8. 母親への態度が適切でないとAくんを叱る。
9. 親子関係に問題があるのではないかと母親に伝える。

☐ Aくんの帰宅に際しての看護師の対応で最も適切なのはどれか。100-P108
10. 毎日の食事内容を記録するように伝える。
11. 治療の経過を学校に報告しておくと伝える。
12. 発作が学校で起こった要因について話し合う。
13. 薬を飲み忘れないよう母親に管理してもらうことを勧める。

> **解答・解説**

1. ×気道の狭窄により呼吸困難，呼気の延長が認められる。
2. ○気道の狭窄によって酸素の取り込みが不足している場合，起座位になることで胸郭が広がり呼吸が楽になるため，起座位を好む。
3. ×中発作での日常会話はやや不良であり，話しかければ返事ができる程度であり，普通に会話はできない。
4. ×中発作では安静時においても呼吸困難が生じる。
5. ×中発作時の SpO_2 は 92〜95％の範囲であり，90％は大発作と評価する。

---

6. ○発病から長期にわたり，病気のセルフケアを行ってきている A 君が一番自分自身の身体の状態を理解している。
7. ×親からの自立を意識している発達段階であるので，A 君を尊重する必要がある。
8. × A 君の態度は思春期の子どもの当然の姿である。大人から強制されることで反発をより強くすることがある。
9. × A 君の行動は思春期に特有の態度であり，親子関係の問題とは考えられない。「親子関係の問題」と指摘することは，母親に自責の念や落ち込みを経験させ，子どもへのかかわりに混乱をきたす可能性がある。

---

10. ×アレルゲンは食物ではなくハウスダストなので，食事内容を詳細に記録する必要はない。
11. ×情報によっては，学校に知られたくない情報もあるので，まずは子どもの気持ちを尊重し，本人の意思を確認する必要がある。
12. ○機会をとらえて，発作の要因など子どもと一緒に話し合うことは，子ども自身のセルフケア能力を高める援助となる。
13. ×思春期の子どもは，十分セルフケア能力をもち合わせているので，疾患に関する管理は親ではなく子ども自身に行う。

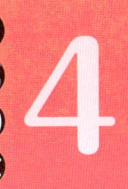

4 白血病
leukemia

> **学習の要点**
> 小児に多い白血病の特徴，症状，治療，予後などはよく問われるところです。また，治療とともに精神的支援が大切になりますので，このあたりもカバーしておきましょう。

疾患概念

骨髄で発生・増殖した白血病細胞が骨髄の**正常造血機能を阻害**し，**汎血球減少症**（赤血球・白血球・血小板の減少）をきたすばかりでなく，肝臓，脾臓，リンパ節，歯肉などに浸潤し，機能を阻害するために起こる疾患である。小児の悪性腫瘍のなかでは最も多い。

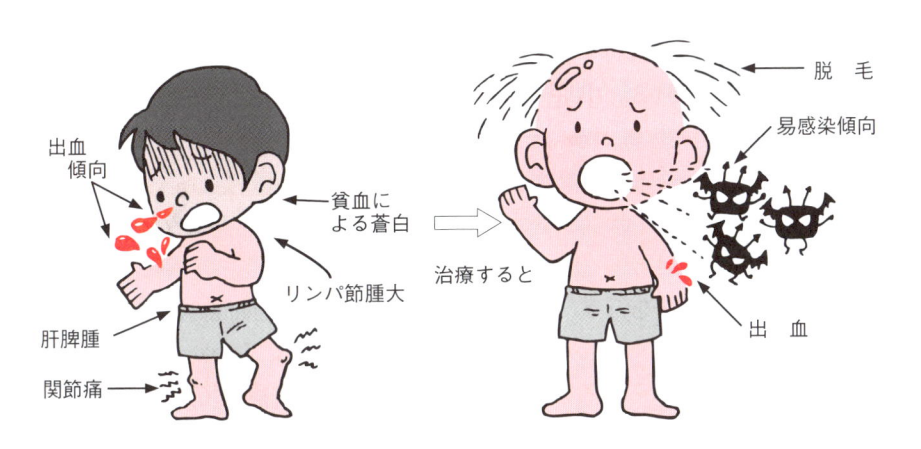

症　状

〈小児に多い急性リンパ性白血病の症状〉
- **貧血による蒼白**
- **発　熱** ┐
- 鼻出血を含む**出血傾向**　など ┘ 汎血球減少症による症状

- 骨関節痛
- リンパ節腫大 ── 白血病細胞の直接浸潤による症状
- 肝脾腫

検査・診断

(1) 貧血，血小板減少，好中球減少（汎血球減少症）がみられる。白血球数は増加することが多いが，そのほとんどは白血病細胞（芽球）である。
(2) 骨髄穿刺*による白血病細胞の存在で診断される。

> *骨髄穿刺は骨髄血を採取するための検査で，成人では胸骨が，小児では後腸骨稜が採取部位として用いられる。よく消毒したのち，局所麻酔薬でよく骨膜を麻酔する。そして骨髄穿刺針を骨髄まで挿入し，少量（0.5mL 以下）の骨髄血を採取する（多量の骨髄血を採取しようとすると末梢血が混入するため）。

(3) 白血病細胞の種類により
  a. 急性リンパ性白血病（予後がよい）
  b. 慢性リンパ性白血病（日本では少ない）
  c. 急性骨髄性白血病（成人に多い）
  d. 慢性骨髄性白血病（フィラデルフィア染色体陽性）

などに分類される。小児では圧倒的に急性リンパ性白血病が多い。

治療

寛解導入療法としてはプレドニゾロン，ビンクリスチン，シクロホスファミド，L-アスパラギナーゼなどの多剤併用療法を行う。寛解に至ったら強化療法，維持療法を行う。全経過3年前後にわたる長期間の治療である。

しかしながら中枢神経系や精巣には抗癌薬が到達しにくいため，これらの部位に再発がよくみられるので，大量化学療法や抗癌薬の髄腔内注射が行われる。

これらの強力な治療にもかかわらず初回寛解を維持するのは50％以下にとどまり，ほかは再発する。このような再発例に関しては骨髄移植（p.340の「Pick up コラム 骨髄移植」参照）などが適応となる。

また，抗癌薬の治療は造血能を低下させることから，貧血，血小板減少，好中球減少をもたらす。このため輸血が必要となるが，この抗癌薬治療中の出血，敗血症やニューモシスチス肺炎という感染症が白血病の主な死因であるので治療中の支持療法は極めて重要である。

これらの強力な治療により，現在，通常の小児の急性リンパ性白血病の5年生存率は**70〜80％**まで改善してきている。

看　護

　白血病の看護の目標は大きく分けて二つある。一つは治療の目標が寛解導入とその維持にあるので，有効な治療が受けられるように，症状や副作用から患児を守り安楽を保持すること，そして，もう一つは患児および両親や家族の精神的不安に対して適切な判断と援助を行い，建設的な生活が送れるようにすることである。

◆身体的問題

(1) **出　血**：血小板5万/μL（mm^3）以下で要注意。

　　a．歯肉出血，鼻出血がしばしばみられ，しかもなかなか止まりにくいのでその処置を熟知しておく。**鼻根部の冷却，圧迫止血，上体を上げた姿勢，ベロックタンポン**など。

　　b．外傷や採血により出血が止まらなくなるときがあるので，それに対する注意・配慮が必要である。

　　c．消化管出血があれば飲食を禁じる。

(2) **感染予防**：治療により好中球が減少し，易感染傾向を呈するので感染予防には十分に留意する。白血球1,000/μL（mm^3）以下で要注意。抗真菌薬のうがい・内服・吸入や，無菌室への収容も考慮に入れる。

　　a．水痘などの小児感染症に罹患しないようにするためにできるだけ友人などの**面会は避ける**。

　　b．ときには**清潔隔離**（クリーンルームに移す）を必要とする。この際にはマスク，手洗いなどを厳重にする。

　　c．とくに口腔はびらんを生じやすく，細菌の侵入門戸となるので，**口腔ケア**を入念に行う。

　　d．**全身清拭**。できない状況でも陰部など不潔になりやすい部位だけでも清潔にする。

　　e．加熱食（生ものを避ける）

(3) **処置と介助**

　　痛みを伴う検査・処置が多いので，理解度に合わせ患児を説得するようにする。

◆精神的問題

(1) 親に対して

　白血病の宣告を受けたときの親の衝撃ははかり知れないものがある。その気持ちを考慮に入れ，受け入れ，よい聞き手・相談相手となり**専門的な立場から助言**を与える。

(2) 患児に対して

　親とはもちろん，医療者同士でも十分に連絡をとり，不信感を抱かせないように**誠意ある対応**をする。脱毛，満月様顔貌など**副作用**に対しても不安を感じさせないような対応をする。

　患児の状態が許すかぎり，できるだけその年代に合った**普通の生活**が送れるよう努め，しつけや遊び，学習などを積極的にすすめる。

Pick up コラム　骨髄移植

　化学療法を施行したあとに再発した難治性白血病に対して行われる治療である。再寛解導入した患児に対し，HLA一致の同胞から，または骨髄バンクより得られた適合ドナーから骨髄血を輸注する。大量の放射線，抗癌薬により残存白血病細胞や自己の免疫細胞を根絶したのちに骨髄血を輸注する。

　極度の骨髄抑制，免疫抑制状態および移植片対宿主病（GVHD）のコントロールが成功のカギである。

白血病

既出問題チェック　一般問題

一問一答（○，×を答えよ。）
- ☐ **1** 小児の急性リンパ性白血病は急性骨髄性白血病より頻度が高い。88-A134
- ☐ **2** 急性白血病の死因は出血や感染であることが多い。81-A80
- ☐ **3** ダウン症候群では，類白血病変化による白血球の異常増加がみられる児もいる。78-P73
- ☐ **4** 小児急性リンパ性白血病では白血球数が多いほど予後不良である。88-A134
- ☐ **5** 小児急性リンパ性白血病の5年生存率は30％以下である。88-A134
- ☐ **6** 急性白血病では貧血と血小板減少とを認めることが多い。88-A134，81-A80
- ☐ **7** 急性白血病の骨髄移植は化学療法の施行前に行うことが望ましい。82-A80
- ☐ **8** 急性白血病は化学療法による好中球減少時に感染症が併発しやすい。82-A80，71-P44
- ☐ **9** 小児の白血病は骨髄穿刺の部位としては普通，胸骨が選ばれる。72-P77
- ☐ **10** 小児の白血病は化学療法剤としてマイトマイシンCがよく利用される。72-P77

解答・解説

- **1** ○ 小児の白血病の約80％は急性リンパ性白血病である。
- **2** ○ 化学療法による血小板減少と，白血球減少による出血と感染が二大死因である。
- **3** ○ ダウン症候群は急性骨髄性白血病を合併するが，類白血病反応も合併することがある。
- **4** ○ 白血球数10万以上，そして10歳以上，1歳以下は予後不良である（＝ハイリスク群）。
- **5** × 急性リンパ性白血病の5年生存率は70～80％である。
- **6** ○ 急性白血病の主症状は汎血球減少症（貧血，好中球減少，血小板減少）や骨痛，リンパ節腫大，肝脾腫などである。
- **7** × 化学療法で完全寛解にしたのち，骨髄移植をする。
- **8** ○ 化学療法をすると造血能が低下するため好中球が減少し，細菌感染症を併発しやすい。
- **9** × 小児の場合，骨髄穿刺部位は腸骨を用いる。
- **10** × 小児白血病の寛解導入療法の第一選択薬はビンクリスチンと副腎皮質ステロイド薬である。

白血病

既出問題チェック　状況設定問題

Aちゃん（10歳，女児）は，両親と3人で暮らしている。発熱と顔色不良とを主訴に受診し入院した。血液検査データは，Hb7.5g/dL，白血球75,000/μL，血小板4万/μLであった。骨髄検査の結果，急性リンパ性白血病（acute lymphocytic leukemia）と診断された。医師が両親とAちゃんに対し，病名と今後の抗癌薬治療および入院期間について説明した。両親はショックを受けていたが現実を受け止め，今後の治療や入院生活について質問し，経済的な不安を訴えた。

☐ 両親に情報提供する社会資源として最も適切なのはどれか。104-P103
1 養育医療
2 自立支援医療
3 児童扶養手当
4 高額療養費制度
5 小児慢性特定疾病の医療費助成

☐ Aちゃんは中心静脈カテーテルが挿入され，寛解導入療法が開始された。抗癌薬が投与された後，維持液が100mL/時間で持続点滴されている。Aちゃんは「点滴が始まってから何回もおしっこが出ている。点滴を止めてほしい」と話している。
Aちゃんの訴えを受け止めた後のAちゃんに対する看護師の説明で適切なのはどれか。104-P104
6 「体の中の水分が足りないから必要だよ」
7 「白血病細胞をやっつけるために必要だよ」
8 「ご飯があまり食べられないからご飯の代わりに必要だよ」
9 「やっつけた白血病細胞のせいで腎臓を悪くしないために必要だよ」

☐ 入院後4か月。Aちゃんは治療が順調に進み，退院して外来で維持療法を行うことになった。
今後，学校に通学する際のAちゃんと母親に対する説明で適切なのはどれか。
104-P105
10 「体育は見学してください」
11 「授業中はお母さんが付き添いましょう」
12 「給食はみんなと同じものを食べてよいです」
13 「日焼け止めクリームを塗って登校してください」
14 「体育館での全校集会は参加しない方がよいです」

解答・解説

1 × 養育医療は，母子保健法に基づき，出生時体重2,000g以下，生活能力が薄弱でけいれんやチアノーゼなどの症状を示す乳児を対象とする医療費の公費負担制度である。

2 × 自立支援医療は，障害者総合支援法に基づき，心身の障害を除去・軽減する医療についての公費負担制度で，肢体不自由，視覚障害，内部障害への手術が主な適用となる。

3 × 児童扶養手当は，児童扶養手当法に基づき，父または母と生計を同じくしていない児童が育成される家庭（ひとり親家庭など）を対象に手当を支給する制度である。

4 × 健康保険法に基づき，1か月あたりの医療費負担が一定金額を超えた場合に適用される公的医療保険制度である。

5 ○ 児童福祉法に基づき，長期療養と高額な医療費負担を要する特定の疾患をもつ18歳（20歳）未満の児童を対象とする公費負担医療制度。白血病は代表的な対象疾患である。

----

6 × 抗癌薬の副作用による下痢や嘔吐，経口摂取不良が続く場合には脱水にも注意が必要だが，脱水につながる状況や脱水症状は出現していないため，説明内容として不適切。

7 × 維持液の持続投与自体は，白血病細胞を死滅させるために行っているものではないため，説明内容として不適切。

8 × 抗癌薬の副作用による食欲不振にも注意が必要だが，食欲不振について記載がなく，また，維持液は栄養補給目的では行われないため，説明内容として不適切。

9 ○ 寛解導入療法の際には，腫瘍細胞が多量に死滅することによる急性腎不全を予防するため，大量輸液（維持液）が行われる。10歳の理解力にあった説明といえる。

----

10 × 患児の体力に合わせて無理のない活動が望ましく，体育を必ず見学させる必要はない。

11 × 学童後期という発達段階も考慮して，学校に親が付き添う必要はない。

12 ○ 学校給食は，生で食用する野菜・果実類を除き，加熱調理したものである。学校への通学を開始する時期には，一般的に生ものの摂取も許可される。

13 × 抗癌薬治療を行ったことにより，長時間あるいは強い紫外線を浴びることで皮膚障害を誘発することもあるが，過剰な紫外線対策は必要ない。

14 × マスク着用などの感染予防行動は必要になることはあるが，全校集会を避ける必要はない。

5 血友病
hemophilia

> **学習の要点**
> 血友病の原因，つまり何番の凝固因子の欠損かを問われることが多いですね。それから，遺伝形式と症状も覚えておきたいところです。

疾患概念

X連鎖劣性遺伝（つまり男にしか発生しない）の代表的疾患で，先天的に凝固因子が欠損しているために生涯にわたって出血傾向をきたす疾患である。第Ⅷ因子が欠損する血友病Aと第Ⅸ因子が欠損する血友病Bに分けられる。

母親はキャリア（保因者）である。

症　状

- 採血部位からの出血
- 関節内出血 ｜
- 筋肉内出血 ｜ 鼻出血は少ない
- 関節変形，機能障害 ⇐ 関節内出血を繰り返し起こす。

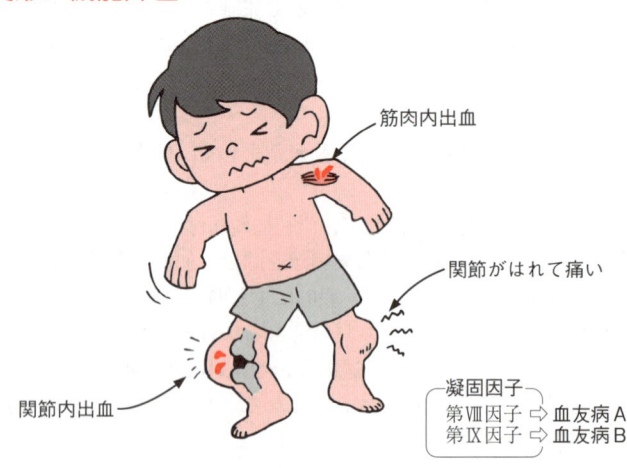

筋肉内出血

関節がはれて痛い

関節内出血

凝固因子
第Ⅷ因子 ⇒ 血友病A
第Ⅸ因子 ⇒ 血友病B

検査・診断

- 活性化部分トロンボプラスチン時間（APTT）延長（プロトロンビン時間は正常）
- 血友病Aでは第Ⅷ因子活性低下
- 血友病Bでは第Ⅸ因子活性低下

治療

関節内出血やその他の出血症状に対して純化された第Ⅷ因子，第Ⅸ因子製剤を静注する。在宅での自己注射も行われている。

看護

自己注射・家庭治療が適切に行われるよう，注射法などの教育的指導を徹底する。打撲などで出血が予想されるときには，出血が拡大しないよう圧迫，氷冷，固定などの処置をとる。

Pick up コラム　血液製剤とエイズ

血友病の治療にはヒト血漿から精製した凝固因子製剤が必須である。原料としては大量の血液が必要なので米国からの売血によってまかなわれていた。ところが，このなかにエイズウイルスが混入した血液が存在し，また精製過程でウイルスを不活化する加熱工程が含まれていなかったため，このような凝固因子製剤を使用した血友病患者にエイズが多発した。

血友病

既出問題チェック　一般問題

☑ 遺伝病はどれか。99-A74
1. 川崎病
2. 血友病
3. B型肝炎
4. マラリア
5. サルコイドーシス

解答・解説

1. ×川崎病の明らかな発症原因は不明であるが，遺伝することはない。
2. ○血友病は伴性劣性遺伝（X連鎖劣性遺伝）をとる遺伝病で，男子のみに発症する。
3. ×B型肝炎は感染者からの血液感染，あるいは母体から胎児への垂直感染の形態をとる。
4. ×マラリアは，蚊（ハマダラカ）を介した感染症である。
5. ×サルコイドーシスの発症原因は不明であるが，遺伝することはない。

☑ 伴性劣性遺伝病〈X連鎖劣性遺伝病〉はどれか。100-A5
sex-linked recessive disease
1. 血友病
   hemophilia
2. ダウン症候群
   Down's syndrome
3. 先天性風疹症候群
   congenital rubella syndrome
4. フェニルケトン尿症
   phenylketonuria

解答・解説

1. ○凝固因子の先天的異常により発症する疾患であり，X連鎖遺伝形式をとるので男児に発症し，女児は保因者となる。
2. ×染色体異常症で遺伝性はない。
3. ×妊婦が風疹に罹患すると風疹ウイルスが経胎盤的に移行する。そして，発育途上の胎児に影響を及ぼし，難聴・先天性心疾患・白内障・網膜症などを認めることがある。遺伝性ではなく，外因性発症である。
4. ×フェニルアラニンの先天代謝異常で起こる遺伝性疾患で，常染色体劣性遺伝形式をとる。

血友病

既出問題チェック　状況設定問題

　小学2年生の男子。5年生の姉がいる。1歳6か月のとき血友病Aと診断された。その後，凝固因子製剤の注射は自宅で母親が行っている。定期的な診察には母親が付き添っている。毎回，四肢に新旧の紫斑が数個みられる。鼻出血や歯肉出血も時々あり，口臭もある。活発でじっとしているのが苦手で，特に友達と自転車に乗って遊ぶのが好きである。

☐ 正しいのはどれか。87-P46
1 第Ⅷ因子製剤が使用されている。
2 姉がキャリアである可能性はない。
3 補充療法直後は一時的に出血がひどくなる。
4 口臭は定期的な補充療法によるものである。

☐ 母親から「公園で自転車に乗っていて転び膝を強く打った」と電話があった。応急処置の指導として**誤っている**のはどれか。87-P47
5 膝に圧迫包帯を巻く。
6 膝を氷で冷やす。
7 膝に副木を当てる。
8 椅子に座らせて安静にする。

☐ 外来での看護目標で**適切でない**のはどれか。87-P48
9 注射を指示どおり実施できる。
10 口腔内の清潔を保つことができる。
11 自転車遊びを我慢できる。
12 関節周囲の筋肉の強化運動を継続できる。

> **解答・解説**

1 ○血友病Aは第Ⅷ因子欠乏症なので第Ⅷ因子製剤を使用する。
2 ×X連鎖劣性遺伝病なので，母親はキャリアであり，女児の50％はキャリアである。
3 ×第Ⅷ因子を補充すると止血する。
4 ×口臭は口腔内（歯肉）出血のためである。

5 ○関節内出血が予想され圧迫止血を考慮する。
6 ○関節内出血が予想されるので氷冷する。
7 ○病的な関節内出血が予想されるので固定して局所の安静保持を図る。
8 ×活発な患児を椅子に座らせてもなかなか安静を保つことは難しい。圧迫，固定といった積極的処置によって局所の安静を図るほうがこのケースでは適している。

9 ○凝固因子製剤は，医師の指示にしたがって正確に注射するよう指導する。
10 ○出血によって口腔内が汚染されやすいので清潔を保つべきである。ただし，その際は粘膜を傷つけないようにする。
11 ×症状が改善されれば普通の生活は送れる。出血を誘発する行為は慎むべきだが，好きな自転車遊びをがまんさせるのは適切ではない。
12 ○整形外科的機能回復訓練は大切で，それを続けさせることは意義がある。

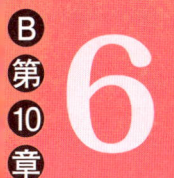

6 神経芽腫
neuroblastoma

> **学習の要点**　主訴は何か。検査所見の異常は？　このあたりをおさえておきましょう。それから悪性腫瘍の看護も忘れずに！

疾患概念

　小児悪性腫瘍のうち，白血病に次いで頻度が高く，進行性のものは予後不良である。副腎や交感神経節に発生するもので，腹部が好発部位となる。好発年齢は6か月〜4歳。1歳以下は予後良好，1歳以降の発見例は進行例が多く予後不良となる。予後良好なものでは自然消退するものも多く，また無症候性で，転移による症状と大きくなった腹部腫瘤に気づき，初めて受診に至ることから予後不良となることも多い。

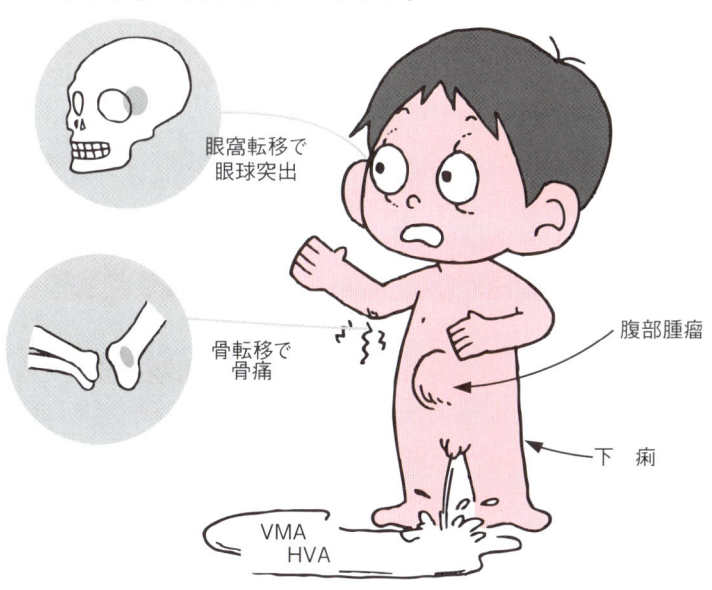

- 眼窩転移で眼球突出
- 骨転移で骨痛
- 腹部腫瘤
- 下痢
- VMA・HVA

症 状

- **腹部腫瘤**：無症候性
- **眼球突出**（眼窩転移）
- **貧　血**（骨髄転移）
- **骨　痛**（骨転移）
- **下肢の麻痺，腰痛**（傍脊椎に発生した腫瘍が脊髄を圧迫したり，浸潤したりするため）
- 難治性水溶性**下痢**（腫瘍細胞が消化管ホルモンを分泌し，腸蠕動が亢進するため）

検査・診断

腹部腫瘤を主訴にした患者が以下の検査所見を示せば診断は確実である。

- 尿中 **VMA**（バニリルマンデル酸），**HVA**（ホモバニリン酸）が増加
- 血中 NSE（ニューロン特異的エノラーゼ）の上昇
- CT スキャンで，副腎原発で，石灰化が認められる。

治 療

- 抗癌薬の多剤併用や自家骨髄移植
- 外科的切除
- その後，放射線治療，化学療法を同時に行う。

看 護

◆母親への援助

- 母親の不安を理解し，悲しみを温かく受け入れて**母親の支え**となることが大切である。
- そして，手術のあとに続く抗癌薬，放射線治療などのつらい闘病生活のなかで，母親と協力してそれぞれの時期の小児が**最もよい環境下**で生活ができるようさまざまな援助を行う。

◆小児への援助

- 術後においては**痛み，清潔，出血**などの看護を行う。

- 術後の抗癌薬治療を受けている小児は**易感染傾向**があるので，感染症予防のために，できれば個室に収容し**清潔**に留意する。それとともに精神的サポートを行うことも大切となる。
- 安定期においてはできるだけ普通の子と同じような生活をさせる。

> **Pick up コラム　フェイススケール**
>
> 痛みの程度を患者さんと医療スタッフが共有することは，症状の重症度および治療効果を判定するうえで重要である。その評価としては，
> ❶VAS（Visual Analogue Scale）
> ❷NRS（Numerical Rating Scale）
> ❸VRS（Verbal Rating Scale）
> などがあるが，これらはいずれも理解力のある，しかも表現力のある成人が対象となる。小児や高齢者では，痛みの程度を上手に表現できないため，顔の表情を基準にして評価する方法があり，これをフェイススケール（FRS：Face Rating Scale）と呼んでいる。
>
> 0：まったく痛まない　1：ほとんど痛まない　2：軽い痛み
> 3：中等度の痛み　　　4：高度の痛み　　　　5：耐えられない痛み

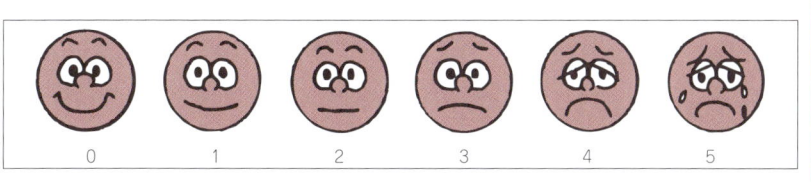

神経芽腫

既出問題チェック　状況設定問題

　3歳の男児。両親と6歳の兄との4人暮らしである。10日前から左下腿部を痛がるようになり歩かなくなった。入浴中に母親が腹部の腫瘤に気づき翌日受診した。腹部超音波検査で右腎上部に充実性の腫瘤が認められ入院した。血液検査では白血球 5,700/mm^3，赤血球 320万/mm^3，Hb8.2g/dL，血小板 220,000/mm^3，血清 LDH6,750IU/L であった。エックス線撮影で左脛骨に骨膜反応が認められた。

☐ 下腿部の痛みに対する看護で適切なのはどれか。**2つ選べ**。88-P46
1. 入浴を制限する。
2. フェイススケールを用いて評価する。
3. 気分を紛らわす工夫をする。
4. 副木をあてる。

☐ 腹部エックス線CTで右上腹部に正中を超える腫瘤を認め，尿中VMAは異常高値を示していた。骨髄検査で腫瘍細胞の浸潤を認め，病期Ⅳの神経芽腫と診断された。担当医から両親に治療方針とともに予後不良であること，入院が長期になることが説明された。
　両親への対応で正しいのはどれか。**2つ選べ**。88-P47
5. 病状を機会あるごとに説明する。
6. 面会時間は制限しない。
7. 兄の検査を勧める。
8. 養育医療の対象であることを説明する。

☐ 化学療法が開始され10日目に白血球 800/mm^3，Hb7.2g/dL，血小板 80,000mm^{3}となった。
　看護上最も留意すべき症状はどれか。88-P48
9. 鼻出血
10. 発　熱
11. 脱　毛
12. 嘔　吐

解答・解説

1. ×痛みは腫瘍細胞の浸潤によるもので，入浴制限では軽減しない。
2. ○フェイススケールは，痛みの強さに応じた表情の変化をスコア化したもの。痛みの程度を把握することは鎮痛薬投与などの適応に役立つのでフェイススケールでの評価は重要である。
3. ○痛みを根本的に軽減するには抗癌薬の投与が必要であるが，それまで姑息的に鎮痛薬を打ったり，精神的に紛らわすことは意味がある。
4. ×腫瘍細胞浸潤による痛みは副木では改善しない。

---

5. ○予後不良の疾患なので，両親が病気を理解し，患児とともに病気に立ち向かえるよう，重ねて説明することは重要である。
6. ○年齢的な問題と予後不良という状況のなかでは，親と子のきずなを保たせるよう配慮すべきである。
7. ×遺伝性，感染性の疾患ではないので兄の検査は必要ない。
8. ×神経芽細胞腫は小児慢性特定医療の対象疾患である。養育医療は新生児疾患が対象である。

---

9. ×易出血傾向が出現するのは血小板が 50,000/mm^3 以下のときである。
10. ○白血球が 1,000/mm^3 以下になると易感染傾向，すなわち発熱を呈することが多い。
11. ×抗癌薬投与後，脱毛はよく認められる副作用であるが，優先度は発熱や鼻出血より低い。
12. ×抗癌薬投与中にみられる副作用としてよく嘔吐は認められるが，優先度は発熱や鼻出血より低い。

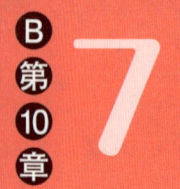

7 糖尿病
diabetes mellitus

> **学習の要点**
> 若年性糖尿病の病因，症状，治療とくに食事療法，退院指導，保健指導についてはよく学習しておきましょう。

疾患概念

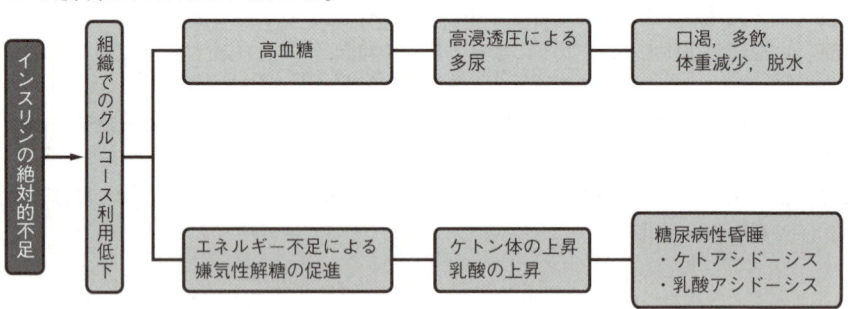

思春期に好発するのは**1型糖尿病（インスリン依存性）**である。1型糖尿病は**インスリンの絶対的不足**により細胞での糖利用抑制が起こるため，高血糖，代謝性アシドーシス，高浸透圧利尿をきたす。このインスリンの絶対的欠乏はインスリンを産生する**膵β細胞**がウイルス感染などによって破壊されるために生じる。

```
インスリンの絶対的不足 → 組織でのグルコース利用低下 ┬→ 高血糖 → 高浸透圧による多尿 → 口渇，多飲，体重減少，脱水
                                                    └→ エネルギー不足による嫌気性解糖の促進 → ケトン体の上昇 乳酸の上昇 → 糖尿病性昏睡・ケトアシドーシス・乳酸アシドーシス
```

症　状

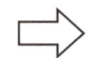

- 口　渇
- 多　飲
- 多　尿
- 体重減少

放置すると ⇨ **糖尿病性昏睡**となる。
（1型糖尿病は容易に昏睡に陥る）

合併症としては，①**糖尿病性腎症**（ネフローゼ症候群⇨腎不全⇨透析），②**糖尿病性網膜症**（毛細血管瘤で初発），③**糖尿病性神経症**（知覚障害，しびれ）の3つが主である。三大合併症といわれる。

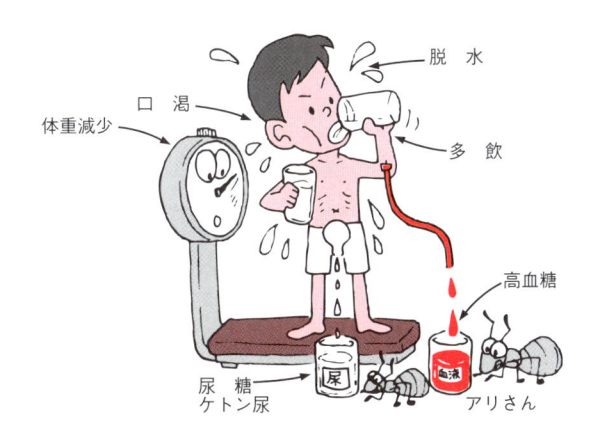

（図：体重減少、口渇、脱水、多飲、高血糖、尿糖・ケトン尿、アリさん）

検査・診断

- 高血糖（糖尿病型は随時血糖値**200mg/dL 以上**，75gOGTT 2 時間値**200mg/dL 以上**，空腹時血糖値**126mg/dL 以上**，HbA1c**6.5％以上**）⇨ 正常型は空腹時血糖 110mg/dL 未満かつ OGTT 2 時間値血糖 140mg/dL 未満
- 尿　糖
- ケトン尿
- 代謝性アシドーシス
  症状とこれらの検査所見により診断は容易である。

治　療

急性期の治療

- 脱水に対して生理的食塩水を点滴する。
- インスリンの不足に対しては**速効型インスリン**を**静注**および**持続点滴静注**する。
  ⇨ 集中治療を必要とするので個室に収容し，輸液計画表に血糖，輸液量，意識状態などを克明に記録する。

安定期および自宅での治療

- 長時間持続型インスリンを 1 日 1 回，超速効型インスリンを食前（1 日 3 回）を皮下注する治療法が一般に用いられている。
- 血糖を自宅で測定し，インスリン量が適正かどうかの資料にする（**血糖**

は毎食前，毎食後2時間，寝る前に測定する，7回/日が基本である）
- 糖尿病食を与える（カロリーは年齢相当，成分としては糖質50％，脂質30％，蛋白質20％）。
- 運動療法としては原則として，健康児と同じく行わせるのが一般的。ただし運動時の低血糖に注意（運動での消費エネルギーは1日総エネルギーの5％前後とする）。

⇩

家庭でのコントロールは極めて重要なので入院中に退院指導を徹底しておく。インスリンの過剰，欠乏症状を理解させるとともに，血糖，尿糖の測定法，インスリン注射の方法，運動量，低血糖時の対処法などを指導することが重要である。

〈コントロールの指標〉
- 肥満度を－10～＋15％に保つこと
- 年間身長が正常範囲であること
- HbA1cが10％以下であること
- 血清脂質が正常範囲にあること
- 糖尿病性腎症（蛋白尿），網膜症がなく神経伝導速度が正常であること

看　護

- 低血糖症に対して注意する。

低血糖は致命的になることがあるので，その同定法と対処法について十分に説明しておく。砂糖を常時携帯させるとともに，氏名，病名，連絡先を書いた用紙ももたせる。
- インスリンは大腿，殿部など毎日場所を変えて注射する。
- 糖尿病は感染を起こしやすいので，清潔に留意する。また重症感染症を起こすと難治性でときに致命的になるので注意する。

血糖値 (mg/dL)	低血糖症状	対　　策
40〜50	〈副交感神経反応期〉 　空腹感，悪心，あくび	何か症状があれば牛乳1本 15分後に血糖が上昇してくるのを必ずみる。上昇しないときビスケット3枚，グルコース錠1〜2錠
35〜40	〈大脳機能減退期〉 　あくび，だるい，無表情，会話の停滞，学習力減退	ブドウ糖10g相当の食べものとビスケットや小さいおにぎり 30分後に血糖上昇がないとき，さらに補食
30〜35	〈交感神経反応期〉 　冷や汗，脈が多い，腹痛，ふるえ，顔面蒼白または紅潮	ブドウ糖20〜40g相当の食べもの （ジュース，砂糖，ビスケット） グルカゴン注射（皮下注） 血糖上昇なく吐くときは病院へ
25〜30	〈低血糖昏睡前期〉 　奇異な行動，意識喪失	
20〜25	〈低血糖昏睡期〉 　けいれん，深い昏睡	病院にて20％ブドウ糖の静脈内注射と点滴輸液 （血糖値を150mg/dLまで上昇させること）

低血糖は運動量が多くなったときの食前に生じやすいので，遠足，運動会などのようなときには医師にインスリン量を相談する。

糖尿病

既出問題チェック　一般問題

☐ 小児にみられる糖尿病が最も発病しやすい時期はどれか。84-A130
1. 乳児期
2. 幼児期
3. 小学校入学期
4. 思春期

解答・解説

1. ×
2. ×
3. ×
4. ○

小児糖尿病の発症率は 2.1 人/10 万人で思春期に好発する。

一問一答（○，×を答えよ。）
☐ 1 運動量は摂取エネルギーの 20％を目安にする。85-A135
☐ 2 脂肪の割合が少ない食事内容とする。85-A135
☐ 3 インスリン注射直後に血糖値を測定する。85-A135

解答・解説

1. ×運動は中等度の運動で，１日総エネルギーの５％を目安にする。
2. ×糖尿病食は糖質：脂質：蛋白質＝５：３：２とする。
3. ×インスリン注射直前の血糖値でインスリン投与量を決める。

糖尿病

既出問題チェック　状況設定問題

9歳のAちゃんは，2か月前から口渇，多飲および多尿があった。学校の健康診断で尿糖が陽性であったため，受診した。受診時の検査で，Aちゃんは，血糖398mg/dL（食後3時間経過），HbA1c9.3％，動脈血pH7.40，尿糖4＋，尿ケトン体＋で，1型糖尿病の疑いで入院した。

☐ Aちゃんのアセスメントで正しいのはどれか。**2つ選べ**。100-A112
1. 高血糖
2. 浸透圧利尿
3. 腎機能の低下
4. ケトアシドーシス
5. グルカゴンの分泌低下

☐ Aちゃんは1型糖尿病と診断され，インスリン注射4回法（朝・昼・夕に超速効型インスリン，就寝前に持続型インスリン）が開始された。
Aちゃんへのインスリン注射の指導で適切なのはどれか。100-A113
6. 学校では注射をしない。
7. 自己注射の習得を目指す。
8. 毎回，同一部位に注射する。
9. 注射は朝昼夕の食事の30分前に行う。

☐ Aちゃんはインスリン療法を始めてからも食後2時間の血糖値が300〜400mg/dLで高いため，超速効型インスリンが増量された。また，退院後に学校で行う体育の授業を考え，80kcalの運動を15時に行うことになった。運動後，Aちゃんは悪心と手のふるえがあり，血糖値は54mg/dLであった。入院患者へ夕食が配膳されるのは18時である。
Aちゃんへの看護師の対応で優先されるのはどれか。100-A114
10. おにぎりを食べさせる。
11. 低血糖症状の教育を行う。
12. グルコースを摂取させる。
13. 夕食まで安静にするよう伝える。

解答・解説

1 ○血糖は通常 100mg/dL 前後なので，明らかに糖尿病である。

2 ○血中のブドウ糖が 160〜180mg/dL 以上になると腎臓から排泄され，尿糖が陽性になる。ブドウ糖により尿細管内の浸透圧が上昇し，これを等張に保つためナトリウムと水の再吸収が減少することで多尿となる。これを浸透圧利尿という。

3 ×本事例では腎機能低下を示す所見はない。

4 ×本事例では動脈血 pH7.40 でありアシドーシスではない。

5 ×1型糖尿病では，膵β細胞の破壊性病変でインスリンの欠乏が生じる。グルカゴンは膵α細胞から分泌され，血糖を上昇させるホルモンである。

---

6 ×昼食前に超速効型インスリンが処方されているため，学校での注射は必要。ただし，学校で注射がどうしても打てない場合には，インスリン製剤や注射方法の変更により学校で注射をしない選択も可能である。

7 ○1型糖尿病は生涯インスリン注射が必要であり，学童期に自己注射できることは通常の学校生活や校外活動を行ううえでも必要である。痛みを伴う注射をなかなかできない児もおり，段階的に進めていくことが大切である。

8 ×同一部位への注射は，硬結や腫脹を起こすことや，それにより液漏れや吸収の悪さ，感染につながるため，腹部，大腿，上腕などを選択し，毎回2〜3cm部位をずらしていく。

9 ×超速効型インスリンの作用発現時間は 10〜20 分とされているため，食直前に行う必要がある。速効型インスリンの場合には，食事の 30 分前に注射を行う。

---

10 ×低血糖症状が出現し，血糖値も 54mg/dL のため，すぐに血糖が上昇するグルコースや砂糖を摂取させることが優先である。

11 ×血糖が回復した後，このような機会をとらえて低血糖を自覚できるようにするなど，教育を行うことは大切である。

12 ○ブドウ糖・果糖などの単糖類は血糖を速やかに上昇させるため，適切な対応である。ただし，30 分ほどで再度低血糖となり得る。夕食まで2時間以上あるため，おにぎりなど長く血糖を維持できる食べ物を追加する。

13 ×低血糖を放置した場合，血糖値がさらに低下し重症低血糖に陥る可能性がある。

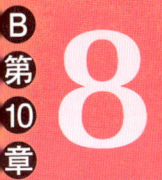

血管性紫斑病
vascular purpura

> **学習の要点**
> 三大症状，合併症としての腎炎については必ず覚えましょう。

疾患概念

アレルギー反応を基本病因とする**血管炎**による紫斑病である。

⇩ よって

- 血小板数，凝固検査は**正常**である（**血小板減少性紫斑病**との鑑別：次頁の表参照）。
- 血管が豊富な**腎臓**に炎症が起こる（**血管性紫斑病性腎炎**）。

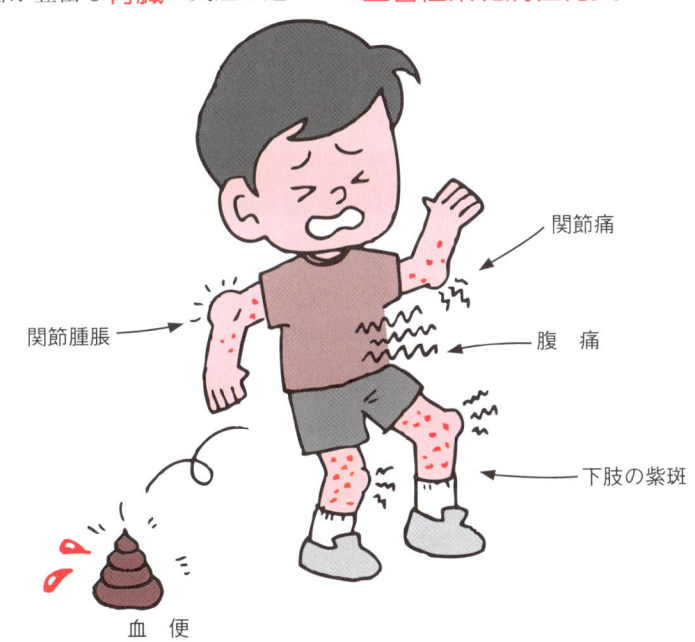

関節腫脹　関節痛　腹痛　下肢の紫斑　血便

血管性紫斑病		血小板減少性紫斑病
アレルギー反応による血管炎	原因	ウイルス感染（風疹）による抗原抗体反応
下肢の紫斑，腹痛，関節痛	症状	鼻出血，全身の出血斑・紫斑，頭蓋内出血
血小板数正常，凝固検査正常	検査	出血時間延長，血小板数減少

症　状

(1) 皮膚症状
- 皮疹は必発の症状で下肢に好発する（体幹にはない！！）。ときに限局性浮腫も生じる。

(2) 腹部症状
- 腹痛が最も多い。重症例では消化管出血による吐血，下血もみられる。

(3) 関節症状
- 関節の腫脹，疼痛がみられる。⇨　一過性

(4) 腎症状
- これは合併症とも考えられるが，多くの例で血尿を呈する。

　本症は自然治癒傾向のある疾患なので，ごく少数例を除いてはいずれの症状も後遺症なく治癒する。よって予後は良好である。

検査・診断

　特異的な検査所見はなく，臨床症状で診断する。
　血小板数，出血時間，凝固系検査には異常を認めない。ただし，ルンペル・レーデ試験（毛細血管抵抗）は陽性に出る。

治　療

　根本的治療はなく，安静が第一である。激烈な腹痛に対して副腎皮質ステロイド薬が有効であるが，出血斑，腎炎には無効である。

看　護

　本症によくみられる合併症に腎炎があるので，検尿や尿量測定を実施する。

血管性紫斑病

既出問題チェック　状況設定問題

　7歳の男児。7日前に咽頭痛を伴った38.0℃の発熱があったが、放置して1日で解熱した。3日前に左膝関節痛を訴え、殿部に虫刺され様の発疹が2～3個あった。前日に右膝関節痛と両側肘関節痛とが加わり右膝関節は腫脹していた。本日、殿部の発疹は更に増え両側大腿部まで広がっていた。腹痛も訴えるようになったため外来受診し、診察の結果、紫斑が確認されたので血管性紫斑病の病名で直ちに入院した。入院後の検査で便の潜血反応（⧣）、尿検査では、蛋白（⧣）、沈渣には毎視野に赤血球30～40個、白血球5～6個があった。

☐ 外来を受診したときの看護で**誤っている**のはどれか。79-P48
1. 膝関節痛があるので車椅子で診察室に誘導した。
2. 退色するかどうか紫斑を指で圧してみた。
3. 排尿があったので検査用に尿を採っておいた。
4. 他の患児に感染するので個室に隔離入院するようにした。

☐ 看護について正しいのはどれか。79-P49
5. 血液凝固系の異常が退院後に起こることがあるので、母親に十分注意するよう説明する。
6. 頭蓋内出血を伴うことが多いので意識障害に気をつける。
7. 関節機能障害が残ることが多いので早くからリハビリテーションを行う。
8. 腎炎を合併することがあるので尿量測定を毎日行う。

☐ 腹痛の原因として可能性の高いのはどれか。79-P50
9. 急性虫垂炎
10. 急性膵炎
11. 消化管出血
12. 尿管結石

> 解答・解説

1 ○関節痛は血管性紫斑病の三大症状の一つで，関節を安静にすることは重要である。
2 ○紫斑は圧迫で退色せず，紅斑は退色する。見た目で紫斑が疑われても，この場合，指で圧することは看護師の行為として正しい。
3 ○血管性紫斑病の合併症としては腎炎が多いので，検尿は重要である。
4 ×血管性紫斑病は感染性疾患ではない。

5 ×血管性紫斑病においては，血小板数，凝固因子の異常がみられないのが特徴である。
6 ×頭蓋内出血を起こすことがあるのは血小板減少性紫斑病である。
7 ×血管性紫斑病の関節痛は一過性で後遺症は残さない。
8 ○血管性紫斑病の最大の合併症は腎炎であり，発症4週以内に生じることが多い。

9 ×
10 × 血管性紫斑病では消化管出血を起こし激烈な腹痛を呈することがある。
11 ○
12 ×

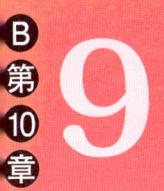

ネフローゼ症候群
nephrotic syndrome

> **学習の要点**
> ネフローゼ症候群の診断基準は大切なポイントです。それから，小児に多くみられるリポイドネフローゼの特徴についてもしっかり学習しておきましょう。

疾患概念

糸球体基底膜の透過性亢進のため，**血清蛋白が尿中に漏出**することが本症の基本病態である。このため高度の**蛋白尿**とそれによる**低蛋白血症（低アルブミン血症）**を呈する。低蛋白血症のため血清浸透圧が低下するので，間質に水分が移動・貯留するため著明な**浮腫**を呈する。小児のネフローゼ症候群の約8割は**リポイドネフローゼ（微小変化群）**である。好発年齢3～6歳，男児に多い。

診断基準

1. 蛋白尿（3.5g/日または0.1g/kg/日または早朝起床時第一尿で300mg/dL以上の尿蛋白を持続する）
2. 低蛋白血症（総蛋白量：学童・幼児：6.0g/dL以下，乳児：5.5g/dL以下）
   （アルブミン：学童・幼児：3.0g/dL以下，乳児：2.5g/dL以下）
3. 脂質異常症（血清総コレステロール値として，学童：250mg/dL以上，幼児：220mg/dL以上，乳児：200mg/dL以上）
4. 浮腫

注：①尿蛋白量，低蛋白血症は本症候群診断のための必須条件である。
　　②脂質異常症・浮腫は本症候群診断のための必須条件ではないが，これを認めれば診断はより確実となる。
　　③蛋白尿の持続とは3～5日以上をいう。

症　状

- 浮　腫：これによる体重増加，腹囲増大。ただし高血圧はない（腎炎との違い）！！
- 乏　尿

合併症として，①低容量ショックによるネフローゼ急症，②易感染傾向による感染症合併，③静脈血栓症がある。

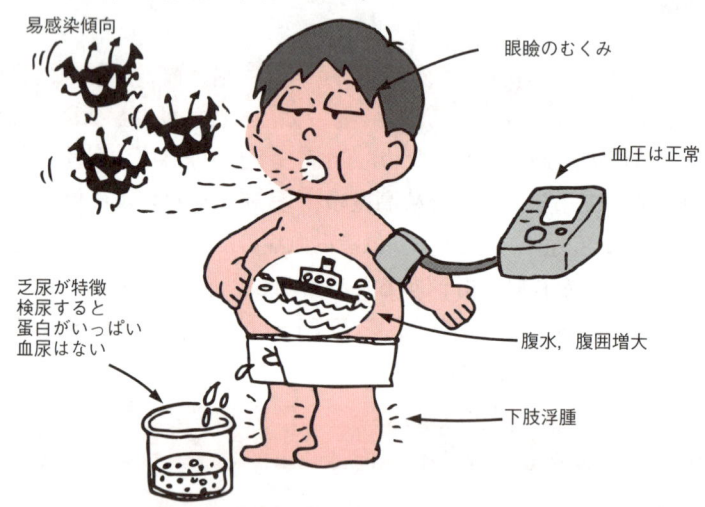

（図：易感染傾向／眼瞼のむくみ／血圧は正常／乏尿が特徴 検尿すると蛋白がいっぱい 血尿はない／腹水，腹囲増大／下肢浮腫）

治　療

- 薬物療法：**副腎皮質ステロイド薬**（第一選択薬）
  奏効するが再発例が多い（約90％が治療に反応するが，そのうち約60％は再発する）。ただし再発しても腎機能が低下することはなく，予後は良好である。
- **安　静**（乏尿，浮腫の強い時期のみ）
- 食事療法（**高エネルギー**が基本。**蛋白**は腎機能障害の程度に応じて**制限**する。乏尿，浮腫の強い時期には塩分と水分を制限）
- アルブミン静注

看護

- **安静，食事療法**が重要であるが，急性期を脱したら，一般生活に戻すように工夫する。
- **浮腫**の観察：本症の主症状なのでこれを反映する**体重の増減，腹囲，水分の出入り**（水分摂取量や尿量など）をチェックする。
- **感染症**の予防：副腎皮質ステロイド薬内服または尿中への免疫グロブリン漏出などにより患児は**易感染傾向**にあるので**清潔**などに努める。
  とくに**水痘**に罹患すると致死的になるので注意！！
- 退院時の指導：長い経過をとる疾患であり，また再発・寛解を繰り返すので服薬・食事・運動制限・感染予防の重要性を説明する。また，再発の早期発見のため尿蛋白の試験紙による方法も説明しておく。

ネフローゼ症候群

既出問題チェック　一般問題

> ☐ Aちゃん（8歳，女児）は，高度の浮腫と蛋白尿とがみられたため入院し，ネフローゼ症候群（nephrotic syndrome）と診断され，ステロイド大量療法が開始された。
> 現時点でのAちゃんへの看護で適切なのはどれか。101-A68
> 1. 水分摂取を促す。
> 2. 塩分制限はないと伝える。
> 3. 病院内を散歩してよいと伝える。
> 4. 一時的に満月様顔貌〈ムーンフェイス〉になることを説明する。

解答・解説

1. ×　高度の浮腫を伴う急性期の学童なので，尿量＋20mL/kg/日の水分制限を行う。水分制限を守れるように1日量を配分して水分を与える。
2. ×　高度の浮腫がみられており，塩分の摂取により体内への水分の貯留を助長することになるため塩分制限が必要である。
3. ×　高度の浮腫を伴う急性期には，腎血流量が増加するように安静臥床とする。長引く安静は，血栓症や骨密度低下のリスクとなるためできるだけ短期間とし，徐々に活動できることを伝え安静が守られるように支援していく。
4. ○　ステロイド大量療法の副作用として満月様顔貌（ムーンフェイス）が起こることが多い。8歳の女児であり，外見の変化に戸惑う可能性があるため，家族とともに事前に説明することは大切である。

> ☐ ネフローゼ症候群で必ずみられるのはどれか。99-A33
> 1. 血　尿
> 2. 体重減少
> 3. 低蛋白血症
> 4. 低コレステロール血症

解答・解説

1. ×
2. ×
3. ○
4. ×

4大症状が診断基準であるので，正しいのは低蛋白血症である。

ネフローゼ症候群

既出問題チェック　状況設定問題

4歳の男児。3，4日前から活気がなく，眼瞼と下腿の浮腫に母親が気付き来院した。血液検査の結果，総蛋白 3.7g/dL，アルブミン 2.1g/dL，総コレステロール 365mg/dL，尿蛋白 3.5g/日で，ネフローゼ症候群と診断され入院した。入院時，体重 18.0kg。尿量 300mL/日，尿素窒素 12mg/dL。

☐ 入院時の食事で制限するのはどれか。98-A112
1. 塩　分
2. 糖　質
3. 脂　質
4. 蛋白質

☐ 入院6時間が経過した。排尿がみられないため下腹部超音波検査を実施したところ，膀胱内に尿はほとんど認められない。
　この時点で注意すべき徴候はどれか。98-A113
5. 徐　脈
6. 不穏状態
7. 顔面紅潮
8. 血圧上昇

☐ 男児は尿蛋白（-）となり，その後の経過は順調でプレドニゾロン 15mg/日の退院時処方を受け，退院することとなった。
　退院に向けた説明で適切なのはどれか。98-A114
9. 内服中は再発しない。
10. 人ごみには行かない。
11. 運動をしてはいけない。
12. 予防接種の制限はない。

> **解答・解説**

1 ○現在，浮腫が著明にみられており，塩分をとることで体内への水分の貯留を助長することになるため，塩分制限が必要である。
2 ×糖質を制限する必要はないが，ステロイドの投与で過食になりやすいので適正な量を与える必要がある。
3 ×脂質も制限の必要はないが糖質同様，適正量とする。
4 ×腎機能の低下がみられた場合は，蛋白質制限が必要である。しかし本症例の児の場合，入院時のBUNは正常であり腎機能の低下はみられないので蛋白質制限は必要ない。

5 ×
6 ○) 膀胱内に尿が認められないことより，尿閉ではなく無尿（＝腎不全）と考えられる。ネフローゼ症候群の腎不全は低蛋白血症による水分のサードスペースへの移行によって引き起こされる循環血液量の減少（＝腎前性腎不全）である。よって，血圧は上昇せず低下する。また，徐脈ではなく頻脈となる。腎不全で顔面紅潮は発症しない。ショックによる意識障害，不穏などが本症例で注意すべき徴候である。
7 ×
8 ×

9 ×ネフローゼ症候群の2/3は再発する。しかも，漸減中に多い。
10 ○ステロイド内服により免疫抑制状態にあるので，感染の機会を増やす行為（→人ごみに行くなど）は避けたほうがよい。
11 ×蛋白尿・浮腫が消失すれば運動制限は必要ない。
12 ×ステロイドを大量に投与している場合，ワクチン接種は禁忌である。また，少量の場合でも抗体価が十分に上昇しない場合があるので，接種後の抗体価チェックと必要に応じた追加接種が必要である。

B. 健康障害と看護
第11章　痛みのある小児と家族

1 痛みの表現方法と客観的評価 ………… 372
2 腸重積症 …………………………………… 375
　intussusception
3 急性虫垂炎 ………………………………… 380
　acute appendicitis

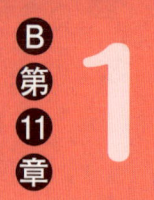

1 痛みの表現方法と客観的評価

学習の要点　乳児や年少幼児は言葉による意思表示ができません。物いわない子どもの痛みの観察は熟練を要しますが，ここでは基本的なところをおさえておきましょう。

痛みの表現方法

　小児は，一般に痛みがあると機嫌がわるくなって，ほとんどの場合啼泣する。ただし，子どもは痛みや苦痛がなくても泣くということも忘れてはいけない。
　術後の疼痛の場合には小児は次のような状態になることが多い。
- 啼泣する。　・落ち着かなく，不穏状態になる。　・触診を嫌がり，局所を固くする。　・心拍数が増加し，血圧が上昇する。

痛みの客観的評価

　小児が啼泣しているとき，その原因が苦痛や疼痛以外のことがありうるが，それらをまず除外していくことから始める。

- ダダをこねたり，甘えているだけなら，母親が抱くことで治まることが多い。
- 空腹で泣いているときは，授乳ないし食事を与えれば泣きやむ。
- これらの方法を試みてもまだ泣いているときは，痛みやどこか身体的な苦痛があることを考慮する。
- 次に衣服を脱がせて全身状態をチェックする。
- 触診を行って疼痛部位を確認

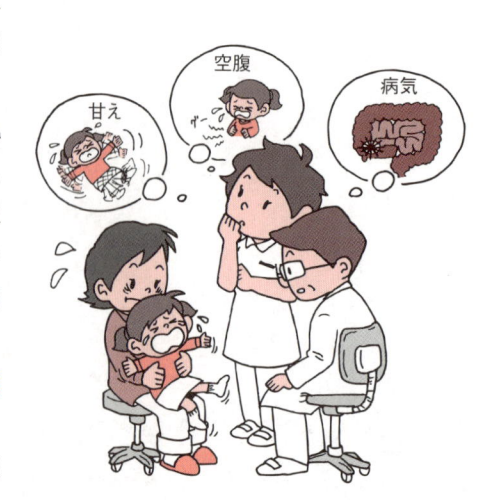

する。

痛みの緩和

- 子どもを観察し，**鎮痛薬**を投与する。
- 心の安定のために，**両親**を看護に参加させる。
- やさしい声で話しかけ，**楽な体位**をとらせる。

ターミナルケア

　一言で痛みといっても，打撲痛から癌性疼痛までさまざまである。ペインコントロールつまり痛みの緩和という観点で大きな意味をもつターミナルケアをここで取り上げておく。

両親が子どもの病気を受け入れるまでのプロセス

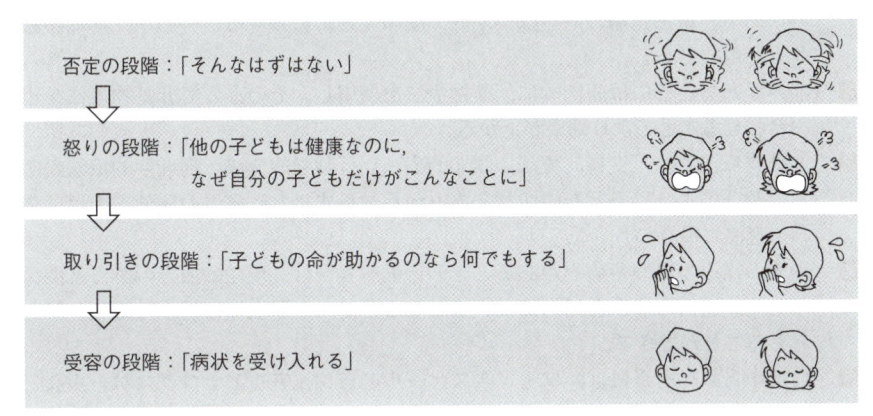

否定の段階：「そんなはずはない」
⇩
怒りの段階：「他の子どもは健康なのに，なぜ自分の子どもだけがこんなことに」
⇩
取り引きの段階：「子どもの命が助かるのなら何でもする」
⇩
受容の段階：「病状を受け入れる」

〈看護のポイント〉
- 痛みに対しては**積極的**にその緩和を行う。
- 入院生活上の種々の規制は，子どもの状態に合わせて**弾力的に運用**する。
- 医師からの家族への病状説明には同席し，**家族の理解や受け入れを援助**する。

痛みの表現方法と客観的評価

既出問題チェック　一般問題

> ☐ 小児の痛みについて正しいのはどれか。**2つ選べ**。103-A88
> 1 新生児の痛みを把握する指標はない。
> 2 薬物療法よりも非薬物療法を優先する。
> 3 遊びは痛みに対する非薬物療法の1つである。
> 4 過去の痛みの経験と現在の痛みの訴えには関係がない。
> 5 3歳ころから痛みの自己申告スケールの使用が可能である。

解答・解説

1 ×表情の変化やバイタルサインの変化などをスコアリングして痛みを評価する試みがある。新生児期の痛みは長期間，脳の発達に影響するといわれ，疼痛緩和ケアが重要である。

2 ×痛みがあるときには原則的に，薬物療法を使用し，そのうえで非薬物療法を組み合わせることでより効果が上がる。

3 ○非薬物療法には，支持的療法，認知的療法，行動学的療法，物理学的療法がある。遊びによって子どもの注意を痛みから逸らすことは痛みの閾値を上げ，痛みの軽減に役立つ。

4 ×過去の痛みの経験や痛みがあるときの行動や表現は，現在の痛みの訴えと関係がある。過去の痛みと対処について知ることで，小児主体の痛みの緩和ケアを考えることができる。

5 ○自己申告スケールには，フェイススケールやビジュアルアナログスケールなどがあり，フェイススケールは3歳頃から使用可能である。小児が自由に表現できる環境が重要である。

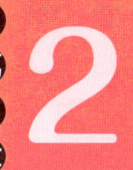

2 腸重積症
intussusception

> **学習の要点**　腸重積症といえばカニのハサミ状とすぐひらめくようにね。過去問をみると検査と治療について出題されることが多いようです。

疾患概念

口側の腸管が肛門側の腸管に陥入し戻れなくなった状態。回盲部で**回腸が結腸に陥入**するものが多い。好発年齢は生後**3か月から2歳**で，**男児**に多い。原因は不明。

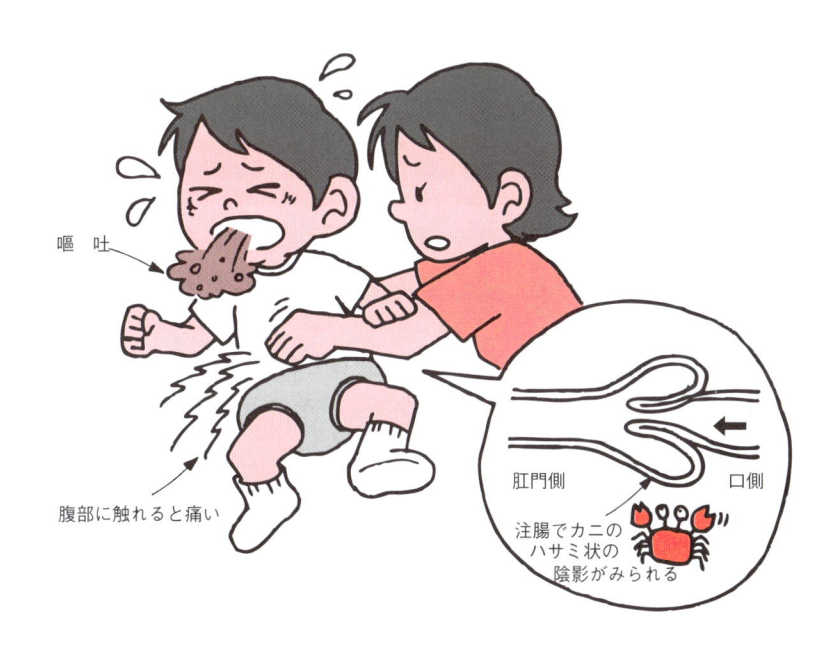

- 嘔吐
- 腹部に触れると痛い
- 肛門側　口側
- 注腸でカニのハサミ状の陰影がみられる

症　状

- **間欠性**啼泣（腹痛）
- **嘔　吐**
- **有痛性**腹部腫瘤（右上腹部）
- 顔色不良

検査・診断

- まず浣腸で**粘血便**（イチゴゼリー状）を確認
- 次にバリウム注腸造影で**カニのハサミ状陰影**を確認する。
- または腹部超音波検査で確認する（ターゲットサイン）。

治　療

- **高圧バリウム注腸**で整復（生理食塩水でうすめたバリウムを１ｍほどの高さからカテーテルを通して注入）
- 発症後長時間経過しているとき，高圧注腸で整復しないときは**開腹手術**

看　護

　２歳以下で急に泣いて嘔吐したり，腹痛を訴えたら腸重積症の可能性があることを母親に教えておく。啼泣が**間欠的**であることも重要である。さらに，早期発見と適切な処置によって手術をしないでも治る病気なので，**迅速な対応**が極めて大切だということも徹底しておく。また，本症は急に発症するので母親がパニックに陥ることがある。そのようなときは，**十分に治る病気**であることを告げ安心させるとよい。

腸重積症

既出問題チェック　一般問題

一問一答（○，×を答えよ。）
- ① 乳児の腸重積症は女児に好発する。84-A129，78-P75
- ② 満2歳以下に起こることはない。78-P75
- ③ 絞扼性イレウスの一種である。81-P24
- ④ 発症の誘因となる器質的病変を認めることは少ない。81-P24
- ⑤ 乳児の腸重積症は約9割が原因不明である。84-A129
- ⑥ 持続的腹痛を訴えることが多い。81-P24，78-P75，73-P73
- ⑦ 粘血便がしばしば認められる。88-A131，78-P75
- ⑧ 乳児の腸重積症では少量ずつ頻回に哺乳する。84-A129
- ⑨ 乳児の腸重積症で血便が合併すれば外科手術が必要となる。84-A129
- ⑩ 発症後6時間経過し，排便はないが腸重積症が疑われる8か月男児にまず行われるのは，腹部単純エックス線撮影である。80-P41
- ⑪ 注腸整復術を行うときは麻酔をして行うのがよい。80-P42

解答・解説

- ① ×女児の2倍，男児に好発する。
- ② ×生後3か月から2歳が好発年齢である。
- ③ ○腸管が腸管に陥入する絞扼性イレウスである。
- ④ ○器質的病変を認めるものは少ないが，軽症のウイルス感染が先行することが多い。
- ⑤ ○健康な乳児が原因もわからずに突然発病することが多い。
- ⑥ ×急激な発症，間欠性の啼泣（腹痛）が特徴である。
- ⑦ ○木イチゴ状の血便が特徴である。
- ⑧ ×絞扼性イレウスなので経口摂取は**禁忌**である。
- ⑨ ×外科手術前に高圧バリウム注腸整復を行う。
- ⑩ ×腸重積症を疑ったら，①まず浣腸をして血便の確認，②腹部単純エックス線撮影で鏡画像の有無，③輸液で脱水の補正，④高圧バリウム注腸整復の順である。
- ⑪ ○麻酔により，腹部の緊張が低下すると整復の成功率は高くなる。

腸重積症

既出問題チェック　状況設定問題

10か月の男児。機嫌よく過ごしていたが，昼食後にぐずり始めた。その後は時折ぐずっていたが，夕食を少量食べた後に嘔吐し，15〜20分ごとに激しい啼泣を繰り返し，ぐったりしたので，午後10時に救急車で来院した。診察の結果，腸重積症が疑われた。

☐ 救急車での処置の準備として重要なのはどれか。**2つ選べ**。 87-P37
1 点滴静脈内注射
2 酸素吸入
3 導　尿
4 グリセリン浣腸

☐ 血便がみられ，バリウム注腸による整復が考慮された。この時点で最も重要なのはどれか。 87-P38
5 周期性啼泣の始まった時刻
6 血便の認められた時刻
7 最終嘔吐の時刻
8 最終排尿の時刻

☐ 腸重積症は確認されたが，バリウム注腸による用手整復は成功せず，手術を行った。手術は腸を切除せずに整復でき，半覚醒状態で帰室した。優先度の**低い**観察項目はどれか。 87-P39
9 呼　吸
10 尿　量
11 腹　水
12 創出血

> **解答・解説**

1 ○ 腸重積症では血便を確認後，バリウム注腸整復で治療する。嘔吐し，経口摂取もできないので，脱水症を改善するため点滴を行う。
2 × 低酸素血症，呼吸困難がないので，酸素吸入は不要である。
3 × 導尿は腸重積症を手術で治療するときには，術前に導尿する。膀胱に尿が多量に貯まっていると，開腹手術の正中切開時に膨らんだ膀胱を傷つけやすい。ただ，現時点ではまだ手術は決まっていない。
4 ○ 2歳以下で，急に泣き出して，間欠性の啼泣が続き，腹部に腫瘤を触れるときには，まず浣腸して，血便を確認して，腸重積症と診断する。

5 ○ 腸重積症の始まりは急に激しい啼泣が始まった時点である。2歳以下では腹痛を訴えられないので，啼泣が腹痛を意味する。啼泣開始後 24 時間以内ではまずバリウム注腸整復で治療する。
6 × 腸重積症後，時間を経過して血便を認めるか，浣腸時に血便を認めるので重積の時間を計ることはできない。
7 × 最初の嘔吐と重積症の開始とは密接に関係するが，最終嘔吐と重積症の経過時間とは直接関係しない。
8 × 重積症の経過時間とは関係しない。

9 ○ 全身麻酔で呼吸管理後は無呼吸，肺炎，無気肺などの合併症がある。呼吸の状態の観察は重要な項目である。
10 ○ 術前嘔吐し，術後も水分の経口摂取が不可能なので，輸液を行う。輸液量の決定には尿量は重要な項目である。
11 × 肝臓や腎臓などに疾患がないので，腹水が出現する可能性は低く，優先度の低い項目である。
12 ○ 開腹手術後の合併症の創出血は重要な項目である。

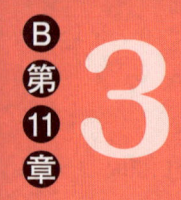

3 急性虫垂炎
acute appendicitis

> **学習の要点**
> 急性虫垂炎のポイントは症状と術前・術後看護にあります。また，小児にはどういう特徴があるのかも注意点です。

疾患概念

何らかの原因で虫垂が閉塞し，それに感染が加わって発症する。さらに進行すると虫垂壁が壊死を起こす。小児は虫垂壁が薄いために**穿孔**しやすく容易に**腹膜炎**に拡大するので，早期の判断が必要である。乳児にはほとんどなく，**2歳以上**でみられることが多い。

症 状

- 腹痛（心窩部痛）から始まり
  ⇩
- **右下腹**の限局痛（**マックバーネ圧痛点**，**ランツ圧痛点**：次頁のイラスト参照）
- 嘔　吐
- 発　熱（37℃台の微熱）

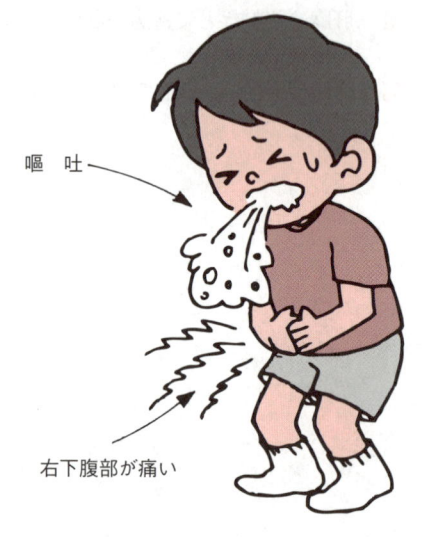

嘔　吐
右下腹部が痛い

検査・診断

- **白血球**増加
- **CRP**（C反応性蛋白）陽性
- 腹部エックス線検査（右側腹部の**異常ガス像**）
- 腹部超音波検査：虫垂の腫大所見

治　療

- 外科的に治療する（虫垂切除術）。
- 軽症の場合は抗菌薬で炎症を抑える。

看　護

- **術前の浣腸は禁忌**
- 術前の食事は禁食
- 手術直後は安静・禁食。その後は，水分，重湯，お粥を与える。

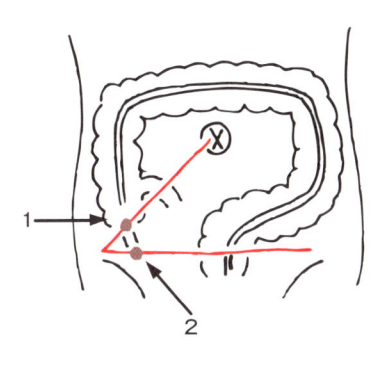

1. マックバーネ圧痛点
    右上前腸骨棘と臍を結ぶ線の外側1/3の点
2. ランツ圧痛点
    左右の上前腸骨棘を結ぶ線の右側1/3の点

急性虫垂炎

既出問題チェック　一般問題

☑ McBurney〈マックバーネー〉点の圧痛を特徴とする疾患はどれか。102-P22
1. 胃潰瘍　gastric ulcer
2. 急性膵炎　acute pancreatitis
3. 尿管結石症　ureterolithiasis
4. 急性虫垂炎　acute appendicitis
5. 子宮内膜症　endometriosis

解答・解説

1. ×胃潰瘍の圧痛点は第12胸椎の左側にある。
2. ×急性膵炎では心窩部から背部の上腹部に激痛を生じる。
3. ×腎尿管結石では肋骨脊柱角に叩打痛を認める。
4. ○虫垂炎の圧痛点は McBurney のほかに，左上前腸骨棘と右上前腸骨棘を結ぶ線を3等分し右から3分の1のところにあるランツ（Lanz）の圧痛点などがある。
5. ×子宮内膜症では月経時に下腹部から腰仙骨部への放散痛があることが多い。

一問一答（○，×を答えよ。）
☑ 1 急性虫垂炎の痛みは心窩部から臍部に始まり，次第に回盲部に限局することが多い。81-A113
☑ 2 急性虫垂炎では末梢血白血球検査を行う。72-P40
☑ 3 術前処置として通常，浣腸が禁忌とされている。77-P51
☑ 4 腹壁瘢痕ヘルニアを予防するため，術後約1か月間は激しい運動を避けさせる。74-P57

解答・解説

1. ○成人の虫垂炎の痛みは回盲部に限局するが，小児の虫垂炎では心窩部から臍部に始まり，次第に回盲部に限局してくる。
2. ○急性虫垂炎などの急性化膿性，細菌性の疾患では末梢血白血球数は増加する。
3. ○虫垂炎で浣腸をすると，無理に腸が動かされ，穿孔して腹膜炎になる危険があるので禁忌。
4. ○術後の癒着性イレウス，ヘルニアを予防するため，鉄棒などの運動は避ける。

急性虫垂炎

既出問題チェック　状況設定問題

　6歳の女児。家族は祖父母，両親および8歳の兄である。入院前日の夕方から腹痛があり，少量の夕食摂取後，3回の嘔吐と発熱とがみられた。当日の朝，右下腹部に痛みが限局し外来を受診し，急性虫垂炎と診断され小児病棟へ入院した。入院時，体温37.8℃。脈拍数98/分。血圧105/55mmHg。胸部エックス線写真に異常はなかった。入院当日の午後手術が行われた。術後1日，トイレへの歩行と水分の経口摂取とが許可された。37.5℃前後の発熱が術後2日，3日と続いたが他は順調に経過し術後6日に退院した。

☐ 入院時，病室を選定するための情報として重要な既往疾患はどれか。**2つ選べ**。84-P51
1 新生児肝炎
2 熱性けいれん
3 麻　疹
4 水　痘

☐ 術前の看護で**適切でない**のはどれか。84-P52
5 入院当日の経口摂取量を確認する。
6 麻酔の説明を行う。
7 浣腸を行う。
8 清拭と口腔ケアとを行う。

☐ 術後の看護で**適切でない**のはどれか。**2つ選べ**。84-P53
9 歩行開始前に血圧と脈拍とを測定する。
10 経口水分摂取は牛乳から開始する。
11 術後2日間の発熱は反応熱であると説明する。
12 病室内の遊びを自由にする。

解答・解説

1 ×新生児肝炎は予後良好な疾患で，6歳では肝機能に影響しない。
2 ×熱性けいれんは高熱時にけいれんする危険はあるが，入院時体温から重要でない。
3 ○ ┐ 麻疹，水痘は伝染力が強く入院前にかかって潜伏している可能性もあり，重要
4 ○ ┘ な項目である。

5 ○全身麻酔の場合，術前は禁食となるので，入院当日の食事内容，摂取時間は重要な項目である。
6 ○麻酔の必要性，危険性を十分説明する。
7 ×急性虫垂炎の患者を浣腸するとグリセリンによる腸への刺激から腹膜炎を併発させることがあるので**禁忌**。
8 ○手術直後は安静，禁食なので清拭と口腔ケアは必要である。

9 ○全身麻酔後は臥位から立位になると血圧が低下する可能性があり，必要。
10 ×牛乳は消化管の停滞時間が長く，食事と考えるので，まず水分・水，茶などを飲ませる。
11 ○全身麻酔，広範な手術の場合，術後2～3日に全身状態良好で微熱が出現する（反応熱）。
12 ×開腹手術後は全身状態がよくても遊びを自由にするのは危険である。

B. 健康障害と看護
第12章 終末期にある小児と家族

1 終末期における看護 ……………………… 386

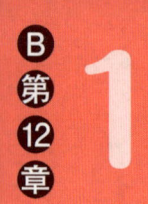

終末期における看護

学習の要点
看護師の仕事のなかで，幼い子どもの死ほど，つらいものはありません。

小児の死の概念

発達により**死の概念**が変化する。
- 0～2歳児：死を『見えない，動かない』と思っている。
- 3～5歳児：死を『一時的な別離，睡眠』と考え，別の世界（**天国**）へ行く，別の存在（天使・幽霊）になったりし，「生き返る」と考えている。
- 6～11歳児：生き返れない，**死の非可逆性**を理解するが，自分自身は死を回避できるものと考える。
- 12～18歳児：人は誰でもいつかは死ぬことを理解し，**死後**に関して魂・霊になる，生まれ変わる，すべては終わりと3通りの考え方を示す。

小児への病気の説明

　小児がんに罹った患児へ病名を知らせ，病気の内容を「いつ」「誰が」「どのように」説明するかの基本姿勢はあらかじめ施設内のスタッフ間で十分に討議して決めておく。基本は，**子どもの知る権利**を尊重するという視点から，その子どもの身に起こっている変化について，その子どもの理解力に応じて病気や病状の説明を行う。

　病気説明（告知）は**治療開始前**に行うことを原則とする。これは両親，患児，医療スタッフ間の信頼関係を確立するために必要である。また，「病気を知りたい」という本人の希望を確認し，さらに本人への病気説明について両親の承諾が得られてから開始する。

看護師の小児の死にかかわる援助の内容

①思考力のある10歳前後から，病気の原因・症状・予後について子どもの知っている言葉で，意味のわかるように話す。
②痛みのある場合，疼痛のコントロールをし，日常の生活ができるように援助する。
③死が迫る子どもに対して，精神的な準備を整えておくように，他の関連職種との連携をとる。
④家族の苦痛を理解し，対応する。さらに，子どもが死んだ後の家族に対する対応ができることが重要である。

終末期の小児にみられる8つの行動形態

①亡くなった友達の名前や持ち物を避ける。
②病気と関連のない会話や遊びに興味をなくす。
③遊びや絵や好んで読む本は，死や病気に関するもので占められてくる。
④特定の人たちとだけ真実の話をする。
⑤未来について話すことをしなくなる。
⑥ものごとを今すぐにしなければならないと気にかけてくる。
⑦比較的簡単で痛みを伴わない処置にも抵抗を示す。
⑧怒りや沈黙によって他者から距離をとる。

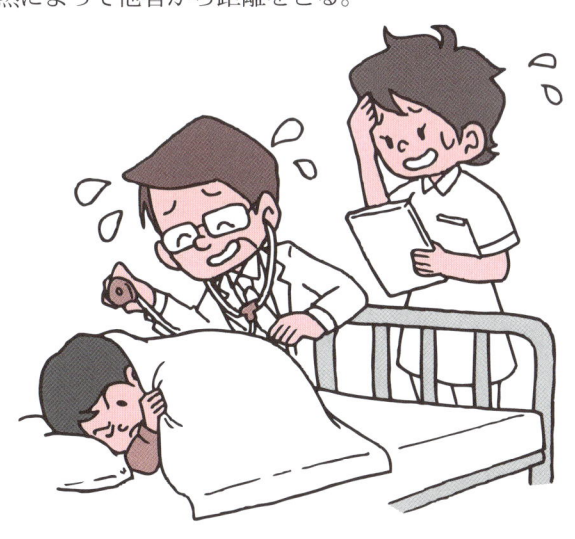

終末期にある小児の心身の状態と緩和ケア（死に対する小児の反応と看護）

　終末期の小児に対して，本人と家族の意思を尊重してケアの内容や方法を具体的に決定していく．

1）「してあげられること」よりは，患児と「一緒にいること」の大切さを強調し，子どもが一番安らげる場所と時間を確保し，ともにいることの価値を見出す．
2）最も大切にすることは患児の気持ちを聞くことであり，表出された気持ちはすぐカルテに記載して両親・スタッフで共有する．
3）痛みにとどまらず発熱，便秘，全身疲労感，吐き気など患児の苦痛の軽減を迅速にはかる．
4）1日に何度でも手を握り横に座り，「いつでも声をかけていいよ」という雰囲気をつくる．
5）家に帰りたい欲求があるときは，なるべく実現させるようにする．
6）状態を兄弟姉妹にも十分説明し，一緒にいることの大切さを理解してもらう．
7）旅立ちのときも心のこもったアレンジを行う．例えば，両親に抱くように促す，風呂が好きな子どもには入れてあげる，好きな音楽を流すなど．

小児の死を看取る家族の反応と看護

　子どもが病気であることや，両親より先に逝くということは，両親はもちろん，その子どもとともに過ごしてきた人たちにとっては非常に耐え難いことである．子どもの死におけるターミナルケアに際しては，成人の場合以上にその家族への配慮が必要とされる．多くの場合，母親が病院での看護につき，父親が残された兄弟姉妹の面倒をみるが，病院での看護に疲れた母親のサポートと同時に仕事をしながら留守を預かる父親や，両親の関心が病気の子どもに集中することで，残された兄弟姉妹は疎外感を感じやすくなるので兄弟姉妹への配慮も大切である．また，子どもの死後，両親や家族の立ち直りをサポートする家族支援も重要である．

終末期における看護

既出問題チェック　一般問題

☐ A君（15歳，男子）は，病院に併設された院内学級に通いながら骨肉腫（osteosarcoma）に対する治療を続けていた。現在，肺に転移しており終末期にある。呼吸困難があり，鼻腔カニューラで酸素（2L/分）を投与中である。A君の食事の摂取量は徐々に減っているが，意識は清明である。1週間後に院内で卒業式が予定されている。A君は「卒業式は出席したい」と話している。
看護師のA君への対応として最も適切なのはどれか。103-P63
1 今の状態では出席は難しいと話す。
2 出席できるように準備しようと話す。
3 出席を決める前に体力をつけようと話す。
4 卒業式の前日に出席するかどうか決めようと話す。

解答・解説

1 ×本人の希望に沿った対応とはいえないため不適切である。
2 ○出席のための準備を行うことは本人の希望を実現させるためのケアといえる。院内学級の教師や家族と連携し，状態に合わせて準備をすることが望ましい。
3 ×終末期であり，体力をつけてから考えるというのは現実的ではない。かえって出席できないのではないかという思いを抱く可能性がある。
4 ×卒業式前日まで出席できるかわからないことで，不安が生じる可能性がある。本人が希望をもって日々を過ごすためには，具体的な準備を児とともに考えるほうが適切である。

☐ 患者との死別を予期した家族への援助で，家族の将来について対話ができるよう配慮する段階はどれか。87-A54
1 死の予告前の段階
2 衝撃および防御的退行の段階
3 承認の段階
4 適応の段階

解答・解説

1 ×看護師は患者や家族との信頼関係を築くことが必要である。
2 ×家族が感情的に，また抑うつ的になる時期で看護師は誠意ある態度でそばに付き添い，悲しみを共有する。

❸ ×看護師・医師・家族で患者の症状緩和をはかり，患者家族の話を十分に聞き感情を吐露させる。家族の休養や気分転換ができるようにする。
❹ ○家族の将来のこと，最後の別れ等について家族間で対話できるように配慮する。

▢ 死を意識し始めた終末期の学童でよく観察される行動はどれか。92-A128
❶ 他者との距離をおくようになる。
❷ 亡くなった友達からの贈り物を大切にする。
❸ 病気についての心配なことの相談が多くなる。
❹ 未来についてよく話すようになる。

解答・解説

❶ ○怒りや沈黙によって他者からの距離をおくようになる。
❷ ×亡くなった友達の名前・思い出話や持ち物・贈り物を避ける。
❸ ×比較的簡単な痛みを伴わない検査や処置に抵抗する。
❹ ×先のことについて，話をしたがらない。

▢ 病院で患児の死を看取る10歳の姉への対応で最も適切なのはどれか。97-A127
❶ 母親の支えになるよう伝える。
❷ 患児に会わせないよう配慮する。
❸ 姉が気持ちを表現することを助ける。
❹ 両親に姉の前で動揺しないよう伝える。

解答・解説

❶ ×一般的に10歳頃の小児は死の普遍性を理解し大人と同じように死を理解するが自分とは別と考える。そこで姉が患児を看取る母親を支えることは困難である。
❷ ×患児や姉の気持ちを尊重して対応を考えることが大切であり，面会しないことがすべてではない。
❸ ○児に対する姉としての思い，また児への遠慮や気兼ね，母親に対するがまんなどを抱いていることが考えられ，思いを表出できるようにかかわることが大切である。
❹ ×10歳であっても両親の様子などから，具体的にはわからなくても心配や不安を募らせている。親の不自然な言動は不信感を抱きやすく，疎外感を招くことにもなりがちなため，無理に両親が取り繕う必要はない。

B. 健康障害と看護
第13章 救急処置が必要な小児と家族

1. よくみられる小児の事故と救急症例 ……… 392
2. 救急処置 ……… 396
3. 誤　飲 ……… 402
4. 熱　傷 ……… 406
   burn
5. ショック ……… 411
   shock
6. 熱性けいれん ……… 414
   febrile seizure
7. 骨　折 ……… 419
   fructure

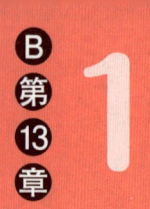

1 よくみられる小児の事故と救急症例

第13章 B

学習の要点　小児は身の回りの危険を回避する能力に乏しく，予想もしない事故を起こすことも少なくありません。小児によくみられる事故や救急症例にはどのようなものがあるのか概説しておきます。

不慮の事故の死因

- **乳児（0歳）**では**窒息**が圧倒的に多い。
- **1～4歳**では**交通事故**が第1位で，**溺水**が第3位。とくに**浴そう**での溺水事故が多い（第2位は窒息である）。
- **5歳以上**では**交通事故**の頻度が非常に多くなる。**溺水**は第2位であるが，**プール**や**海**の事故が目立つ。　（※すべて平成25年度の統計数値）

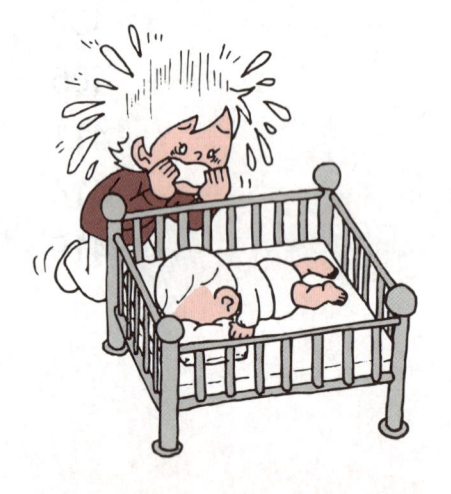

乳児の事故では窒息が最多

異物の誤飲事故

誤飲異物は，固形物，飲食物，化学的物質に大別できる。
- 固形物：**コイン***，おもちゃの部品，ビー玉，ボタン，指環など
- 飲食物：**ピーナッツ**などの豆類*，アメ玉，モチなど

- 化学的物質：**タバコ**，薬品，洗剤，体温計の水銀など

> ＊コインは消化管異物になる場合が多く，ピーナッツなどの豆類は気管支異物になることが多い。

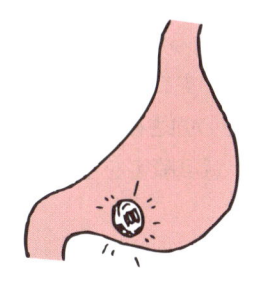

コインは消化管に入ることが多い。

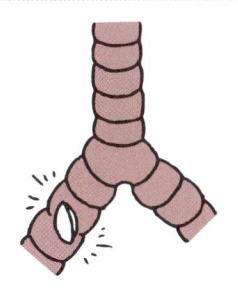

ピーナッツは右気管支に入ることが多い。

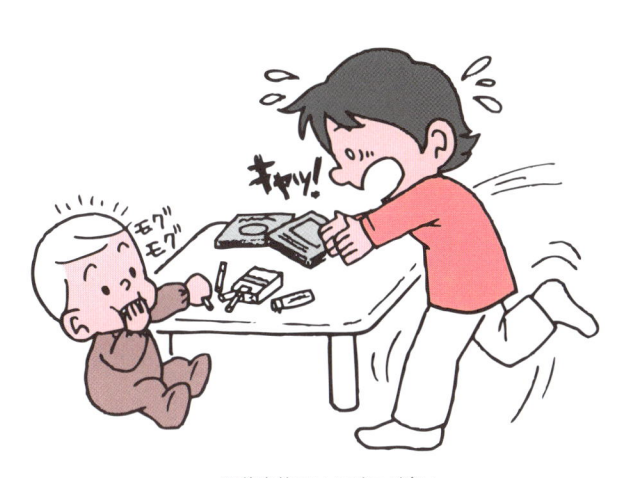

誤飲事故ではタバコが多い。

外　傷

　外傷には**交通事故**や**転倒・転落**によるものと**熱傷**によるものがある。受傷部位や程度によって生命に及ぼす危険度や随伴する症状が異なってくる。
- 頭部外傷：**頭蓋内出血**など生命の危険を生じやすい。
- 四肢外傷：裂傷・切傷などでは，大出血を起こさないかぎり致死的になる

ことは少ない。また，四肢は骨折や脱臼を生じやすく，小児の骨折は，治癒・回復が早く，骨端軟骨板の損傷では変形や成長障害をもたらすことがある。脱臼は肩関節の頻度が高い。
- 胸部外傷：胸部に外力が働いた場合，小児では肋骨が軟らかいために骨折よりも肺そのものへのダメージが大きくなる。気胸などをきたして呼吸困難状態になり，ときにはショックを起こすこともある。
- 腹部外傷：腹部には打撲を受けやすく，その強さによってはショックを起こすことがある，顔面蒼白，血圧下降，意識障害をもたらす。また，腹部臓器の損傷では大量出血を伴う。
- 熱　傷：熱傷は深度によってⅠ度，Ⅱ度，Ⅲ度に分けられる。重症度は深度，熱傷面積，部位から判定する。

よくみられる小児の事故と救急症例

既出問題チェック 一般問題

> ☐ 乳児の事故防止として正しいのはどれか。102-P69, (改変)100-P70
> 1 直径 25mm の玩具で遊ばせる。
> 2 ベッドにいるときはベッド柵を上げる。
> 3 うつ伏せで遊ばせるときは柔らかい布団を敷く。
> 4 屋外で遊ばせるときはフード付きの衣服を着用させる。

解答・解説

1 ×乳児期後半ではいろいろな物に興味を示し，触れたものを口に運ぶことがあるため誤飲・誤嚥事故を起こしやすい。乳幼児の最大口径は平均 39mm であり，これより小さなものは置かない。

2 ○乳児期は，寝返り，ハイハイ，つかまり立ち，と徐々に行動の変化をみる時期である。柵のないベッド上の動きにより，頭部の割合が大きく身体のバランスを崩しやすい乳児は転落しやすく，ベッド柵を上げておくことは必須である。

3 ×自分で移動ができない乳児では，鼻と口が塞がれても回避できず窒息してしまう。遊んでいるうちにそのまま眠ってしまうことや溢乳や嘔吐をみることも予測される。寝具の硬さとともに，うつ伏せ時には必ずそばにいる，などの注意が必要。

4 ×フードが何かに引っ掛かり転倒することや，フードのなかに虫や異物が入り込み思わぬ事故につながるおそれがある。紐がついていれば首に巻き付き窒息するおそれもあり危険である。

2 救急処置

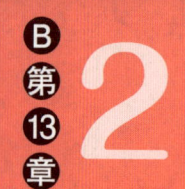

学習の要点
不慮の事故や救急症例では一刻を争う状態であることが多いものです。患児は呼吸停止や心停止の場合もあり，このようなときに行われるのが救急処置です。しっかり覚えましょう。

呼吸停止と心停止

- 呼吸停止：**自発呼吸の停止した状態**であるが，必ずしも心停止を伴うものとはかぎらない。通常は脳の血流が **10分** 遮断されると脳の回復は不可能といわれている。そのためにも，迅速な気道確保，人工呼吸などの救急処置が必要である。
- 心停止：頸動脈や股動脈に拍動を触知せず，血圧測定ができず，心音聴取不能のとき，つまり**心拍動が停止**し，**血液の駆出が消失**した状態を心停止と定義している。当然ながら，放置すれば死に至るので，早急に心マッサージと人工呼吸による蘇生法が必要となる。

救急のABC

呼吸停止や心停止の状態にある小児に対して，まず最初に行うべき処置を指して，その頭文字から救急のABCと呼んでいたが，2010年のBLSのガイドライン改訂でC→A→Bと胸骨圧迫を最初に行うこととなった。

- **胸骨圧迫（心マッサージ）**（**C**ompression）
- **気道確保**（**A**irway）
- **人工呼吸**（**B**reathing）
  ※ BLS（Basic Life Support）＝一次救命処置

気道確保

- 吸引器を使って気道内の分泌物や吐物を**吸引**する。
- 吸引による気道確保が不十分なら**エアウェイ**（上気道を開通させるために口腔・鼻腔に挿入する人工器具）を使用する。

- 舌根沈下がみられるときは**オトガイ部を挙上**する。
- 肩枕をあて**頸部を伸展させる**体位も取り入れる。
- 場合によっては**気管内チューブ**を経口や経鼻で挿管したり，緊急的に**気管切開**を行うこともある。

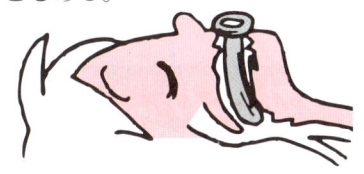

エアウェイ

酸素投与

- **酸素テント**あるいは**経鼻カニューレ**を用いて酸素を投与する。

人工呼吸

気道を確保しても自発呼吸が認められなければ，**人工呼吸**を実施する。

- アンビューバッグ：ゴム製バッグを手動で加圧させて空気を送り込む。
- ジャクソンリース：新生児・乳児に人工換気を行う方法。口・鼻腔をマスクで覆い，ガス源を使ってバッグを加圧して酸素を送り込む。
- 口-鼻人工呼吸法（mouth-to-nose breathing）
- 口-口人工呼吸法（mouth-to-mouth breathing）

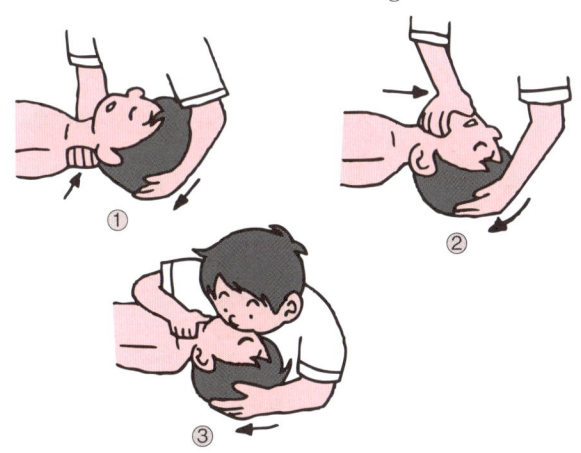

口-鼻人工呼吸法

① 人工呼吸を行う者は患児の頸の下に一方の手を入れ，もう一方の手で頭頂部のあたりを支えながら下方へ動かして患児の頭部を伸展させる。
② 頸の下を支えていた手で患児の顎を押さえて口を軽く閉じさせる。
③ 人工呼吸を行う者は，深呼吸したあと，患児の鼻腔をふさぐように口をあて，患児の胸部が軽くふくらんでくるまで息を吹き込む。
　口を離すと自然に空気をはき出す。これを繰り返す（1分間に 12〜20回）。

胸骨圧迫（心マッサージ）

- ベッドマットの下に**かたい板**を敷くか，床に直接寝かせて胸骨圧迫を行う。
- **頭部を水平**に保つ体位にし，足の下に枕をあてて**足がやや高く**なるようにする。
- 乳児・幼児では胸の厚み1/3を目安として，十分に胸が沈み込む程度に胸骨中央下部を **100〜120回/分** 圧迫する。新生児は120回/分。
- 胸骨圧迫と人工呼吸を併行して行う場合，新生児の場合には，分娩室とNICUでは胸骨圧迫3回に対して人工呼吸1回を原則とし，その他の場所では一般小児と同じく，救助者が2人の場合は胸骨圧迫15回に対して人工呼吸2回，救助者が1人の場合は胸骨圧迫30回に対して人工呼吸2回を原則とする。

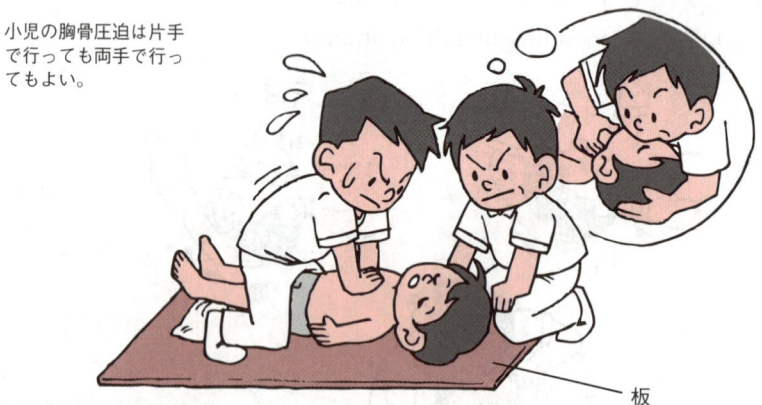

小児の胸骨圧迫は片手で行っても両手で行ってもよい。

板

胸骨圧迫と人工呼吸
胸骨圧迫を15回続けて行い，そのあと人工呼吸を2回行う（救助者が2人の場合）。これを繰り返していく（救助者が1人の場合は30：2）。乳児では，体の大きさを考慮し，2本の指で行う。

溺水の処置

まず最初に次のことを確認する。
- 心停止の有無：停止していれば直ちに胸骨圧迫を行う。
- 時間経過：水中に没していた時間が長ければ長いほど，その後の処置は難しくなる。ちなみに水中にだいたい**8分**いれば**死に至る**とされている。
- 水の種類：淡水＊か海水＊＊かでその後発症する病態が異なる。

> ＊淡　水
> 　肺胞から水分が血中に移動するため，血液は希釈され溶血が起き，高カリウム血症から心室細動を呈して死亡する。
> ＊＊海　水
> 　血中から肺胞内に水分が移動するために循環血液量が減少し，血圧低下およびショック状態，あるいは肺水腫で死亡する。

確認がすんだら救急処置をすみやかに実施する。
① **気道を確保**する。
② **人工呼吸**を開始する。
③ 心停止があれば**胸骨圧迫**を併せて行う。
④ 吐物のあるときは，それが気管に入らないように**溺水者の顔を横に**向ける。
⑤ 末梢循環の改善を目的に**保温**と**皮膚マッサージ**を行う。

救急処置

既出問題チェック　一般問題

> ☐ 小児の一次救命処置において推奨される胸骨圧迫の速さ（回数）はどれか。**2つ選べ**。(改変)103-A62
> 1. 少なくとも約 80 回/分
> 2. 少なくとも約 100 回/分
> 3. 少なくとも約 120 回/分
> 4. 少なくとも約 140 回/分

解答・解説

1. ×
2. ○
3. ○
4. ×

以前，圧迫の速度は「100 回/分」としていたが，実際の蘇生時にそれを上回ることが多く，下回るよりもその後の経過が優位であるという報告があった。日本版救急蘇生ガイドライン 2015 では目標の 100 回/分を下回ることのないように「100〜120 回/分」と改訂された。

> ☐ 溺水して意識のない小児への救急処置で**適切でない**のはどれか。98-P71
> 1. 呼吸の有無を確認する。
> 2. 必要に応じて心臓マッサージを開始する。
> 3. 水を吐かせる。
> 4. 保温をする。

解答・解説

1. ○ 事故発生時は，自発呼吸の有無，心停止の有無，意識状態を観察し，速やかに救急処置を行う。第一に気道を確保し人工呼吸を行う。
2. ○ 心停止している場合は，人工呼吸と心マッサージを行うことによって低酸素症による脳障害の程度を最小限にすることが必要である。
3. × 溺水して意識がないため，水を吐かせると誤嚥する可能性がある。したがって，まず第一に気道の確保をして人工呼吸を行い心肺蘇生を行う。
4. ○ 乳幼児は体重当たりの体表面積が大きく低体温を起こしやすい。全身の保温を行い低体温の予防と循環状態の改善をはかる。

☐ AEDの機能はどれか。98-P15
1 止　血
2 除細動
3 気道確保
4 静脈確保

解答・解説

1 ×
2 ○　AEDとはAutomated External Defibrillatorの略で自動体外除細動器のことで
3 ×　ある。
4 ×

☐ AEDの使用方法で正しいのはどれか。98-P102
1 電極パッドは水で濡らしてから貼る。
2 電極パッドは心臓をはさむ位置に貼る。
3 通電時は四肢を押さえる。
4 通電直後は患者に触れない。

解答・解説

1 × AEDは患者が濡れた場所にいても問題なく使用できる。しかし患者の皮膚についた水分は拭き取り、また濡れている場所の水分がパッドに接触しないようにすること、AED本体が濡れないようにすることが必要である。
2 ○ 電極パッドは2枚あり、パッドの粘着面を、患者の胸部に直接貼付する。貼付部位は心臓をはさむように1枚は右胸上部の鎖骨の下、もう1枚は左側胸部の腋窩5〜8cmの位置である。
3 × 救助者が感電しないよう、通電時は患者に触れない。スイッチを入れる際は大声で合図し、周囲の者にも注意する。
4 × 1回の電気ショック後、機器の音声案内に従い、すぐに胸骨圧迫と人工呼吸を再開する。

3 誤飲

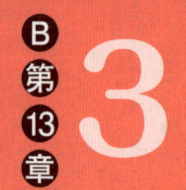

学習の要点　誤飲物としては何が多いのか，また，救急処置はどのようにすればよいのでしょう。主なものを覚えておきましょう。

誤飲物

　小児の誤飲事故は多く，たばこ，薬品，ピーナッツ，ボタン，おもちゃなどが多い。年齢別では3歳未満に多く，胃に入ったものは，多くの場合自然排出する。

喉頭異物の処置／物がのどに詰まったときの処置

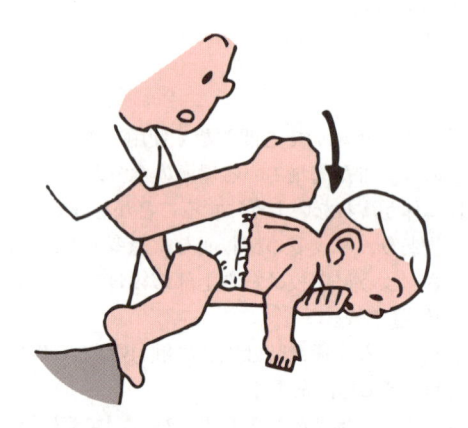

（背部叩打法）
① 患児を前腕部にうつ伏せにする。
② 頭部をやや低くする。まっさかさまにしてはならない。
③ 下顎を前につき出すようにする。
④ 肩甲骨の間を数回叩く。

治　療

　何を飲んだかによって処置が異なる。処置としては催吐が一般的。ただし，意識障害がある場合，揮発性物質（石油製品）と粘膜腐食物質の誤飲では催吐は**禁忌**となる。

　無害なものは経過観察（体温計の水銀，蚊取り線香，インク，クレヨン，石けん，シリカゲルなど）。

　誤飲した場合，まず吐かせるか否かを判断する。以下の場合は吐かせてはいけない。

- 意識がハッキリしない場合
- けいれんを起こしている場合
- 鋭利なものを飲み込んだ場合
- 強酸やアルカリ（漂白剤・カビとり剤など）・石油製品（灯油・ベンジン・ガソリンなど）を飲んだ場合

《主な対処法》

- 紙巻きたばこ：**1／2本以上**のときは**胃洗浄**する。
- 殺虫剤，農薬：胃洗浄を行い**アトロピン，拮抗薬（PAM）**を投与する。予後不良。
- 体温計の水銀，蚊取りマット，マッチは**無害**。
- 気管支異物：**ピーナッツ**が一番多い。エックス線撮影しても写らない場合が多い。3歳以下，突然の咳き込みでは気管支異物を疑い，吸気・呼気のエックス線写真で判断する。
- ボタン型電池：胃内停滞時間が長いと**胃穿孔**の危険がある。**磁石付きカテーテル**で電池を摘出する。
- 石油製品：催吐は化学性肺炎を起こすので**禁忌**。
- 衣料柔軟剤：卵白や牛乳などを飲ませる。

誤飲
既出問題チェック　一般問題

☐ 最近10年の乳幼児の誤飲で最も頻度が高いのはどれか。99-A66
1. 硬　貨
2. 玩　具
3. 医薬品
4. たばこ

解答・解説

1. ×硬貨，食品類，洗剤類とも，誤飲事故の原因製品の約3％である。
2. ×玩具は誤飲の原因製品の第3位である（平成25年は9.6％）。
3. ×医薬品・医薬部外品は，たばこに次いで多い原因製品である。
4. ○たばこは誤飲の原因製品の約3分の1を占めており，最も多い（平成25年は17.7％）。

☐ 1歳児の誤飲について正しいのはどれか。83-A130
1. たばこ1本では胃洗浄は必要ない。
2. 小さなボタンは経過観察をすればよい。
3. 灯油は直ちに嘔吐させる。
4. ボタン型電池は排泄で確認すればよい。

解答・解説

1. ×紙巻きたばこ2cm以下では観察のみ，1本では胃洗浄を行う（ただし米国では2本以下では経過観察のみである）。
2. ○ボタンは危険性がないので，経過観察のみでよい。
3. ×灯油は嘔吐時に肺に入り，肺嚢胞や肺炎の原因となるので絶対に吐かせない。胃洗浄も**禁忌**である。
4. ×ボタン型電池は胃内停滞時間が長いと，胃酸で金属が溶けて薬品が流出して危険な物もあるので摘出する。

☐ 小児が誤飲したときに催吐が**禁忌**なのはどれか。88-A128
1 灯　油
2 アルコール
3 衣料柔軟剤
4 ナフタリン

解答・解説

1 ×灯油の誤飲を嘔吐させると，嘔吐時に気管内に誤飲し4時間以内に化学性肺炎・出血性肺炎・肺水腫となり死亡する危険性が高くなる。
2 ○アルコールは吸収が早いので早く嘔吐させるのがよい。多量のときは胃洗浄・補液を行う。
3 ○胃粘膜の保護のため，卵白や牛乳を飲ませるだけでよい。
4 ○ナフタリンは脂溶性なので誤飲後牛乳を飲ませてはいけない。嘔吐させるか胃洗浄を行う。

☐ 1歳児。4〜5時間前に10円硬貨を誤飲した疑いで来院した。胸部エックス線撮影で食道に停滞しているのが確認された。
適切な処置はどれか。96-A128
1 下剤を与薬する。
2 催吐薬を与薬する。
3 内視鏡で除去する。
4 自然排泄を待つ。

解答・解説

1 ×このケースでは，硬貨が食道に停滞しているため服用も困難であり下剤は不適切である。なお，消化管異物の70〜80％は胃に落下するといわれており，胃に達した異物の大部分は肛門より排泄される。
2 ×食道内に大きな異物が停滞している場合は，咳嗽・嘔吐・嚥下困難などを呈し，気道を圧迫すると呼吸困難になる場合がある。このケースでは，速やかに摘出することが必要であり，また薬の嚥下も困難と考えられ不適切である
3 ○食道に停滞した硬貨は食道穿孔し，縦隔洞炎になり重症化する危険性がある。逆位背部叩打法やハイムリッヒ法でも排出されない場合は，内視鏡を用いて取り出す。
4 ×自然排泄を待つ誤飲のケースとしては，マッチや少量のクリームや乳液，少量のクレヨンなど毒性の低い場合である。これらは，一般的には処置は不要であり水分補給をして経過をみる。

4 熱傷
burn

学習の要点
小児の熱傷の特徴，深度別の症状，受傷部の処置についてみておきましょう。

小児熱傷の特徴

小児の熱傷は皮膚が薄いため深部まで障害されやすく，**ショック・脱水**も起こしやすい。受傷後，逆に**低体温**になりやすく，また**感染症**発症や**重症化**しやすい。

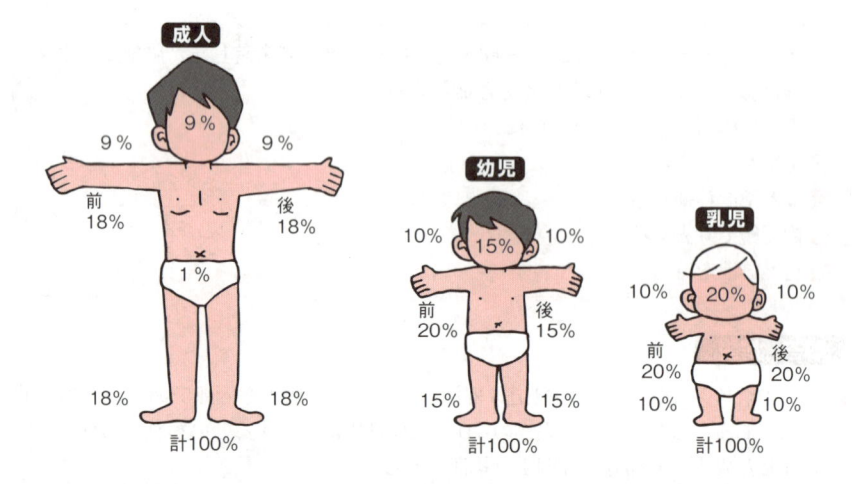

成人
- 頭部 9%
- 左上肢 9%，右上肢 9%
- 前 18%，後 18%
- 会陰部 1%
- 左下肢 18%，右下肢 18%
- 計100%

幼児
- 頭部 15%
- 左上肢 10%，右上肢 10%
- 前 20%，後 15%
- 左下肢 15%，右下肢 15%
- 計100%

乳児
- 頭部 20%
- 左上肢 10%，右上肢 10%
- 前 20%，後 20%
- 左下肢 10%，右下肢 10%
- 計100%

〔9の法則〕
　成人の熱傷面積の概算に用いる法則。身体の各部位の面積が体表面積の9％あるいはその2倍の18％に当たるとして簡約化した法則。頭頸部，左上肢，右上肢はそれぞれ9％，胸腹部，背殿部，左下肢，右下肢はそれぞれ18％とし，会陰部の1％を加えて合計100％となる。

〔5の法則〕
　小児は成人と比べて頭部の面積の比率が大きく下肢の面積の比率が小さいので，9の倍数の代わりに5の倍数を用いる。

深度と症状

- Ⅰ度：**表皮**のみの熱傷で，**発赤**，**紅斑**が生じる。
- Ⅱ度：**真皮**までの熱傷で，**水疱・びらん**が生じる。
- Ⅲ度：**皮下組織**にまで及んだ熱傷で，皮膚全層が**壊死**に陥り，白色光沢のある損傷をきたす。

重症度の判定

重症度は熱傷の深度と熱傷面積，気道熱傷の有無から判定する。小児の場合，第Ⅱ度熱傷の20％以上を重症熱傷とし，入院し輸液などの治療を必要とする。

熱傷の重症度（Artzの基準一部改変）

◆重症（救命救急センターなど熱傷治療の専門医のいる施設に入院加療を必要とするもの）
- Ⅱ度熱傷で30％以上のもの
- Ⅲ度熱傷で10％以上のもの
- 顔面，手，足の熱傷
- 気道の熱傷が疑われるもの
- 軟部組織の損傷や骨折を伴うもの

治療・看護

創部の処置，輸液，疼痛対策，感染予防，抗菌薬投与。

Pick up コラム　低温熱傷

熱傷を起こす温度は通常65℃以上の熱である。比較的低温の使い捨てカイロやホットカーペットでも45℃以上のものが同一皮膚に長時間接触していると熱傷を起こす。これを低温熱傷という。高齢者と乳幼児に生じやすい。

熱傷

既出問題チェック　一般問題

一問一答（○，×を答えよ。）
- ☑ **1** 小児の熱傷は深度は浅いことが多い。84-A124
- ☑ **2** Ⅰ度の熱傷では瘢痕拘縮を残す。84-A124
- ☑ **3** Ⅱ度の熱傷では痛みの訴えが少ない。84-A124
- ☑ **4** 小児の熱傷は循環障害を起こしやすい。84-A124
- ☑ **5** 熱湯による熱傷では直ちに水で冷やす。79-A134
- ☑ **6** 幼児や老人では，Ⅱ度の熱傷面積が体表面積の 10% 以下でも全身状態をよく観察する。79-P134

解答・解説

1 ×小児の熱傷は皮膚が薄いため受傷深度が深くなりやすい。
2 ×Ⅰ度の熱傷は発赤のみ，感染の危険なく，傷跡を残さない。
3 ×Ⅱ度の熱傷は真皮熱傷で最も疼痛が強い。
4 ○深部熱傷になりやすく，細胞外液が多いので浮腫を生じやすく，循環障害・ショックを起こすことが多い。
5 ○氷ではなく，水で 20 分以上冷やし，広汎なⅡ度の熱傷では病院を受診する。
6 ○幼児は皮膚が薄いので成人に比べて脱水を起こしやすく，またショックなどの重篤な状態に陥りやすい。老人もまた身体機能の低下があり，注意すべきである。

熱傷

既出問題チェック　状況設定問題

Aちゃん（1歳0か月，女児）は，つかまり立ちをしようとしてテーブルの上に手をかけたところ，熱い味噌汁の入ったお椀をひっくり返して前胸部と右前腕に熱傷を負ったため母親とともに救急外来を受診した。来院時，Aちゃんは，体温 36.8℃，呼吸数 36/分，心拍数 120/分，血圧 90/60mmHg であり，機嫌が悪く泣いている。

☐ Aちゃんの前胸部と右前腕には発赤と一部に水疱がみられ，看護師が創部に軽く触れると激しく泣いた。
　Aちゃんの熱傷の受傷深度として考えられるのはどれか。103-A103
1 Ⅰ度
2 浅達性Ⅱ度
3 深達性Ⅱ度
4 Ⅲ度

☐ Aちゃんは，創部の処置と経過観察のため入院した。処置室で点滴静脈内注射と創部の処置を医師1人と看護師2人で行うことになった。看護師がAちゃんの母親に同席するよう促すと「かわいそうで見ていられるか不安です」と話した。
　母親のつらさを受け止めた後の対応で適切なのはどれか。103-A104，（改変）90-P42
5 「Aちゃんがかわいそうですよ」
6 「Aちゃんはもっとつらいですよ」
7 「Aちゃんが頑張る姿を見届けるべきですよ」
8 「Aちゃんにとってお母さんが支えになりますよ」

☐ Aちゃんの創部は治癒傾向にあり，退院して外来で処置を継続することになった。Aちゃんの母親は「子どもに痛い思いをさせてしまいました。私が気を付けないといけませんね」と話している。
　家庭内での事故予防について，Aちゃんの母親に指導する内容として優先度が高いのはどれか。103-A105
9 調理の工夫
10 重症事故事例の提示
11 1歳児の行動の特徴
12 Aちゃんへの説明の方法

解答・解説

1 × Ⅰ度は角質層の損傷であり，皮膚所見は紅斑，軽度の発赤で，熱感と疼痛を伴う。

2 ○ 浅達性Ⅱ度は真皮の表層までの損傷で，発赤と水疱形成，灼熱感と強い痛みを伴う。

3 × 深達性Ⅱ度は真皮の乳頭下層までの損傷で，桃色〜白色水疱形成があり，痛みに対する知覚低下がある。

4 × Ⅲ度は真皮全層，皮下組織まで損傷されたもので，皮膚は壊死または羊皮紙様白色で，無痛である。

---

5 × ⎫ ⑤および⑥は子どものみを中心とした考えであり，親の自責の念を助長しかねない。
6 × ⎭

7 × 母親の価値観を否定したり，自分の価値観を押し付けるべきではなく，母親自身の思いや価値観を受け入れることを最優先する。

8 ○ 子どもの状況に対して無力感を感じている母親も多い。母親ができること，役割を伝えることで，母親自身の苦痛や負担感の軽減につながる。

---

9 × 親に対しては，できるだけ具体的な対策を指導しておくことが事故の予防につながる。料理が熱すぎないよう，調理の工夫を指導しておくことは必要であるが，最も優先されるのは子どもの行動特徴の理解を促すことである。

10 × 母親は自身の不注意をしっかりと認識しているので，重症事故事例を提示して恐怖心を煽る必要はない。

11 ○ 1歳児の事故を起こしやすい行動特徴を知っておくことが事故予測につながる。

12 × Aちゃんは1歳0か月であり，説明をして理解できる発達段階ではない。

5 ショック
shock

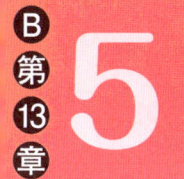

> **学習の要点**　症状，とくに前駆症状は看護のうえでも重要なのでよく理解しておきましょう。

ショックの定義

何らかの原因による急性循環不全により**有効循環血液量が減少**し，その結果**組織の低酸素症**をきたす状態をいう。**脱水・失血**・アレルギーなどが主な原因となる。

症　状

- **末梢循環不全**（四肢冷感，皮膚蒼白，冷汗など）
- **血圧低下**
- **脈拍数増加**
- **時間尿量減少**
- **意識低下**

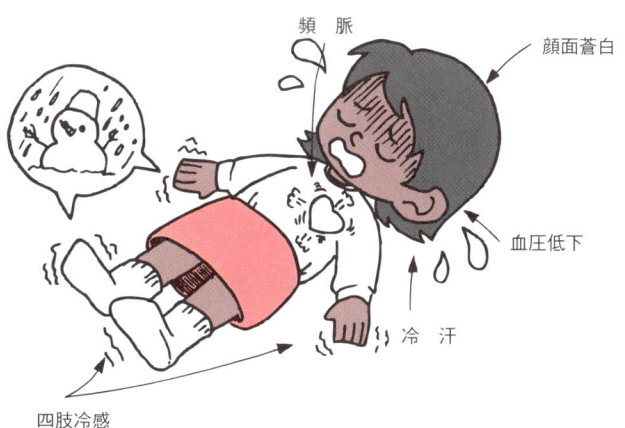

検査・診断

原因の検索，輸液前に血液ガス分析，血液検査，心電図など

治療

気道確保と**酸素投与**，**輸液**（まず初期輸液を行い，腎血流量を回復させる⇨腎血流量が回復したら血圧を測定しながら維持輸液を行う），昇圧薬，原因に対する治療を行う。体位（**水平**に保ち，場合によっては両下肢のみ30〜40°挙上），**保温**にも注意。

看護

血圧などの**バイタルサイン**，**排尿の有無**をチェックし，家族への対応に注意を払う。

ショック

既出問題チェック　一般問題

☐ 小児のショックの前駆症状として**誤っている**のはどれか。86-A133
1 顔面蒼白
2 冷　感
3 虚脱状態
4 徐　脈

解答・解説

1 ○末梢循環不全のため顔面蒼白となる。細菌性ショック・敗血症ショックでは，血圧低下しても頬が赤いことがある。
2 ○末梢循環不全のため血圧が低下し，四肢冷感となる。
3 ○血圧が低下し，意識障害も出現し，虚脱状態になる。
4 ×循環血漿流量を保つため，脈拍数は増加する。

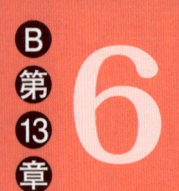

6 熱性けいれん
febrile seizure

学習の要点
けいれんのような発作性の疾患の場合，何といっても最初の処置・看護が重要になってきます。国試の出題もそれを反映しているようですね。

疾患概念

38℃以上の発熱時のけいれん発作。ただし，髄膜炎，脳炎は除く。小児けいれんの半数を占める。初発は**6か月から3歳**で，**男児**に多く，再発することもある。家族歴に熱性けいれんの既往が多い。

熱性けいれんで①焦点性発作（部分発作）の要素がある，②15分以上続く発作，③1日に2回以上発作を繰り返すことがあった。①②③のうち1つ以上あるものを複雑型熱性けいれんという。熱性けいれんの大部分は**予後良好**な単純型熱性けいれんである。

症状

発熱時に数分間の左右対称性の**強直間代発作**を起こす。けいれん後に運動麻痺，**意識障害はない**。

発熱時のけいれん発作（大発作型）
必ず発熱
眼球上転

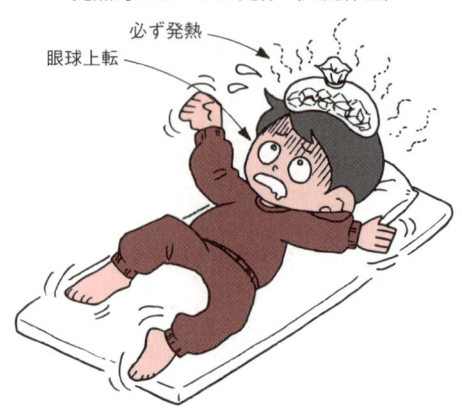

検査・診断

脳波は正常，髄液も正常

治　療

けいれんの予防に抗てんかん薬のジアゼパム坐薬を発熱時に屯用する。

看　護

けいれん時の処置としてまず最初に行うのは，気道の確保。

熱性けいれん

既出問題チェック　一般問題

☐ 3歳の女児が口内泡沫，チアノーゼを伴ったけいれん重積状態で救急室に送られて来た。
最初に行う処置で正しいのはどれか。73-P75
1. 点滴静脈内注射の用意をする。
2. 口腔内の吸引をし気道の確保を図る。
3. 血糖と血清カルシウムを測定する。
4. 頭部CTスキャンを依頼する。
5. 脳波検査の用意をする。

解答・解説

1. ×最初に気道の確保，次にけいれんを止めるためのジアゼパムの静注を準備する。
2. ○口腔内の吸引，酸素の投与を最初に行う。
3. ×低血糖，低カルシウム血症は新生児のけいれんの原因として重要。3歳児でも低血糖がけいれんの原因の場合がある。気道確保とジアゼパム静注のあとに測定する。
4. ×ジアゼパム静注後もけいれんを繰り返したり，意識の回復が悪い場合，精査のためCTスキャンを行う。
5. ×ジアゼパム静注後，けいれんの原因の精査のため脳波検査を予定する。

一問一答（○，×を答えよ。）
☐ 1 乳児のけいれん性疾患の中で最も多い。82-A139
☐ 2 熱性けいれんは家族性のことが多い。87-A134
☐ 3 けいれんは片側性に起こりやすい。82-A139
☐ 4 熱性けいれんの予後は不良である。82-A139

解答・解説

1. ○小児のけいれん性疾患の約半数を占める。
2. ○家族歴に熱性けいれんを認めることが多い。
3. ×左右対称性の強直間代性の発作である。
4. ×脳波も正常で，予後も良好である。

熱性けいれん

既出問題チェック　状況設定問題

7か月の女児。妊娠，分娩，生後の発育歴に異常はない。早朝突然全身のけいれんを起こし救急車で来院したが，けいれんは発症から10分でおさまり，来院時には意識は清明であった。体温39.0℃，咽頭発赤は認めるが，その他には特記すべき異常はなく項部強直，反射異常のいずれも認められない。髄液検査では外観は水様透明で細胞数は10/3であった。診察の終わりにはあやすと笑うようになった。解熱薬を処方して帰宅させたが，3日後体幹を中心に細かい紅斑が出現して再び受診した。再来時の体温は36.0℃で機嫌よく笑っていた。

☐ 初診時のけいれんについて正しいのはどれか。79-P41
1 ウイルス性髄膜炎によるものである。
2 てんかんの大発作である。
3 低血糖発作によるものである。
4 熱性けいれんである。

☐ 再来時にみられた発疹について正しいのはどれか。**2つ選べ**。79-P42
5 発疹は2〜3日で消失する。
6 あとに色素沈着を残すことはない。
7 手掌・足蹠にも発疹がみられる。
8 体温の再上昇が予想される。

☐ 再来時の母親に対する指導として適切なのはどれか。**2つ選べ**。79-P43
9 状態が落ち着いているので今のところけいれんを起こす心配はないと説明する。
10 発病から7日経過するまでは入浴をさせてはいけないと説明する。
11 感染させるおそれがあるので5歳の姉とは隔離しておくように説明する。
12 下痢を伴うことがあるので便の観察をよくするように説明する。

解答・解説

1 ×髄膜炎では発熱，けいれん，意識障害，項部硬直，髄液細胞数増加を認める。
2 ×てんかん発作では無熱，けいれんの再発，脳波の異状を認める。
3 ×低血糖発作では無熱，けいれん，血糖低値，髄液の糖低値を認める。
4 ○熱性けいれんでは発熱時にけいれん発作があり，意識障害がないのが特徴で，検査は正常範囲である。

5 ○乳児で高熱3日間，解熱とともに軀幹に発疹出現より，突発性発疹と考える。発疹は2～3日で消退する。
6 ○色素沈着を残すのは麻疹。
7 ×手掌・足に発疹がみられるのは手足口病。
8 ×体温の再上昇は麻疹の経過中にみられる。

9 ○突発性発疹では再発熱はないので，今のところけいれんを起こす心配はない。
10 ×解熱すれば入浴は可能である。
11 ×突発性発疹は健康な母親から子どもに感染する。隔離の必要はない。
12 ○突発性発疹では発疹が認められる頃に軽度の下痢症になることが多い。

7 骨折 fructure

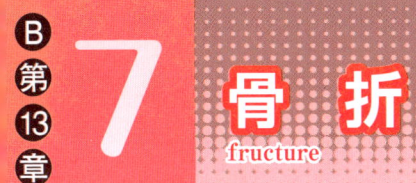

学習の要点

成人の骨折は転倒する高齢者に多いのですが，小児の骨折は転倒しやすい1〜2歳ではなく，運動エネルギーの増加する5〜10歳に多発します。入院後の看護では骨折の治療とともに，神経損傷の評価が重要です。

小児の骨折の特徴

①成人に比べ，骨が弱いので外力に対して骨折の頻度が高い（折れやすい）。
②骨膜は厚く弾性に富み，不全骨折の**若木骨折**（エックス線写真に写りにくい）になりやすい。
③**骨形成**と**骨癒合**が早く，**旺盛な自家矯正能**をもつので，骨折後の変形も自然治癒（自家矯正）されやすい。
④外力に対して靱帯損傷や脱臼はまれである。

小児によくみられる骨折

新生児：分娩外傷による**鎖骨骨折**が多く，とくに巨大児・予定日超過児に多い。経過観察で自然治癒する。

乳　児：看護国試では骨折が多発する場合，**被虐待児症候群**と**骨形成不全症**を考える。被虐待児症候群では**体重増加不良，やけどの跡，よそよそしい親の態度**がポイント。骨形成不全症では**繰り返される骨折，青色強膜，大腿骨湾曲変形，難聴**がポイント。

幼児学童：小児の骨折の25％が肘関節周辺である。受傷機転は手を伸ばして倒れる（肘関節伸展位で手掌をついて転倒する）形の**伸展型骨折**が多く，とくに**上腕骨顆上骨折**が多い。

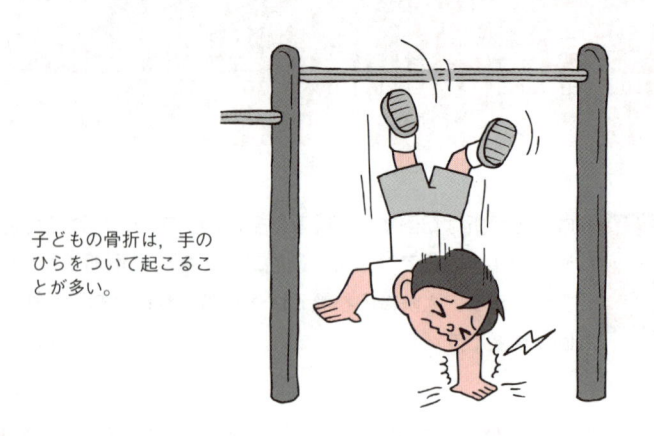

子どもの骨折は、手のひらをついて起こることが多い。

- 上腕骨顆上骨折：小児で最も頻度の高い骨折，5〜10歳に多い。
  症　状：転倒してから肘関節の強い疼痛，自動運動不能，腫脹，異常可動性。
  　　　　初診時，末梢への循環障害，正中・橈骨神経麻痺の有無を調べる。
  診　断：肘関節エックス線撮影
  治　療：徒手整復法，徒手整復が困難の場合は牽引（介達・直達）療法を行う。
  看　護：合併症を防ぎ，適切な整復により変形治癒を残さないことが重要。
  合併症には，フォルクマン拘縮（牽引時の絆創膏やギプスによる圧迫で前腕が循環障害を生じ，非可逆性の拘縮変形を残したもの）と，骨折による神経損傷の正中・橈骨神経麻痺がある。

看護目標

① 整復後 24 時間は 1 時間ごとに，その後は 4 時間ごとに骨折部より末梢の脈拍と皮膚色，皮膚温，神経麻痺の有無，疼痛の増悪を評価し合併症を防止する。
② 疼痛を評価し，骨折部を冷やしたり，鎮痛剤を投与する。
③ 変形を予防し骨癒合するまでは牽引療法が適切にされているか評価する。

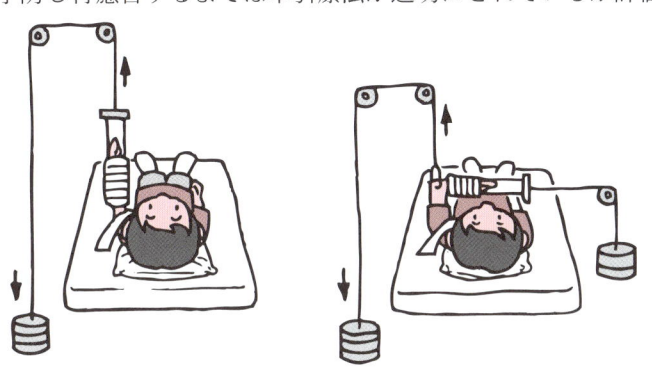

小児上腕骨顆上骨折に対する牽引療法

骨折

既出問題チェック　一般問題

☐ 子どもの骨折の特徴はどれか。92-A127
1. 骨端の損傷は成長を妨げる。
2. 仮骨の形成は遅い。
3. 変形を残すことが多い。
4. 末梢神経損傷を確認しやすい。

解答・解説

1. ○ 骨端軟骨の骨折は正しく整復されないと変形を生じ，成長を妨げる。
2. × 成人に比べ骨膜が厚く仮骨形成は早い。
3. × 成人に比べ骨癒合時の旺盛な骨改変力により，ある程度の変形も矯正される。
4. × 末梢神経損傷は浮腫によるものが多く，痛みやしびれを症状とするので成人に比べ確認しにくい。

☐ 上腕骨顆上骨折の早期合併症で注意が必要なのはどれか。100-P34
supracondylar fracture of the humerus
1. 偽関節
  nonunion
2. 習慣性脱臼
  habitual dislocation
3. 腕神経叢麻痺
  brachial plexus palsy
4. フォルクマン拘縮
  Volkmann contracture

解答・解説

1. × 偽関節は，骨折後の骨癒合がうまく起こらないために起こる合併症であり，「早期」合併症ではない。
2. × 習慣性脱臼は主に肩関節に起こるものであり，上腕骨顆上骨折では部位的に関係ない。
3. × 上腕骨顆上骨折の場合，腕神経叢は部位的に関係なく，正中神経，尺骨神経麻痺が問題となる。
4. ○ 骨折による組織の腫脹⇒動脈圧迫による末梢組織・神経の虚血⇒壊死をきたすのがフォルクマン拘縮であり，筋膜区画内圧の上昇によって起こす区画（コンパートメント）症候群の最終的な結果である。上腕骨顆上骨折後はフォルクマン拘縮を起こしやすいので，早期に適切な処置を行う必要がある。

骨折

既出問題チェック　状況設定問題

　A君（8歳，男児）。公園から自転車で帰宅途中に転倒し，利き腕である右肘を強打した。疼痛と腫脹とがあり受診した。単純エックス線撮影の結果，右上腕骨顆上骨折と診断され，治療のために入院した。
supracondylar fracture of the humerus

☐ A君の上腕から手関節までシーネ固定を行った。
　患肢の観察項目で最も優先度が高いのはどれか。102-A115，（改変）96-P64
1 知　覚
2 かゆみ
3 出血量
4 関節拘縮

☐ 入院後2日。全身麻酔下で骨接合術が施行され，再び上腕から手関節までシーネ固定を行った。術後の全身状態は安定しており，夕食から食事が開始された。このときのA君の食事摂取の方法で最も適切なのはどれか。102-A116，（改変）96-P65
5 側臥位で摂取する。
6 流動食を摂取する。
7 左手を使って摂取する。
8 右手を使って摂取する。

☐ 術後8日，上腕から手関節までギプス固定を行った。術後10日に退院し，5週後に外来で抜釘術を行う予定である。
　退院指導で適切なのはどれか。102-A117，（改変）96-P66
9 外での遊びに制限はない。
10 ギプスがとれるまで入浴しない。
11 患肢に痛みがあるときは受診する。
12 患側の指先に冷感があるときは温める。

> 解答・解説

1 ○知覚低下，痺れ感などの症状を認め，循環障害を生じた場合は緊急手術の適応となる。
2 ×かゆみは循環障害の症状ではない。
3 ×非開放性骨折の場合，出血量は少ない。
4 ×関節拘縮は循環障害の結果として現れるもので，この時期には出現しない。

5 ×ベッド上に仰臥位で右上肢が挙上固定されているので，側臥位は不可能である。
6 ×消化管手術ではないので，流動食は不要である。
7 ○動かせる左手を使って，半介助で食事をする。
8 ×手術を受けた右手を動かすことは不可能である。

9 ×転倒する可能性のある外遊びは禁止する必要がある。
10 ×ギプス部位をビニールで覆えば，入浴は可能である。
11 ○通常骨折が整復され，神経障害や循環障害がないと痛みは通常ないので，痛みがある場合は受診が必要である。
12 ×患側の冷感は循環障害の兆候であるので，受診が必要である。

B. 健康障害と看護
第14章　災害を受けた小児と家族

1. 災害による小児のストレス……………426
2. 災害時の小児と家族への看護…………428

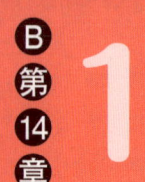

災害による小児のストレス

B 第14章 1

> **学習の要点**
> 災害が発生すると物理的衝撃，避難所生活による影響，こころにもたらす影響などが考慮されるべきですが，子どもは大人と異なる固有の受け止め方や反応の現れ方があることを理解しましょう。

災害が小児に及ぼす影響

災害が発生すると，子どもには種々の影響がある。大別すると
(1) 災害発生時の物理的衝撃
(2) ライフラインの途絶や避難所生活による影響
(3) こころにもたらす影響
である。

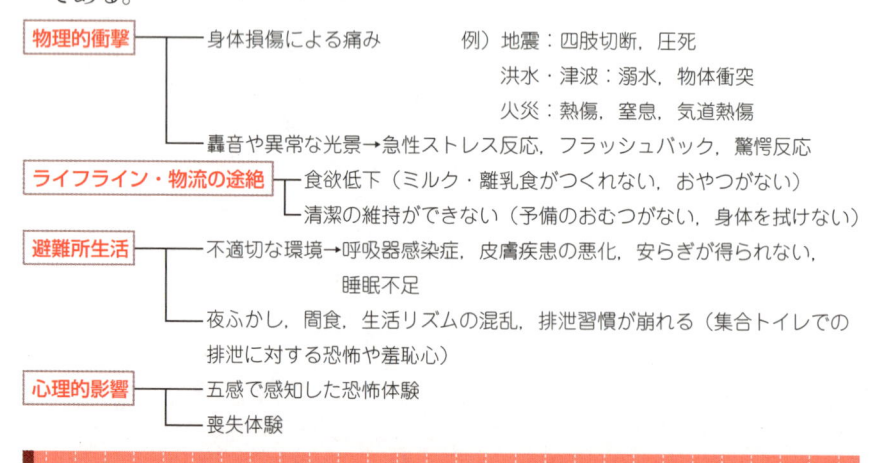

物理的衝撃
- 身体損傷による痛み　　例）地震：四肢切断，圧死
　　　　　　　　　　　　　　洪水・津波：溺水，物体衝突
　　　　　　　　　　　　　　火災：熱傷，窒息，気道熱傷
- 轟音や異常な光景→急性ストレス反応，フラッシュバック，驚愕反応

ライフライン・物流の途絶
- 食欲低下（ミルク・離乳食がつくれない，おやつがない）
- 清潔の維持ができない（予備のおむつがない，身体を拭けない）

避難所生活
- 不適切な環境→呼吸器感染症，皮膚疾患の悪化，安らぎが得られない，睡眠不足
- 夜ふかし，間食，生活リズムの混乱，排泄習慣が崩れる（集合トイレでの排泄に対する恐怖や羞恥心）

心理的影響
- 五感で感知した恐怖体験
- 喪失体験

小児が受ける災害ストレス要因

(1) 五感が感知した恐怖体験

　災害が発生したときに見聞きした轟音や光景，身体への衝撃・痛みなどの五感で感知した刺激と直後の**恐怖体験**は数年経過しても不安反応の要因となる。

(2) 喪失体験

　災害で親や家族・友人と死別することで，親戚の人に引き取られたり，乳児院や養護施設に入所したり，見知らぬ土地への移住や転校など，養育者や親しい人たちとの突然の別離を余儀なくされる。これらは子どもにとって，心理ストレスとなる。さらに大切な遊び道具や慣れ親しんだ持ち物，遊び場，住み慣れた家なども喪失の対象となる。

小児が示すストレス反応

- 急に人が変わったようになったり，パニックになる
- 現実から離れた言動や恐怖体験時に戻ってしまったような言動になる
- ささいなことで必要以上におびえる
- 表情が少なく，ぼーっとしている
- 引きこもりがある
- 以前に比べて奇妙に興奮していて，集中力が全くなくなる
- 眠れない，繰り返し悪夢をみる
- 著しい赤ちゃんがえりがある
- **身体症状**が出現する：食事をとらない，意識消失がある，吐き気，腹痛，頭痛，めまい，頻尿，夜尿，その他

看　護

　災害によって発生した子どものストレスを正確に把握し，それに対する適切なケアを行うことが重要である。

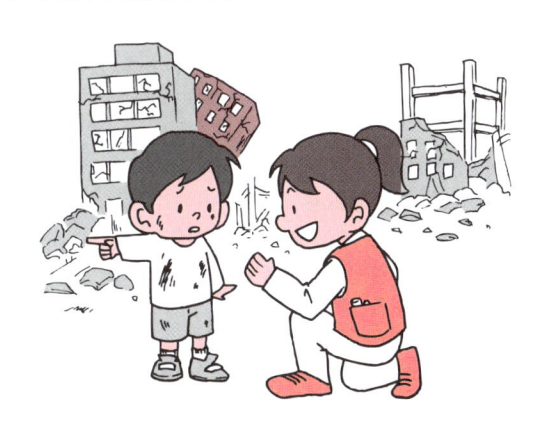

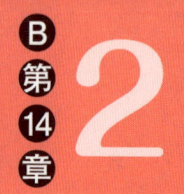

2 災害時の小児と家族への看護

学習の要点
災害が発生した状況では，通常の医療と異なる状況が発生します。これを踏まえた看護について理解しましょう。すなわち病院や福祉施設内での被災時の対応と災害に伴う子どものこころのケアについて理解することです。

病院内での被災時の対応

(1) **安全の確保**
　生命の危険回避・安全を最優先することが重要である。
　①**電源の切替**：速やかに緊急用の自家発電電源に切り替える。自家発電装置が動くまでは手動で行う。

> 〜影響を受けるもの〜
> ● 人工呼吸器
> ● 輸液ポンプ
> ● モニター機器　など

　②酸素供給：**酸素ボンベ**に切り替える。
　③**ベッドのキャスター固定**
　火災や地震などの緊急事態を想定し，それに対応するためのマニュアルを作成するとともに**シミュレーション訓練**をしておくことが重要である。

(2) 安全な避難行動
　①落ち着いて行動するように呼びかける。
　②全員を1か所に集め安否を確認する。
　③個人の同定のためネームバンドを着用する。
　④子ども一人ひとりに付き添い者をつけ，子どもを一人だけにしない。

　1次・2次集合場所や避難ルートを検討し，**マニュアルを整備**しておくとともに，入院時オリエンテーションでも子どもや付き添い者に非常時の注意や避難経路を知らせておくことが必要である。

安全な避難行動がとれるようなシミュレーション訓練を行う。

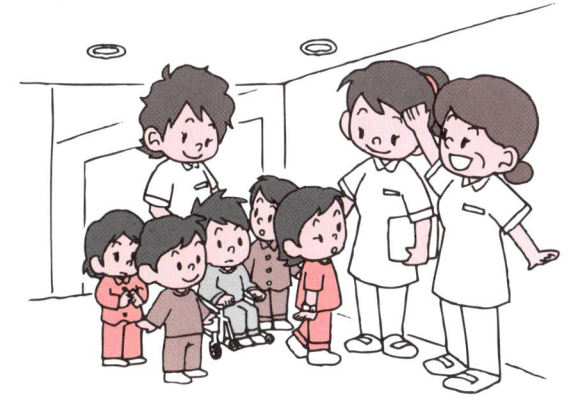

(3) 健康状態のアセスメント
　Ⓐ救護所・診療所に運ばれてきた子ども
　　健康状態の**アセスメント**を行い，**トリアージ**を行う。治療が必要な場合は，できるかぎり早期に後方施設に搬送する。
　Ⓑ病院に入院中の子ども
　　本来の疾患の治療とケアは当然継続するが，症状悪化や**災害に誘発された異常の観察**が重要である。
　　　(例)・治まっていた喘息の再発作
　　　　・発熱とそれに伴う熱性けいれん
　　　　・恐怖による身体反応…不眠，夜泣き，吐き気・嘔吐，腹痛

避難所における対応

(1) **衛生的な環境の整備**
　①温度・湿度，採光，換気，防音などの適切な環境調整
　②手洗い，うがい，消毒剤などによる感染予防
(2) **プライバシーの確保**
　①授乳，おむつ交換などのための個人用に仕切った空間の準備
(3) **遊び空間の確保**
　①ストレスを処理し，心理的に安定させるための大声を出したり運動できる空間の確保
　②室内遊びの工夫

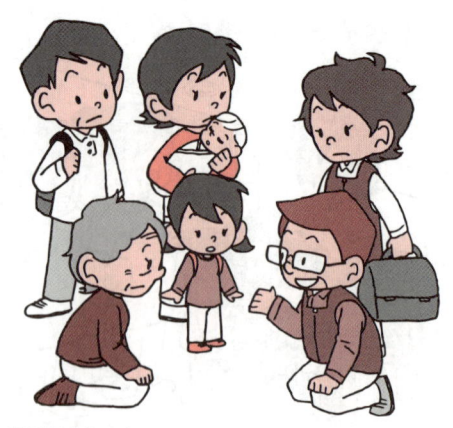

被災した子どもと家族に寄り添うケアを——

被災した小児のこころのケア

　前述したような災害後に出現する亜急性期のストレス反応だけでなく，トラウマによる身体症状や抑うつ的な反応が残り，いわゆるPTSDに移行する場合もある。したがって，これらの影響を少なくするため早期から経時的に以下のような点に留意することが必要である。

- まず，子どもの存在に関心を寄せ，子どものこころに寄り添う。
- 認知機能の発達レベルに応じて子ども自身の意見や意欲を尊重する態度をとる。
- 運動や遊びで気分転換をはかる。

被災した小児の家族への援助

（1）年少児に対しては，できるかぎり親がそばにいて安心させるような状況をつくる。

（2）子どもが安心を求めていることを両親に理解させ，できるだけ子どもの求めに応じるよう促す。

（3）子どもががんばっているときや責任ある行動をとった場合には十分に認めるよう促す。

（4）適切な人やサポート機関に援助を求めるような工夫を行い，両親の負担を軽減する。また上記のような子どもとのかかわり方についてアドバイスする。

索 引

太字：主要ページ

数字・時計数字ほか

1型糖尿病　354
1歳6か月健診　8
1類感染症　154
2類感染症　154
3歳児健診　8
3類感染症　154，320
5の法則　406
9の法則　406
21トリソミー　212
21番染色体　205
β刺激薬　332
β遮断薬　259
γ-グロブリン大量療法　305

A

A型肝炎　23，24
A群レンサ球菌　310
A類疾病　23
acute appendicitis　380
acute bronchiolitis　295
acute glomerulonephritis　310
ADHD　282
AED　401
AGN　310
Apgarスコア　33，193
ASD　281
Asperger症候群　282
asthma　330
attention deficit hyperactivity disorder　282
autism spectrum disorder　281

B

B型肝炎　23，24
B類疾病　23
BCG　23，24
bronchial asthma　330
burn　406

C

CBA　247
cerebral palsy　270
congenital bile duct atresia　247
CPAP　46

D

developmental disorder　281
diabetes mellitus　354
DPT　188
DPT-IPV　23，188
DTP　188

F

febrile seizure　414
fructure　419

G

GCU　200
GVHD　340

H

hemolytic uremic syndrome　319
hemophhilia　344
Hirschsprung's disease　243
HPS　236
HUS　319
HVA　350
hypertrophic pyloric stenosis　236

I

IgG　57，159，160
IgM　160
infantile diarrhea　299
intussusception　375

J

Jacoby線　181

K

Kawasaki disease　304
kernicterus　50

L

LD　283
lerning disorder　283
leukemia　337

M

measles　159
meningitis　179
mumps　176

N

neonatal jaundice　49
nephrotic syndrome　365
neuroblastoma　349
NICU　193，198

O

O157　319

P

phenylketonuria　217
pneumonia　289
progressive muscular dystrophy　220
PTSD　430

R

Ramstedt法　238
RDS　45
respiratory distress syndrome　45
RSウイルス　295

索引　431

rubella　167

S

S状結腸　243
SARS　154
shock　411
SLE　312
spina bifida　230
SSPE　160, 162

T

tetralogy ot Fallot　257
TORCH症候群　192, 204, 206

U

urinary tract infection　316
UTI　316

V

varicella　171
vascular purpura　361
ventricular septal defect　250
viral acute gastroenteritis　299
VMA　350

W

whooping cough　186

X

X連鎖劣性遺伝　220, 344
X連鎖劣性遺伝形式をとる疾患　208

あ

アイゼンメンジャー症候群　253
亜急性硬化性全脳炎　160, 162
足踏み反射　37
アスピリン　173, 305
アスペルガー症候群　266,
282
アセスメント　96, 429
遊びの分類と発達　75
圧迫止血　140, 142
アドボカシー　9
アプガースコア　33
アミノ酸代謝異常症　204
アレルギー反応　330
アレルゲン　330
安静臥床　142
鞍鼻　212
アンビューバッグ　397

い

易感染傾向　337, 351, 367
育児教室　34
育成医療　7, 34, 327
移行便　33
移植　155, 158
移植片対宿主病　340
痛みの緩和　373
痛みの客観的評価　372
痛みの表現方法　372
Ⅰ型アレルギー　330
苺舌　304
遺伝形式　207
遺伝子病　204
異物の誤飲事故　392
医療型児童発達支援センター　7, 268
医療型障害児入所施設　7, 268
医療行為　95
インスリン　120, 356
咽頭結膜熱　169
インフォームドアセント　9, 10, 103, 225
インフォームドコンセント　9, 103
インフルエンザ　23, 24, 169

う

ウイルス性急性胃腸炎　299
ウエスト症候群　275, 276, 277
ウォーターストン手術　259
ウォーターハウス・フリードリヒセン症候群　181

右軸偏位　258
右室肥大　257, 258
運動遊び　75
運動制限　95

え

エアウェイ　396
永久歯　64
エイズ　345
栄養　83
栄養所要量　83
液剤　143
エリスロマイシン　187, 291

お

黄疸遷延　247
嘔吐　376
おたふくかぜ　176
親子関係　199
音声・言語機能障害児　266

か

外傷　393
回復期　159, 160, 187
開腹手術　376
回盲部　375
外来看護　132
外来看護の要点　133
カウプ指数　65
下顎呼吸　287
芽球　338
核黄疸　50
核家族　13
学習障害　283
学童期　115
隔離　154, 286, 320
隔離期間　161
隔離室　132
隔離の基準　155
下垂体性小人症　140
ガスリー法　218
仮性肥大　220
家族支援　388
家族歴　414
家族歴・生活歴の聴取　119
肩枕　287
片麻痺　271
カタル期　159, 186

カチリ軟膏　172
学校感染症　169
学校健診　29
学校保健安全法　169
活性化部分トロンボプラスチン時間（APTT）延長　345
活動制限　157
家庭療養指導　133
化膿性髄膜炎　180
痂皮　171
ガラクトース血症　35，204
カルバマゼピン　277
川崎病　304
肝移植　248
感覚遊び　75
感覚運動期　101
カンガルーケア　199
眼球突出　349，350
環境整備　286
間欠性啼泣　376
看護計画　124
間接ビリルビン　49
感染期間　160
感染源隔離　154
感染症　338，367，406
感染症対策委員会　155
感染症法　154
感染性疾患　132，154，159，167，176，186，286
完全大血管転位　260
感染の予防　23，34，41，339
間代けいれん　276
浣腸　225
冠動脈瘤　306
感冒　133
陥没呼吸　45，287
寒冷凝集反応　290
眼裂斜上　212
緩和ケア　388

き

起炎菌　289
気管支喘息　123，295，**330**
気管切開　397
気管内チューブ　397
気胸　394
木靴心　258
起坐位　332
規則および日課の説明　119
気道確保　396，412

気道熱傷　407
虐待　14
虐待児　140
吸引　193，396
救急症例　396
救急処置　396
救護所　429
急性期の看護　286
急性骨髄性白血病　338
急性細気管支炎　295
急性糸球体腎炎　158，310，312
急性疾患　286
急性腎不全　319
急性虫垂炎　225，**380**
急性リンパ性白血病　337，338
吸啜反射　37
胸囲　139
胸骨圧迫　396，398，399
強直間代発作　275，276，277，414
強直けいれん　276
協同遊び　75
胸部外傷　394
胸腹式呼吸　56
恐怖体験　426
局所の観察　146
極低出生体重児　39
巨舌　212
巨大結腸　243
緊急手術　224，231
緊急処置　119
緊急度　132
緊急入院　124
筋緊張低下　212，213
筋ジストロフィー症の機能障害段階分類　221
緊張性頸反射　37
筋トーヌスの異常　271
筋肉内注射　145

く

薬の服用方法　133
具体的操作期　101
口-口人工呼吸法　397
口-鼻人工呼吸法　397，398
クラインフェルター症候群　204，205
クラミジア肺炎　289

クラリスロマイシン　187
クーリング　286
クリーンルーム　339
クループ　123，295
クレチン症　35

け

痙咳期　186
計画入院　124
経管栄養　120
経口感染　319
形式的操作期　101
形成不全　230
継続保育室　200
経鼻カニューレ　397
頸部リンパ腺炎　160
けいれん　39，194，414
外科手術　252
下血　362
血圧測定　138
血液製剤　345
結核　24，154，158，169
血管炎　304，361
血管性紫斑病　361
欠失　205
血小板減少性紫斑病　168，319，320，361
欠損口　250，252
血糖検査　120，324
血尿　310，311，362
血友病　208，**344**
ケルニッヒ徴候　179，**180**
牽引（介達・直達）療法　420
検温　137
健康診査　8
健康日本21　9
言語のおうむ返し　281
原始反射　37，271
健診内容　28
検尿　120，324
権利擁護　9

こ

誤飲異物　392
誤飲事故　402
誤飲物　402
高圧バリウム注腸　376
抗ウイルス薬　172
口蓋裂　204，206，224，327

効果的なプレパレーション　102
抗癌薬　338
交換輸血　49
高機能自閉症　282
抗菌点眼薬　34
抗菌薬　291, 300
口腔ケア　339
合計特殊出生率　13, 18
高血圧　310, 311
甲状腺機能亢進症　192
後上腸骨棘　142
高身長　140
口唇裂　206, 224
更生医療　327
硬性浮腫　304
光線療法　49
後腸骨稜　142
交通事故　392, 393
公的扶助　328
抗てんかん薬　277
喉頭異物の処置　402
紅斑　304
広汎性発達障害　266
高ビリルビン血症　50
項部硬直　180
股関節脱臼　327
呼気性呼吸困難　330
呼気性喘鳴　296
呼吸窮迫症候群　40, 45, 46, 192, 193
呼吸困難　258
呼吸困難時の看護　287
呼吸測定　138
呼吸促迫　287
呼吸停止　396
呼吸不全　331
告知　386
個室隔離　95
姑息的手術　259
子育て不安　13
骨形成　419
骨形成不全症　419
骨髄移植　340
骨髄穿刺　97, 142, 338
骨髄バンク　340
骨折　419
骨癒合　419
固定　137
固定法　146
子どもの権利条約　8

子どもの権利に関する条約　136
子どもの知る権利　386
コプリック斑　159
ゴワーズ徴候　221

さ

災害が小児に及ぼす影響　426
細菌性髄膜炎　180
採血　97, 140
最重症発作　331
催吐　403
採尿　141
採尿パック　141
採尿パックによる一般的な採尿法　142
鎖肛　213
鎖骨骨折　419
左→右シャント　250
サリドマイド　206
サリドマイド奇形　204
猿線　271
散剤　143
三肢麻痺　271
三種混合ワクチン　187, 188
酸素テント　397
酸素投与　397, 412

し

死因　19
耳介低位　212
自家矯正能　419
視覚障害児　266
耳下腺　177
ジギタリス　259
糸球体基底膜　365
子宮内感染症　192
子宮内発育異常　192
自己管理へのサポート　133
事故防止　19
事故予防対策　20
四肢外傷　393
脂質蓄積症　204
四肢麻痺　271
思春期　64, 115
思春期早発症　140
姿勢の異常　271
持続陽圧呼吸　47
肢体不自由児　266

市町村保健センター　34
膝胸位　258, 259
児童家庭支援センター　8, 268
児童館　268
児童虐待の防止等に関する法律　8, 14
児童憲章　8
児童厚生施設　7, 268
自動症　277
児童自立支援施設　8, 268
児童相談所　8, 14, 34, 268
自動体外除細動器　401
児童の権利に関する条約　8, 136
児童発達支援センター　7
児童福祉施設　7
児童福祉施設の種類　268
児童福祉法　7, 268
児童遊園　268
児童養護施設　7, 268
シーネ　146
紫斑　319
私物の管理　119
ジフテリア　23, 24, 154, 187
自閉症スペクトラム障害　281, 282
死亡率　18
シミュレーション訓練　428
社会福祉法　268
ジャクソンてんかん　275, 277
ジャクソンリース　397
若年性糖尿病　354
斜視　327
周産期要因　270
重症仮死　270
重症急性呼吸器症候群　154
重度心身障害児　266
十二指腸狭窄症　213
終末期における看護　386
終末期の小児　388
終末期の小児にみられる8つの行動形態　387
手術　97
手術を要する小児の看護　124
腫脹　167
出血傾向　319, 337
出血性ショック　192
術後イレウス　225, 244

術後合併症の予防　225
術後のケアの方法に対する指
　導　125
出生数　13
出生率　18
出席停止期間　161，168，
　173，177，187
術前オリエンテーション　225
障害児入所施設　7
障害者基本法　266
障害者総合支援法　7，268，
　327
障害につながる疾患の看護
　126
少子化　13
常染色体異常症　212
常染色体優性遺伝形式をとる
　疾患　208
常染色体劣性遺伝　204
常染色体劣性遺伝性疾患
　217
小泉門　63
情緒障害児　266
情緒障害児短期治療施設
　8，268
焦点発作　275，277，414
消毒　286
小児悪性腫瘍　349
小児医療公費負担制度　327
小児医療の変遷　2
小児看護の変遷　3
小児欠神発作　275，276，
　277
小児上腕骨顆上骨折に対する
　牽引療法　421
小児熱傷の特徴　406
小児の栄養　83
小児の形態的変化　62
小児の健康診査　28
小児の検査　136
小児の骨折　419
小児の死因　19
小児の事故　19
小児の死の概念　386
小児の死亡　18
小児の手術　224
小児の処置　136
小児のストレス　95
小児の精神運動発達　70
小児の成長　62
小児のための入院環境　92

小児の認知発達　101
小児の発達　70
小児慢性特定疾病医療費助成
　328
小児薬用量の換算式　57
小児用輸液セット　146
踵部の穿刺による毛細血採取
　141
小発作　275，276，331
静脈採血　140
静脈内注射　145
上腕骨顆上骨折　419，420
食事制限　95
食事療法　354
触診　372
食道狭窄症　213
助産施設　7，268
女性の社会進出　13
処置　136
処置室　97
ショック　394，406，411
初乳　83
自立支援医療　7，34，327
自律神経発作　275，277
腎盂腎炎　317
心エコー　252
腎炎　362
心窩部痛　380
心奇形　212
心筋梗塞　306
呻吟呼吸　45，287
神経芽腫　123，125，349
神経管閉鎖障害　230
神経性食思不振症　140
人工肛門　120，244
人工呼吸　396，398，399
進行性筋ジストロフィー
　125，208，220
心雑音　252
腎糸球体基底膜　310
心室中隔　250，257
心室中隔欠損症　213，224，
　250，260
心身障害の種類　266
心身障害の定義　266
新生児　32，62
新生児黄疸　39，49
新生児仮死　192，193
新生児期　32，114
新生児室　33
新生児死亡率　18

新生児特定集中治療室　193
新生児の看護　33
新生児の体重変化　32
新生児の特徴　32
新生児マススクリーニング
　2，35
新生児溶血性疾患　50
心臓病・腎臓病管理指導表に
　よる制限　158
身体計測　138
身体障害　266
臍帯損傷　419
身体的虐待　8，14
診断　140
身長　138
心停止　396
伸展型骨折　419
心内膜床欠損症　213
心不全　250
腎不全　320，354
心房中隔欠損症　213，224，
　260
心マッサージ　396，398
心理的虐待　8，14

す

髄腔内注射　338
水痘　23，24，154，169，
　171，367
水頭症　140，206，230，231
水痘・帯状疱疹ウイルス
　171，173
水痘の症状と発病経過　171
水分摂取量　146
水分の出納　146
水分の飲ませ方　133
水疱　171，173
髄膜炎　140，143，179，
　231
髄膜刺激症状　180
スウェンソン法　244
健やか親子21　9
ステロイド　332
ストレス　95，198，430

せ

生活規制　120
清潔隔離　339
精神運動発達遅滞　213

精神運動発作　275，277
精神障害　266
精神遅滞　212，266
精神通院医療　327
正中皮静脈　145
成長　140
性的虐待　8，14
生理的黄疸　49
生理的赤血球増加症　49
生理的体重減少　32
生理的貧血　57
脊髄再建術　231
脊髄神経障害　230
脊髄髄膜瘤　230
脊椎前弯　220
赤血球増加症　259
潜因性全般発作　275
染色体異常症　204，205，213
全身状態　372
全身状態の観察　118
全身性エリテマトーデス　192
前操作期　101
喘息　145
前置胎盤　192
先天異常　224
先天異常の分類　204
先天奇形　224，230
先天性甲状腺機能低下症　35
先天性股関節脱臼　204，206
先天性手足指奇形　224
先天性心疾患　327
先天性代謝異常症　204
先天性胆道閉鎖症　247
先天性内反足　224
先天性風疹症候群　168，169，206
先天性副腎過形成　35
先天性免疫不全症候群　155
先天性幽門狭窄症　206
先天梅毒　204，207
全般発作　275，276，277
潜伏期　159

そ

早期新生児期　32
早期療育　272
早産　192
早産親子の心理状態　198

早産児　193
喪失体験　427
双胎間輸血症候群　192
総肺静脈還流異常　260
側臥位　142
鼠径ヘルニア　225
蹲踞　258

た

胎位の異常　192
退院指導　354
退院時の看護　120
体温測定　137
胎芽病　204，206
胎児・新生児因子　192
胎児診断　231
胎児心拍モニター　193
胎児性アルコール症候群　204，207
胎児成熟度　193
胎児病　204，207
体重　139
体重増加不良　243
体重測定　118
帯状疱疹　173
対症療法　160
大泉門　32，63，139
大泉門測定法　139
大腿四頭筋短縮症　145
大腿動脈採血　141
大腿部の動静脈　141
大腸菌　179，316
大動脈騎乗　257
胎盤機能不全　192
胎盤早期剝離　192
胎便　33
胎便排泄遅延　243
大発作　275，276，331
大発作型　414
大量化学療法　338
多因子遺伝病　204，206
ダウン症候群　123，126，204，205，212
唾液腺　176
ターゲットサイン　376
多呼吸　46
多剤併用療法　338
脱臼　419
脱水　225，406
脱水時の看護　287

脱水症　140，145，300
脱水の重症度　287
ターナー症候群　140，204，205
ターミナルケア　373，388
単一遺伝子病　204，204
短期入院　107
探索反射　37
単純型熱性けいれん　414
単純部分発作　275
タンデムマス法　35
胆道再建術　248
蛋白尿　365
単麻痺　271
短絡術　231，259

ち

チアノーゼ　45，258，259，260，296，327，331
チアノーゼ型心疾患　257，260
地域保健サービス　34
窒息　392
知的障害　266，270，276
知的障害の分類　267
チーム看護　282
チャイルドシート　20
注意欠陥多動性障害　282
中耳炎　160
注射　145
注射施行時の注意　145
注射の方法　145
中枢神経障害　230
注腸造影　244
肘部の動脈　141
中発作　331
聴覚・平衡機能障害児　266
腸管出血性大腸菌　319
長期外来フォロー　123
長期治療　123
長期的ケア　324
長期入院　107，109，123
腸重積症　375
聴診器　138
超低出生体重児　39
重複障害児　266
腸閉鎖　327
直接ビリルビン　248
直腸　243
直腸肛門内圧測定　244

直腸生検　244
直腸膀胱障害　230
治療効果　140
治療食　95

つ

対麻痺　230, 271

て

低アルブミン血症　365
帝王切開　231
低温熱傷　407
定期接種　23, 187
低クロール性アルカローシス　237
低血糖　192, 193
低血糖症　356
低出生体重児　39, 45, 155, 270
低身長　140, 213
ディストラクション　98
低蛋白血症　365
停留睾丸　212
溺水　392
溺水の処置　399
デュシェンヌ型　208, 220
てんかん　206, 270, 275
転座　205
点滴　97
点滴中の小児の看護　147
点滴針　146
点頭てんかん　275
転倒・転落　393

と

頭囲　139
同一性への固執　281
糖液　225
冬季乳児下痢症　299
糖原病　204
登校許可基準　169
透析　354
痘そう　154
糖代謝異常症　204
糖尿病　123, 140, 354
登攀性起立　220, 221
頭部外傷　393
動脈管開存症　260

動脈血採血　140
動揺性歩行　221
トキソイド　24
トキソプラズマ症　206
特異顔貌　213
特発性血小板減少性紫斑病　192
徒手整復法　420
トリアージ　429
トリソミー　205
ドロ―ター　213

な

内眼角贅皮　212
内部障害児　266
内分泌腺　176
生ワクチン　24, 161, 168, 172, 177, 300
難治性疾患　248
難治性水溶性下痢　350
難聴　419

に

二分脊椎　230
日本脳炎　23
日本の定期/任意予防接種スケジュール　25
日本版デンバー式発達スクリーニング検査　72
入院環境　92
入院時の看護　118
入院助産　268
入院の影響　107
入院の種類　123
乳歯　64
乳児院　7, 268
乳児期　56
乳児期の心不全の症状　251
乳児下痢症　123, 133, 140, 299
乳児死亡率　2, 18
乳児の体重測定　118
乳児の特徴　57
乳児用身長計　138
乳幼児期　56, 114
乳幼児健康診査　34
乳幼児の運動発達　74
乳幼児の主な生理基準値　57
乳幼児の事故とその対策　20

乳幼児の特徴　56
ニューモシスチス肺炎　338
尿道炎　317
尿路感染症　316
任意接種　23, 172, 177
妊婦健診　8

ね

ネグレクト　8, 14
猫鳴き症候群　205
熱傷　155, 158, 393, 394, 406
熱傷の重症度　407
熱傷の深度　407
熱傷面積　407
熱性けいれん　160, 414
ネフローゼ症候群　123, 133, 140, 158, 172, 312, 354, 365
ネフローゼ症候群の診断基準　365
年間出生数　13
粘血便　376
粘膜外幽門筋切開術　238
年齢階級別死因順位　19, 22
年齢によるマンシェットの幅　138
年齢別プレパレーション　99

の

脳圧亢進　143, 231
膿胸合併　289
脳室腹腔短絡術　231
脳性麻痺　123, 126, 192, 270
脳性麻痺児　266, 270
脳ヘルニア　143

は

把握反射　37
肺炎　123, 160, 225, 289
配偶子病　204
敗血症　338
肺サーファクタント　45, 46
バイタルサイン　137, 412
バイタルサインの測定　119, 137
肺動脈狭窄　257

肺動脈閉鎖　260
排尿訓練　232
背部叩打法　402
排便訓練　232
ハイリスク新生児　192
ハイリスク新生児の看護　194
ハイリスク新生児への対応　193
破傷風　23，24，187
パーセンタイル指数　65
発育指数　65
白血病　123，125，155，158，172，212，213，337
白血病細胞　338
発達　70
発達障害　266，281
発達障害の概念　283
発達段階　92
発達段階別看護　114
発達遅滞　271
発達に応じたプレパレーション　136
発熱時の看護　286
発熱時のけいれん発作　414
鼻・口腔吸引　120
バニリルマンデル酸　350
母親代理　109
パルスオキシメーター　193
汎血球減少症　337
汎収縮期雑音　251

ひ

ピアジェの認知発達段階　101
ピアジェの認知発達理論　102
皮下注射　145
非化膿性頸部リンパ節腫脹　304
被虐待児　14
被虐待児症候群　14，200，419
鼻腔スワブ　187
肥厚性幽門狭窄症　204，224，225，236
肥厚性幽門狭窄症の外科治療　238
微小変化群　365
皮疹　172

ビタミンK　83
皮内注射　145
避難経路　428
ヒプスアリスミア　277
ヒブワクチン　24
飛沫感染　167
びまん性炎症　310
百日咳　23，24，169，186，187
病院環境　92
病院内での被災時の対応　428
病気説明　386
病気という概念の発達　102
病原性大腸菌　319
病的黄疸の治療　49
病棟規則　95
鼻翼呼吸　45，287
微量輸注ポンプ　146
ビリルビン脳症　50
ヒルシュスプルング病　124，206，224，243

ふ

ファウラー位　332
ファロー四徴症　124，213，224，257，260
風疹　23，24，154，167，169
風疹特異IgM抗体　168
風疹の症状と発病経過　167
フェイススケール　351
フェニルアラニン　217
フェニルケトン尿症　35，204，217
フォルクマン拘縮　420
不活化ポリオ4種混合ワクチン　23
不活化ワクチン　24，187
腹臥位　142
複雑型熱性けいれん　414
複雑性尿路感染症の原因　316
複雑部分発作　275
福祉型児童発達支援センター　7，268
福祉型障害児入所施設　7，268
腹式呼吸　32，56
福祉事務所　14，34，268

副腎白質ジストロフィー　208
副腎皮質ステロイド薬　366
腹部外傷　394
腹部腫瘤　349，350
腹部超音波検査　376
腹部膨満　243
腹膜炎　380
浮腫　140，310，311，365
不全骨折　419
不定形発疹　304
ブドウ球菌性肺炎　289
部分発作　275，277，414
プライバシー　92，115
ブラロック手術　259
不慮の事故　19，396
不慮の事故の死因　392
不慮の事故の年齢階級別死因順位　19
プレパレーション　96，103
プレパレーションの5段階　98
プレパレーションの実例　97
噴水状嘔吐　236
分泌型IgA　83
分娩外傷　192

へ

平行遊び　75
閉鎖不全　230
ペインコントロール　373
ペスト　154
ヘモグロビン　49
ベロ毒素　319
便灰白色　247
便秘　243

ほ

保育器　41，193
保育所　7，268
傍観遊び　75
膀胱炎　317
膀胱直腸障害　230
膀胱尿管逆流現象　316
乏尿　310，319
保温　412
保健指導　354
保健所　34，320
保護隔離　155
保護の怠慢・拒否　14

母子生活支援施設　7，268
母子相互作用　83
母子保健サービス　8
母子保健法　8
母体因子　192
母体合併症　192
発疹　167
発疹期　159
ポッツ手術　259
母乳の長所・短所　83
母乳不足　140
ホモシスチン尿症　35，204
ポリオ　24，154

ま

マイコプラズマ肺炎　289
膜性腎症　312
膜様落屑　304
マクロライド系抗菌薬　291
麻疹　23，24，154，159，169
麻疹風疹混合ワクチン　168
麻疹風疹の2種混合ワクチン　161
マススクリーニング　218
マススクリーニング対象疾患　217
マタニティブルー　200
マックバーネ圧痛点　380，381
マンシェット　138
慢性炎症性疾患　330
慢性呼吸器疾患　328
慢性骨髄性白血病　338
慢性疾患看護　324
慢性疾患の特徴　324
慢性肉芽腫症　208
慢性リンパ性白血病　338

み

ミオクローヌス発作　275，276
右→左シャント　257
未熟児網膜症　41
三日ばしか　167
脈拍測定　138

む

無気肺　45，225
無菌食　95
無菌性髄膜炎　180
無菌尿　141
無酸素発作　258
無胆汁便　247
無チアノーゼ型心疾患　260
無脳症　206
ムンプス　23

め

メープルシロップ尿症　35，204
免疫　23
免疫グロブリン　57
免疫グロブリン製剤　161
免疫複合体　310，312
免疫不全状態　155，158
免疫抑制状態の患者　172
面会　108，114

も

毛細管採血　140
モザイク　205
物がのどに詰まったときの処置　402
モノソミー　205
模倣遊び　75
モロー反射　37

や

薬物投与　145
薬用量の算出　140

ゆ

有痛性腹部腫瘤　376
輸液　300，412
輸液量　146
輸液療法　145

よ

養育医療　34，327
溶血性尿毒症症候群　319
溶血性貧血　319，320

幼児期　56，115
腰椎穿刺　97，137，142，180，181
腰椎穿刺施行位置　143
腰椎穿刺のための固定　143
腰部前弯　221
抑制　97，137
予後不良の小児の看護　125
予防接種　23，167，186，300
予防接種スケジュール　25
予防接種対象疾患　23
与薬　143
与薬時の注意　144
与薬の方法　143
四種混合ワクチン　188

ら

ライフライン　426
ラジアントウォーマー　193
ランツ圧痛点　380，381

り

理学療法　272
離乳食の進め方　84
リポイドネフローゼ　365
流行性耳下腺炎　23，24，154，169，176
硫酸アトロピン静注療法　237
硫酸アトロピン内服療法　237
両眼角隔離　212
両親が子どもの病気を受け入れるまでのプロセス　373
両側片麻痺　271
両側眼球結膜の充血　304
両麻痺　271
倫理的配慮　6

る

類白血病反応　213
ルーティング反射　37
ルンペル・レーデ試験　362

れ

冷罨法　286
レノックス・ガストー症候群　275，276

レプリーゼ　186
連絡先の確認　119

ろ

ロタウイルス　299, 300
肋間神経　173
ローレル指数　**65**

わ

若木骨折　419
ワクチン　**24**, 161

看護国試シリーズ
みるみるナーシング小児看護

| 1998年6月30日 | 第1版第1刷発行 |
| 2016年4月8日 | 第6版第1刷発行 |

編 集	テコム編集委員会
編 著	横井茂夫，井田博幸
編集協力	蝦名總子
発 行	株式会社 医学評論社
	〒169-0073 東京都新宿区百人町
	1-22-23 新宿ノモスビル2F
	TEL 03（5330）2441（代表）
	FAX 03（5389）6425
	URL http://www.igakuhyoronsha.co.jp/
印刷所	大日本法令印刷株式会社

イラスト：神谷未奈実　　ISBN978-4-86399-346-4 C3047